COLEÇÃO COLETA DE SANGUE

Valor do Pré-Analítico para Amostras de Sangue

VOLUME 1

COLEÇÃO COLETA DE SANGUE – VALOR DO PRÉ-ANALÍTICO NAS AMOSTRAS DE SANGUE

Suzimara Aparecida Vicente Tertuliano de Oliveira / Luciane de Carvalho Sarahyba da Silva

Sarvier, 1ª edição, 2015

Projeto Gráfico/Diagramação
Triall Composição Editorial Ltda.

Revisão
Maria Ofélia da Costa

Capa
Triall Composição Editorial Ltda.

Impressão e Acabamento
Graphium Editora

Direitos Reservados
Nenhuma parte pode ser duplicada ou reproduzida sem expressa autorização do Editor.

sarvier

Sarvier Editora de Livros Médicos
Rua dos Chanés 320 – Indianópolis
04087-031 – São Paulo – Brasil
Telefax (11) 5093-6966
sarvier@sarvier.com.br
www.sarvier.com.br

Dados Internacionais de Catalogação na Publicação (CIP)
(Câmara Brasileira do Livro, SP, Brasil)

Oliveira, Suzimara Aparecida Vicente Tertuliano de
 Valor pré-analítico para amostras de sangue / Suzimara Aparecida Vicente Tertuliano de Oliveira, Luciane de Carvalho Sarahyba da Silva. -- São Paulo : SARVIER, 2015. -- (Coleção coleta de sangue)

Vários colaboradores.
ISBN 978-85-7378-248-6

1. Diagnóstico de laboratório 2. Laboratórios médicos 3. Patologia clínica 4. Sangue - Coleta e preservação I. Silva, Luciane de Carvalho Sarahyba. II. Título. III. Série.

15-06202

CDD-616.07
NLM-QZ 004

Índices para catálogo sistemático:
1. Coleta de sangue venoso : Patologia clínica : Medicina laboratorial 616.07

COLEÇÃO COLETA DE SANGUE

Valor do Pré-analítico para Amostras de Sangue

VOLUME 1

Suzimara Aparecida Vicente Tertuliano de Oliveira
Luciane de Carvalho Sarahyba da Silva

sarvier

Dedicatória

Conquistar, chegar ao cume, realizar um sonho envolvem sentimentos que temos o prazer e a alegria de compartilhar com aqueles que nos valorizam e nos apoiam todos os dias, nossas famílias.

A força que vem da família está presente em todos os momentos, e é o que nos move.

Esta força e apoio foram essenciais e fundamentais durante o período de realização desta obra, a qual dedicamos a vocês.

José Marcos, José Paulo, Nathalia, Paulo Victor, Sabrina e Samantha, o amor e paciência de vocês traduz, hoje, que tudo valeu a pena.

Obrigada!

Editoras

Luciane de Carvalho Sarahyba da Silva

Biomédica pela Uniersidade de Mogi das Cruzes (UMC). MBA em Gestão de Saúde (EAESP-FGV). Especialização em Patologia Clínica pela Universidade de São Paulo (USP). Administradora Hospitalar pela Escola de Administração de Empresas de São Paulo (EAESP-FGV). Encarregada da Seção de Biologia Molecular – Divisão de Laboratório Central do Hospital das Clínicas da Faculdade de Medicina da Universidade de São Paulo (HCFMUSP). White Belt Lean Seis Sigma. Sócia Fundadora da Empresa Suzimara & Sarahyba Consultoria e Treinamento Ltda. Consultora para Projetos em Patologia Clínica, Gestão Laboratorial e Gestão da Qualidade.

Suzimara Aparecida Vicente Tertuliano de Oliveira

Enfermeira com Habilitação Médico-Cirúrgica e Licenciatura em Enfermagem pela Uniararas. Certificado de Responsabilidade Técnica junto ao Conselho Regional de Enfermagem de São Paulo (Coren-SP) pelo Serviço de Enfermagem da Divisão de Laboratório Central do Hospital das Clínicas da Faculdade de Medicina da Universidade de São Paulo (HCFMUSP). Coordenadora do Serviço de Enfermagem do Laboratório do Instituto do Câncer do Estado de São Paulo Octavio Frias de Oliveira (Icesp). Green Belt Lean Seis Sigma. Sócia Fundadora da Empresa Suzimara & Sarahyba Consultoria e Treinamento Ltda. Consultora em Gestão na fase Pré-analítica e Gestão da Qualidade.

Colaboradores

Ana Paula de Paula Rosa Pasetti

Bióloga com Mestrado em Biologia Molecular pela Escola Paulista de Medicina (EPM). Biologista Atuando em Biologia Molecular da Divisão de Laboratório Central do Hospital das Clínicas da Faculdade de Medicina da Universidade de São Paulo (FMUSP). Parceria na Empresa Suzimara & Sarahyba Consultoria e Treinamento Ltda.

Atecla Nunciata Lopes Alves

Farmacêutica Bioquímica pela Universidade de São Paulo (USP) com Mestrado e Doutorado em Análises Clínicas e Toxicológicas pela Faculdade de Ciências Farmacêuticas da USP. Pós-doutorado em Biologia Química pela Universidade Federal de São Paulo (Unifesp) com Ênfase em Técnicas de Espectrometria de Massas. Especialização em auditoria de sistemas de qualidade. Farmacêutica Pesquisadora no Laboratório de Hormônios e Genética Molecular do Hospital das Clínicas da Faculdade de Medicina da Universidade de São Paulo (FMUSP) – Laboratório de Investigação Médica 42. Parceria na Empresa Suzimara & Sarahyba Consultoria e Treinamento Ltda.

Elenice Messias do Nascimento Gonçalves

Biomédica. Especialista em Saúde Pública pela Faculdade de Saúde Pública da Universidade de São Paulo (USP). Mestre em Ciências – Biologia da Relação Patógeno-Hospedeiro pelo Instituto de Ciências Biomédicas da USP. Doutora em Ciências pelo Departamento de Patologia da Faculdade de Medicina da Universidade de São Paulo

(FMUSP). Encarregada do Laboratório de Parasitologia – Divisão do Laboratório Central do Hospital das Clínicas da Faculdade de Medicina da Universidade de São Paulo (HCFMUSP). Gestora do Plano de Gestão de Resíduos da Divisão de Laboratório Central HCFMUSP. Coordenadora da Comissão Interna de Prevenção de Acidentes – CIPA Setorial do Instituto Central do HCFMUSP. Professora Assistente no Centro Universitário São Camilo, São Paulo. Professora Convidada da Pós-graduação do Departamento de Saúde da Universidade Nove de Julho, São Paulo. Parceria na Empresa Suzimara & Sarahyba Consultoria e Treinamento Ltda.

Isaane Lopes dos Santos

Enfermeira. Habilitação em Saúde da Comunidade e da Família pela Universidade Nove de Julho (Uninove). Especialização e Aprimoramento em Nefrologia pelo Hospital das Clínicas da Faculdade de Medicina da Universidade de São Paulo (HCFMUSP). Docente para o Ensino em Enfermagem Nível Técnico e Superior. Enfermeira da Seção de Coleta da Divisão de Laboratório Central do HCFMUSP. Parceria na Empresa Suzimara & Sarahyba Consultoria e Treinamento Ltda.

Magali Mendes Machado Mateo Gimenez

Enfermeira pela Faculdade Integrada de Guarulhos (FIG). Especialização em Gerenciamento de Enfermagem pela Escola Paulista de Medicina (EPM). Enfermeira da Seção de Coleta da Divisão de Laboratório Central do Hospital das Clínicas da Faculdade de Medicina da Universidade de São Paulo (HCFMUSP). Parceria na Empresa Suzimara & Sarahyba Consultoria e Treinamento Ltda.

Margarete Viana de Almeida Lopes

Enfermeira pela Universidade Cidade de São Paulo (Unicid). Especialista em Gerenciamento em Enfermagem pela Escola Paulista de Medicina (EPM). Parceria na Empresa Suzimara & Sarahyba Consultoria e Treinamento Ltda.

Maria Emilia Ferraz de Campos

Enfermeira. Especialista em Administração Hospitalar. Especialista em Auditoria em Enfermagem. Experiência como Enfermeira do Centro de Pesquisas Clínicas do Instituto Central do Hospital das Clínicas (ICHC). Tutora do curso à distância de Pesquisa Clínica do Hospital Alemão Oswaldo Cruz em parceria com o Ministério da Saúde. Gerente Administrativa do Consórcio Brasileiro de Centros de Referência e de Treinamento em Imunodeficiências Primárias (CoBID). Parceira na Empresa Suzimara & Sarahyba Consultoria e Treinamento Ltda.

Monica Bacellar Cases da Silveira

Enfermeira pela Escola de Enfermagem da Universidade de São Paulo (USP). MBA em Gestão de Pessoas e Gestão de Negócios pela Universidade Gama Filho. Green Belt Lean Seis Sigma. Enfermeira da Seção de Coleta da Divisão de Laboratório Central do Hospital das Clínicas da Faculdade de Medicina da Universidade de São Paulo (HCFMUSP). Parceira da Empresa Suzimara & Sarahyba Consultoria e Treinamento Ltda.

Renato de Freitas Lange

Biomédico pela Universidade de Santo Amaro (ex-OSEC) – SP. Pós-graduado em Acupuntura pelo CIAA – SP. Experiência em Indústria Cirúrgica como Consultor Educacional de produtos destinados à coleta de sangue para Laboratórios Clínicos e Hospitais. Parceira na Empresa Suzimara & Sarahyba Consultoria e Treinamento Ltda.

Agradecimentos

Aos nossos pais, que nos ensinaram o sentido da vida, a importância do ser e do saber, nos mostraram que o conhecimento deve ser repassado e a quem temos eterna gratidão por quem somos e onde chegamos.

A todos que permaneceram ao nosso lado e nos apoiaram nesta realização.

Introdução

A coleta de sangue contribui com o maior percentual de erros da fase pré-analítica, sendo este um dos pontos mais impactantes nos resultados diagnósticos, devido à ação humana envolvida e que necessita de treinamento contínuo.

A Coleção Coleta de Sangue visa atender à demanda de gestores e profissionais da área da saúde, trazendo, em suas páginas, tópicos relevantes desde a infraestrutura de um posto de coleta, até postura no atendimento ao cliente, importância das orientações ao paciente e normas de biossegurança. A importância das especificações dos materiais utilizados, as técnicas de coleta de sangue, microcoleta, gasometria e as consequências de uma coleta inadequada, bem como a minimização desses erros e como realizar o acondicionamento e transporte da amostra também serão abordados.

Estes quesitos são reconhecidos como essenciais à qualidade dos resultados dos exames laboratoriais, e os autores e colaboradores descreverão nos três volumes desta Coleção as experiências profissionais embasadas em Normas e Regulamentações para dirimir as dúvidas dos profissionais envolvidos na fase pré-analítica.

Aproveitem a leitura!

Prefácio

Fiquei surpreso e honrado com o convite recebido das editoras Luciane de Carvalho Sarahyba da Silva e Suzimara Aparecida Vicente Tertuliano de Oliveira para prefaciar o primeiro volume da série Coleção Coleta de Sangue: Valor do Pré-Analítico para Amostra de Sangue". Imagino que a motivação das editoras para tal convite sejam as boas lembranças dos pouco mais de doze anos em que convivemos profissionalmente enquanto fui diretor técnico da Divisão de Laboratório Central do Hospital das Clínicas da Faculdade de Medicina da Universidade de São Paulo. Foi com grande prazer que aceitei tal convite, mesmo sem ter certeza de ser realmente merecedor de tal honraria, pelo imenso respeito e apreço que tenho pelas duas e pela enorme satisfação de poder verificar a concretização do grande sonho e enorme desafio que é escrever uma série sobre os aspectos técnicos e problemas referentes à obtenção de amostras de sangue e da fase pré-analítica para o sucesso da medicina laboratorial. As duas estão, provavelmente, entre as pessoas mais qualificadas para levar a bom cabo tal desafio não somente pela grande competência e experiência profissionais acumuladas em vários anos de exitosa carreira mas, principalmente, pelo enorme amor e dedicação com que vêm desempenhando seu mister profissional.

Luciane e Suzimara são profissionais de destaque na Divisão de Laboratório Central do Hospital das Clínicas da FMUSP (HCFMUSP), já há muitos anos. Luciane, biologista encarregada atuando à frente da Seção de Biologia Molecular, da qual participou desde o planejamento de sua criação e estruturação, atuando nas definições técnicas e operacionais e na capacitação de profissionais não médicos em biologia molecular e gestão. Suzimara, enfermeira encarregada da Seção de Coleta da DLC-HCFMUSP desde 1996, participou ativamente das conquistas dos selos de Qualidade obtidos pela DLC-HCFMUSP e reestruturou toda a seção de coleta, definindo e padronizando processos e técnicas e capacitando mais de uma centena de profissionais em gestão laboratorial e procedimentos de enfermagem. O Serviço de Coleta da DLC-HCFMUSP originalmente estruturado para atender aos pacientes do Instituto Central do HCFMUSP foi expandido a pacientes de ambulatório do Instituto do Câncer do Estado de São Paulo (ICESP) e ao Serviço de Saúde suplementar do HCFMUSP.

A Divisão de Laboratório Central do HCFMUSP é hoje a maior unidade laboratorial de serviços públicos de saúde do Brasil, responsável pelo atendimento de mais de 3000 pacientes por dia e pela realização de mais de 6.000.000 de exames por ano. Tem aprimorado continuamente suas ações, responsabilidades e processos, o que culminou com a obtenção da acreditação na norma ISO 9002:1994 em 1997, sendo a primeira instituição pública do país, dentre todas as áreas de atividade, a obter tal façanha. Desde então, a procura continua pelo aprimoramento de seus serviços fez com que a DLC-HCFMUSP continuasse se destacando pela qualidade, obtendo diversas certificações nacionais e internacionais, como as da International Organization for Standardization (ISO) nas normas ISO 9002:1994 em 1997, ISO 9001:2008 e ISO 14001 em 2009; do Programa de Acreditação de Laboratórios Clínicos (PALC) em 2006; do College of American Pathologists (CAP) em 2010; da Occupational Health and Safety Assessment Services, OHSAS:18001 em 2011; e, finalmente, da Organização Nacional de Acreditação (ONA) em 2015. Desnecessário dizer que com a participação efetiva e destacada das duas editoras dessa obra, que não apenas conduziram os processos de certificação nas respectivas unidades que coordenam, como participaram ativamente do processo de planejamento central das ações da diretoria da DLC e de seu planejamento de qualidade.

O serviço público oferece muitas dificuldades e é, simultaneamente, recompensador e desanimador devido aos sucessos e fracassos que impõe aos que nele trabalham. Com isto, obriga aos que nele se destacam desenvolver capacidade de criar e inovar, de forma a manter sempre o mais alto nível de atuação possível frente aos desafios apresentados, como a implantação e utilização de tecnologia de ponta contrastando com a eventual falta de insumos básicos.

Compromisso, conhecimento científico e competências técnicas são as características principais que as editoras imprimem na DLC e nos respectivos serviços que coordenam. No intuito de agregar valor, invariavelmente ambas colocam suas obrigações em primeiro lugar, por vezes, em detrimento de suas vidas pessoais.

A experiência e união das editoras culminaram na fundação da empresa Suzimara & Sarahyba Consultoria e Treinamento Ltda, com foco na transferência de conhecimento e na qualidade do trabalho em medicina laboratorial propondo soluções inovadoras e criativas, visando não só a padronização das variáveis pré-analíticas como também a minimização do impacto destas variáveis nos resultados de exames laboratoriais, abrangendo a gestão e o cumprimento das Normas e Regulamentações vigentes, bem como no registro formal dessa experiência concretizado com a publicação da série que se inaugura com o presente volume. Este livro, editado por Luciane e Suzimara e co-patrocinado por Suzimara & Sarahyba Consultoria e Treinamento Ltda, reflete a experiência da conquista da Qualidade no pré-analítico, especificamente no processo de Coleta de Sangue em um grande hospital público terciário. É procedente, então, que muitos dos autores deste livro sejam profissionais que atuam ou atuaram dentro do Hospital das Clínicas da FMUSP, além de outros ligados a outras instituições públicas ou privadas, trazendo para este livro experiências similares, ampliando o cenário socioeconômico.

O projeto de escrever uma coleção sobre a Coleta do Sangue é um desafio considerável. O sangue é a amostra mais frequente para a grande maioria dos laboratórios clínicos. Dezenas de variáveis afetam diferentemente a qualidade dos resultados, de acordo com o exame em questão: horário da coleta, tempo de garroteamento, tempo de jejum, estresse durante a coleta, posição do paciente, dentre outros. Todas as etapas do pré-analítico, da infraestrutura física do posto de coleta (inclusive descrevendo as exigências e regulamentação das normas legais), equipamentos, postura dos profissionais, atendimento ao cliente, importância das orientações ao paciente até a segurança do paciente, são descritos em profundidade nessa coleção, acrescentando informações relevantes a temas comuns ao laboratório clínico.

Este primeiro volume abordará temas complexos a altamente relevantes para o sucesso das unidades de laboratórios clínicos públicos ou privados e, principalmente, para o bom exercício da medicina laboratorial, propiciando a realização dos exames em condições ótimas, de forma a garantir o melhor resultado e aplicabilidade clínicas. Seu primeiro capítulo inicia a obra pela descrição e análise dos requisitos da infraestrutura física da unidade de coleta, abrangendo aspectos das áreas de recepção e salas de espera, área física das salas de coleta, de acordo com seus requisitos técnicos, descrevendo os equipamentos e acessórios necessários e recomendados, abordando questões de biossegurança como armazenamento e destinação de resíduos e áreas de expurgo e comentando criticamente as normas e regulamentações legais vigentes.

O segundo capítulo descreve os processos envolvidos no atendimento aos pacientes que procuram as unidades laboratoriais para a coleta de materiais biológicos para a realização de exames. Aborda os aspectos relacionados ao acolhimento do paciente, à humanização do atendimento e dos profissionais nele diretamente envolvidos e finaliza com discussão de aspectos da ética profissional relacionados a esta etapa crítica da medicina laboratorial, por ser a única que envolve contato direto com o paciente e suas necessidades. Prossegue, em seu terceiro capítulo, com a discussão da importância das orientações ao paciente, abordando aspectos da indicação dos exames, dos requisitos do pedido médico, do preparo do paciente para os procedimentos que serão realizados, discute os aspectos fisiológicos e outros que podem interferir no resultado das análises clínicas. No quarto e último capítulo deste primeiro volume são discutidos em detalhe aspectos críticos relacionados à segurança do paciente, como higienização das mãos, atendimento em situações de emer-

PREFÁCIO

gência, legislação relacionada e notificação de eventos adversos, culminando com a descrição dos passos necessários para maximizar a segurança do paciente.

O sucesso desta coleção está atrelado à competência e experiência profissional das editoras e dos colaboradores selecionados para colaborar com a mesma. Não nos esqueçamos afinal da máxima tão exaustivamente mencionada pelo Dr. Plebani, que atesta que "a fase pré-analítica determina 70% dos erros Laboratoriais". Para um bom prognóstico, deve-se ter um bom resultado laboratorial, pois este influencia de maneira significativa as decisões clínicas e, para se maximizar a qualidade do resultado laboratorial, a excelência da fase pré-analítica é primordial.

Finalizando, espero que essa coleção sirva não apenas para dirimir dúvidas e aprimorar o conhecimento técnico dos leitores mas, principalmente, para demonstrar que a qualidade do atendimento está atrelada ao conhecimento técnico e à capacidade profissional, mas é essencialmente dependente do amor e dedicação dos profissionais envolvidos no mesmos. Desejo a todos uma ótima leitura, que façam bom proveito e se espelhem nos exemplos e postura profissionais demonstrados nessa obra.

Prof. Dr. Marcelo Nascimento Burattini
Professor Associado do Departamento de Patologia da Faculdade de Medicina da Universidade de São Paulo;
Professor Adjunto Livre-docente de Infectologia da Escola Paulista de Medicina da Universidade Federal de São Paulo;
Diretor Técnico da Divisão de Laboratório Central do Hospital das Clínicas da Faculdade de Medicina da Universidade de São Paulo entre 1998-2010.

Sumário

Capítulo 1   Infraestrutura Física do Posto de Coleta 2

                 Recepção e sala de espera 3

                 Área física da sala de coleta 12

                 Equipamentos e acessórios (cadeira para coleta de sangue) 49

                 Armazenamento dos resíduos e expurgo 67

                 Norma e regulamentações – RDC-50/RDC 302/Portaria CVS-13 85

Capítulo 2   Postura no Atendimento ao Cliente 151

                 Acolhimento 152

                 Humanização dos profissionais 162

                 Ética profissional 174

Capítulo 3   Importância das Orientações ao Paciente 187

                 Indicação do exame 188

                 Preparo do paciente 199

Pedido médico 224
Fatores fisiológicos que influenciam no resultado .. 238

Capítulo 3 Segurança do Paciente 249
10 Passos para a segurança do paciente 250
Higienização das mãos 279
Legislação – Notificação de evento adverso 301
Atendimento em situações de emergência 312
Índice remissivo 339

Capítulo 4 **Imagens coloridas** 351
Índice Remissivo 339
Caderno Colorido 351

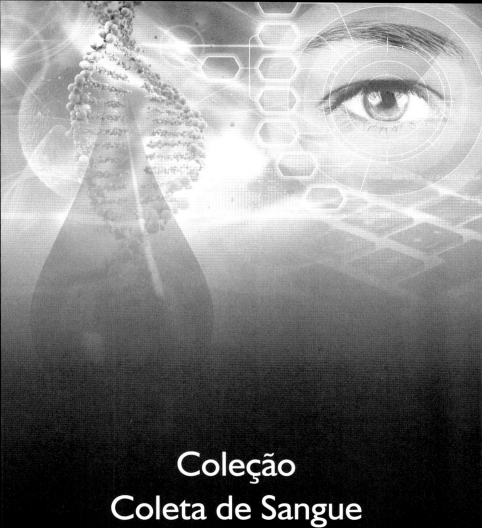

Coleção
Coleta de Sangue

CAPÍTULO

1

Infraestrutura Física do Posto de Coleta

Recepção e sala de espera

Introdução[1]

Com foco na qualidade da prestação de serviços aos clientes/pacientes deve-se observar os principais pontos na implantação de uma recepção de laboratório levando em consideração o planejamento prévio com definição de fluxo de atendimento, estimativa de demanda atual e futura, além de número de atendimentos ambulatoriais.

O fluxo de pacientes para triagem, cadastro de exames laboratoriais e as devidas informações, devem coexistir de forma que não interfiram nas atividades da equipe de saúde e não penetrem em áreas reservadas da coleta de exames laboratoriais.

Recomenda-se que o laboratório clínico tenha uma sala de espera para pacientes e seus acompanhantes. Essa área pode ser compartilhada com outras unidades de diagnóstico, como, por exemplo, radiografia, ultrassonografia, tomografia, ressonância magnética.

O projeto arquitetônico deve apresentar circulação de pacientes distinta da circulação para o atendimento de pré-coleta, fornecendo agilidade ao processo e privacidade com fluxo definido e específico.

A recepção e a área de espera são ambientes extremamente importantes para a humanização do acolhimento dos pacientes e de seus acompanhantes. Nesta área devem ser instalados painéis de chamada, aparelho de televisão com canais de entretenimento de TV aberta ou circuito interno com conteúdo educativo, como informações, orientações de coleta e outros assuntos relacionados à promoção da saúde, inclusive informação de tempo de espera.

O ambiente da recepção deve proporcionar ao cliente sensação agradável, de forma que ele não perceba o tempo de espera.

Conteúdo

Importância da arquitetura[1]

A recepção e a sala de espera podem ser utilizadas para dar início ao processo de triagem, realizando a verificação das condições clínicas do paciente, como jejum e dosagem de medicação, agilizando o envio para o cadastro de exames, reduzindo o período em que o paciente aguarda o primeiro atendimento e agilizando seu encaminhamento para a coleta de exames.

A arquitetura dos interiores dessas áreas é extremamente importante, na medida em que o conforto térmico e acústico, a disposição do mobiliário, as cores, os materiais de revestimento, a presença de plantas ornamentais podem contribuir tanto para a diminuição do tempo dos que aguardam atendimento, como para organizá-los, proporcionando o bem-estar físico e psicológico dos pacientes e colaboradores com visão de humanização dos ambientes.

Sugerem-se cores diferentes nas cadeiras para a especificação do atendimento aos pacientes, conforme o critério de prioridades estabelecido na instituição, facilitando à equipe de saúde o reconhecimento dos que esperam o cadastro de exames daqueles que ainda aguardam atendimento para a coleta de exames.

Deverão ser contempladas cadeiras com assentos resistentes e confortáveis que comportem pessoas obesas, com alturas de assentos compatíveis e com braços de apoio para permitir que pacientes possam levantar-se com facilidade.

Os boxes de atendimento devem ser separados por divisórias, mantendo a privacidade do paciente, e as cadeiras sem rodinhas, para prevenir risco de queda.

A recepção infantil deve ser separada da recepção de adultos e projetada com ambientação compatível para essa faixa etária, tendo em vista não só maior humanização, como também a agilização do processo de triagem e o encaminhamento para a realização de exames laboratoriais. Uma área para brinquedoteca será imprescindível, como veremos no próximo capítulo.

A recepção e a sala de espera são ambientes de permanência rápida e transitória e possuem atividade ruidosa. Pensando no bem-estar do paciente, podemos utilizar espaços intermediários e, dessa forma, separar os espaços ruidosos daqueles que necessitam de silêncio.

O uso do ar condicionado deve proporcionar temperatura homogênea e conforto térmico.

A sala de espera deve ter assentos suficientes em relação ao número de pessoas para atendimento, lembrando-se sempre de que pode haver a presença de acompanhantes.

As cores escolhidas pela decoração de interiores devem proporcionar um ambiente agradável e acolhedor.

Fornecer ambientes agradáveis, convidativos, saudáveis e produtivos para seus usuários e colaboradores no atendimento aos clientes e acompanhantes contemplando conforto e humanização auxilia na funcionalidade e agilização do fluxo, diminuindo a tensão prévia à realização do exame.

Conectividade

Acesso à internet através de rede sem fio pode proporcionar ao cliente uma forma de utilizar o seu tempo realizando outra atividade enquanto espera o atendimento.

As instruções de como o cliente pode conectar-se à rede devem ser claras e estar visíveis.

Claustrofobia

A claustrofobia é um distúrbio que afeta a população, podendo estar associada às salas de espera. As janelas são um alento para pessoas que sofrem deste mal. Espelhos ou pintura de janelas podem ser utilizados para criar a sensação de que o ambiente é maior.

Dimensionamento

Dimensionamento é a quantidade necessária de recursos e pessoas qualificadas para atender o volume previsto, garantindo a qualidade e nível de serviço desejado, com a maior precisão possível. O dimensionamento é a distribuição de recursos e colaboradores necessária para garantir que os clientes sejam atendidos dentro dos padrões de qualidade pré-definidos e compatíveis com as suas expectativas.

Área física[2]

- **Piso** – liso, resistente ao desgaste, impermeável, lavável, de fácil higienização e resistente aos processos de limpeza, descontaminação e desinfecção.
- **Paredes** – devem ser lisas, sem textura, sem saliências.
- **Teto** – contínuo, sendo proibido o uso de forros removíveis, de fácil higienização e resistente a processos de limpeza, descontaminação e desinfecção.
- **Porta** – revestida com material lavável com mínimo de 1,20m.

Condições ambientais[3,4]

- **Temperatura ideal** – 19-24ºC.
- **Umidade ideal** – 40-60%.
- **Ruído** – até 80 decibéis não se observam danos ao aparelho auditivo do trabalhador, podendo haver danos a partir deste nível.
- **Iluminação** – seja qual for o local de trabalho, recomenda-se o mínimo de 300 lux como iluminação mínima de escritórios, 400 a 600 lux para trabalhos normais e 1.000 lux até 2.000 lux para a execução de trabalhos de precisão. Não adianta ultrapassar os 2.000 lux, porque não haverá melhora para o operador, podendo existir fadiga visual devido aos níveis de iluminação.

A norma da ABNT NBR ISO/CIE 8995-1:2013[4] especifica os requisitos de iluminação para locais de trabalho internos e os requisitos para que as pessoas desempenhem tarefas visuais de maneira eficiente, com conforto e segurança durante todo o período de trabalho.

Posto de trabalho em escritórios[3]

Os assentos devem ser giratórios, ter apoio para os pés, permitir regulagem da altura, ter rodízios e apoio flexível para as costas.

Os computadores devem ter teclado ergonômico e ajustável e monitores com tela antirreflexiva e inclináveis, uma vez que são uma grande fonte de lesões por esforços repetitivos.

As impressoras devem ter isolamento acústico para evitar ruídos prejudiciais.

A iluminação também deve ser verificada, sendo o nível recomendado de 500 lux.

A temperatura deverá estar na faixa de 20°C a 24°C, e a umidade, entre 40 e 60%, conforme as condições de um bom ambiente de trabalho.

Infraestrutura necessária[5]

- Instalações elétrica e eletrônica.
- Instalações hidráulica e fluido mecânico.
- Instalações de proteção contra descarga elétrica.
- Instalações sanitárias.
- Instalações de prevenção e combate a incêndio.
- Instalações elétricas de emergência para computadores.
- Instalação de computadores.
- Resíduos gerados: tipo e grupo.
- Instalações de climatização: Ar condicionado, consultar – ABNT NBR 9050:2004 16401-1:2008 Instalação de ar condicionado.

Legislação pertinente[6-11]

Esse tema será aprofundado posteriormente. Aqui você apenas conhecerá alguns aspectos principais.

- Portaria CVS-13, de 04-11-2005[7]. O item 4.17 menciona: "Os laboratórios clínicos autônomos, as unidades de laboratórios clínicos e postos de coletas descentralizados deverão ser clara e precisamente identificados, mediante o emprego de artefatos de comunicação visual de qualquer natureza, de forma que as suas finalidades sejam facilmente compreendidas pelo público".

- Item 4.18: "Deverão ser afixados em locais onde possam ser facilmente lidas por clientes, acompanhantes e circunstantes, utilizando-se para este fim de quaisquer artefatos de comunicação visual as seguintes informações: os nomes dos responsáveis técnicos e os números de suas inscrições nos Conselhos Regionais de Exercício Profissional do Estado de São Paulo".

- Portaria nº 787[8], de 25 de outubro de 2002, anexo, Estrutura 3.1: Ressalta que a área de registro deve comportar cadeira(s) para acomodar o(s) paciente(s) enquanto aguarda(m) atendimento, além de sanitários, os quais deverão obedecer à legislação estadual em relação à separação por sexo. As rampas de acesso para deficientes físicos são obrigatórias, segundo normas estabelecidas.

- A Associação Brasileira de Normas Técnicas na norma ABNT NBR 9050:2004[6], nos itens 4.2 e 4.3, enfatiza que deve haver acessibilidade para pessoas portadoras de deficiência a edificações, espaços e recomenda detalhes de projeto e de construção para atender as pessoas portadoras de deficiência.

- A ABNT NBR 9050:2004[6], no item 4.2.2, considera que o capítulo referencial para definir parâmetros básicos de acessibilidade para pessoas com deficiência é a projeção de 0,80m por 1,20m no piso, ocupada por uma pessoa utilizando cadeira de rodas.

- A norma regulamentadora 17º, que aborda sobre Ergonomia, tem como objetivo estabelecer parâmetros que permitam a adaptação das condições de trabalho às características psicofisiológicas dos colaboradores e à natureza do trabalho a ser executado, de modo a proporcionar o máximo de conforto, segurança e desempenho eficiente. Desta forma, vê-se a importância da ergonomia para os colaboradores.

As características psicofisiológicas dizem respeito a todo o conhecimento referente ao funcionamento do ser humano, incluindo os conhecimentos antropológico, psicológico e fisiológico.

CONCLUSÃO

Os aspectos ergonômicos e do projeto devem refletir as atividades que serão desenvolvidas naquele local. O envolvimento da equipe multiprofissional, conhecimento técnico e normativo, definição de sua localização e demanda a ser atendida remetem à satisfação e à produtividade dos colaboradores.

O equilíbrio entre tecnologia, funcionalidade e humanização é fundamental para o desenho da arquitetura hospitalar. O conceito do projeto deve incluir o olhar do paciente juntamente com suas necessidades físicas e psicológicas.

GLOSSÁRIO

ABNT: Associação Brasileira de Normas Técnicas.
ANVISA: Agência Nacional de Vigilância Sanitária.

REFERÊNCIAS BIBLIOGRÁFICAS

1. Cubero C. Arquitetura de centros diagnósticos: O caso de um centro de bioimagem. Salvador, BA. Monografia (Especialização em Arquitetura) – Faculdade de Arquitetura da Universidade Federal da Bahia; 2007 [Acessado em 21 de janeiro de 2015]. Disponível em: http://bvsms.saude.gov.br/bvs/publicacoes/monografias/arquitetura_centros_diagnosticos.pdf

2. Brasil. Ministério da Saúde [Internet]. Secretaria Executiva. Departamento de Economia da Saúde e Desenvolvimento. Programação Arquitetônica de Unidades Funcionais de Saúde. Brasília: Ministério da Saúde, 2011. 145 p.: il. – (Série C. Projetos, Programas e Relatórios) V. 1. Atendimento Ambulatorial e Atendimento Imediato. [Acessado 21 de janeiro de 2015]. Disponível em: http://bvsms.saude.gov.br/bvs/publicacoes/programacao_arquitetonica_somasus_v1.pdf

3. Pinheiros JSS. Análise ergonômica aplicada aos processos industriais relacionada a trabalho em ambientes a altas temperaturas. Belém, PA. Dissertação (Mestre em Engenharia Elétrica) – Instituto de Tecnologia – ITEC da Universidade Federal de Pará; 2010 [Acessado 21 de janeiro de 2015]. Disponível em: http://www.itegam.org.br/upload/pdf/dissert_jaqueline.pdf

4. Associação Brasileira de Normas Técnicas. NBR ISO/CIE 8995 – 1: Iluminação de ambientes de trabalho. Parte 1: Interior. Rio de Janeiro, 2013, 46p.

5. Associação Brasileira de Normas Técnicas. NBR 16401 – 1: Instalações de ar condicionado – Sistemas centrais e unitários. Parte 1: Projetos das instalações. Rio de Janeiro, 2008, 60p.

6. Associação Brasileira de Normas Técnicas. NBR 9050: Acessibilidade a edificações, mobiliário, espaços e equipamentos urbanos. Rio de Janeiro, 2004, 97p.

7. Centro de Vigilância Sanitária, Secretaria de Estado da Saúde de São Paulo. Portaria CVS nº 13, de 04 de novembro de 2005. Aprova NORMA TÉCNICA que trata das condições de funcionamento dos Laboratórios de Análises e Pesquisas Clínicas, Patologia Clínica e Congêneres, dos Postos de Coleta Descentralizados aos mesmos vinculados, regulamenta os procedimentos de coleta de material humano realizados nos domicílios dos cidadãos, disciplina o transporte de material humano e dá outras providências. Diário Oficial do Estado de São Paulo; Poder Executivo, Seção I, de 09 de novembro de 2005. Retificado: Diário Oficial do Estado de São Paulo; Poder Executivo, Seção I, de 28 de junho de 2008.

8. Brasil. Ministério da Saúde. Portaria nº 787, de 25 de outubro de 2002. Manual de Apoio aos Gestores do Sistema Único de Saúde – SUS para a Organização da Rede de de Laboratórios Clínicos. [Acessado em 21 de janeiro de 2015]. Disponível em: http://dtr2001.saude.gov.br/sas/PORTARIAS/PORT2002/PT-787.htm

9. Brasil. Ministério do Trabalho e Emprego. Norma Regulamentadora de Segurança e Saúde no Trabalho – NR 17: Sinalização de Segurança. [Acessado em 21 de janeiro de 2015]. Disponível em: http://www.guiatrabalhista.com.br/legislacao/nr/nr17.htm

10. Agência Nacional de Vigilância Sanitária (Brasil). Resolução – RDC 50, de 21 de fevereiro de 2002. Regulamento Técnico destinado ao planejamento, programação, elaboração, avaliação e aprovação de projetos físicos de estabelecimentos assistenciais de saúde. Dispõe sobre Regulamento Técnico para planejamento, programação, elaboração e avaliação de projetos físicos de estabelecimentos assistenciais de saúde. Diário Oficial da União; Poder Executivo, de 20 de março de 2002.

11. Agência Nacional de Vigilância Sanitária (Brasil). Resolução – RDC 302, de 13 de outubro de 2005. Dispõe sobre Regulamento Técnico para funcionamento de Laboratórios Clínicos. Diário Oficial da União; Poder Executivo, de 14 de outubro de 2005.

Área física da sala de coleta

Introdução[1-5]

A organização dos serviços dos postos de coleta deve ser orientada pela diretriz de hierarquização das ações de forma coerente e articulada com os serviços do Sistema Único de Saúde (SUS), Sistema de Saúde Suplementar, Atendimento Particular e Ministério da Saúde (MS).

Os postos de coleta podem, também, ser vinculados a outro estabelecimento que é o seu mantenedor e titular no Cadastro Nacional de Pessoa Jurídica (CNPJ) e sua localização pode compartilhar o uso de dependências com outros estabelecimentos de saúde, tais como hospitais, serviços de urgência e emergência.

Os postos de coleta são classificados como serviços de laboratórios clínicos pertencentes a estabelecimentos de saúde, que fornecem serviços auxiliares para diagnósticos e terapia, realizam a coleta de materiais biológicos e também o teste de laboratório remoto (TLR).

A estruturação de postos de coleta de material biológico é vinculada a um laboratório clínico.

Os postos de coleta, quando independentes de qualquer Instituição, devem ter licença de funcionamento, com documentação legal emitida pela fiscalização sanitária local e pela Secretaria de Estado de Saúde, que licencia o estabelecimento para funcionar com a atividade de laboratório de análises clínicas ou posto de coleta. A licença é reavaliada anualmente.

Os postos de coleta devem ser projetados para permitir fácil acesso aos usuários e colaboradores, além de rápida resposta para as mudanças tecnológicas e de processos, atualizando sua estrutura e logística.

A dimensão, a capacidade de atendimento e o número de postos de coleta dependem da população de abrangência. No planejamento da localização, devem ser consideradas a distância entre o posto de coleta e o laboratório clínico, as características topográficas e a densidade demográfica.

O processo de humanização na assistência e a preocupação com a saúde levam ao investimento na área de saúde e à busca por novas metodologias.

As construções de saúde estão sujeitas à introdução de novos procedimentos, tecnologias e requerem conhecimento e atualização constantes.

Humanizar o ambiente no atendimento ao paciente para coleta de materiais biológicos significa fortalecer um comportamento ético e proporcionar um ambiente em que as pessoas se sintam bem. O ambiente deve incorporar a necessidade de acolher o imprevisível, o incontrolável, o diferente e o singular.

O projeto de arquitetura deve reunir características para assegurar a funcionalidade, levando em consideração o bem-estar dos usuários e transmitir a sensação de comprometimento, envolvimento, segurança e confiança, que ajudam na rápida recuperação do paciente. O projeto arquitetônico do posto de coleta deve contemplar cores, luz, som, odores e, na medida do possível, ambientes externos arborizados, entre outras possibilidades. A utilização destes artifícios dependerá dos recursos da instituição. Mesmo com orçamentos escassos, o arquiteto deve buscar soluções de humanização, mantendo o equilíbrio harmônico entre o mundo racional e o sensível. A arquitetura pode ser terapêutica e contribuir para o bem-estar físico e emocional do cliente com a criação de espaços que, além de acompanharem os avanços da tecnologia, desenvolvam condições de convívio mais humanas.

No planejamento da infraestrutura, devem ser considerados: atendimento e orientação aos clientes e acompanhantes para a coleta, identificação, recebimento e envio de materiais biológicos.

As características topográficas representam fatores críticos e podem interferir diretamente na manutenção da qualidade e integridade do material biológico coletado durante a fase pré-analítica.

Recomenda-se que durante o processo de concepção do projeto (Fig. 1.1) se obtenham informações prévias, como realização de entrevista com os clientes internos e externos e a análise dos fatos, para assegurar que o processo de construção do posto de coleta resulte em um trabalho harmonioso e eficiente.

A complexidade do projeto de posto de coleta requer uma abordagem estruturada para garantir seu sucesso, sendo necessária a realização de orçamento prévio dos custos de construção. Esta estimativa é gerada a partir de vários fatores: metragem quadrada, localização, exigências legais e específicas, estrutura, pessoal, equipamentos, materiais, informatização, matéria-prima, organização do processo produtivo, canais de distribuição, exaustão de biossegurança, diversidade para agregar valor, divulgação, informações fiscais e tributárias.

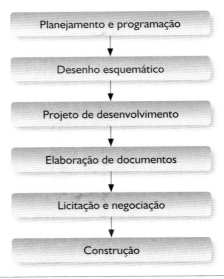

Figura 1.1 ♦ Fluxograma sobre as fases gerais de um processo de concepção.
Fonte: Documento CLSI[5] QMS04-A2 – *Design Laboratory; Aprovado Orientação-Second Edition*

CAPÍTULO I ♦ INFRAESTRUTURA FÍSICA DO POSTO DE COLETA

Conteúdo[1,2,6]

Os postos de coleta, de acordo com suas especificidades e em conformidade com a complexidade dos procedimentos executados, devem dispor de documentos e registros legais, atualizados e aprovados pelas autoridades competentes. Também devem ser observadas as normas gerais de edificações previstas na legislação municipal e estadual, na Resolução RDC-50, de 21 de fevereiro de 2002[3], da Agência Nacional de Vigilância Sanitária (ANVISA) ou em instrumento normativo que vier a substituí-la.

Nos últimos tempos, percebe-se que os hospitais têm demonstrado preocupação com o planejamento hospitalar.

A humanização hospitalar e a eficiência visam projetar um ambiente que promova o atendimento acolhedor em um ambiente agradável e confortável, que remetam o paciente ao ambiente familiar. Para isto é necessário que o profissional tenha conhecimento científico para a implantação deste projeto, beneficiando os pacientes, compreendendo as sensações provocadas pelo espaço físico e como podem ser percebidas por eles. A qualificação profissional e o conhecimento da patologia do usuário pode proporcionar um ambiente que influencia positivamente na sua recuperação e na realização da coleta do seu exame.

Um diferencial a ser estudado poderia ser, por exemplo, a criação de um projeto que remeta ao espaço cósmico e lúdico como um globo de vidro no teto da sala de coleta infantil, apresentando constelações de estrelas para distrair e relaxar estes pacientes, no momento da coleta de exames laboratoriais, propiciando ambiente agradável à criança e aos familiares.

Os fluxos também precisam ser definidos considerando o volume de pessoas e devem ser cuidadosamente projetados. Existem dois tipos de circulação independentes. Um deles atende aos pacientes e aos acompanhantes e outro é exclusivo aos funcionários em geral, profissionais de saúde e emergência. Dessa maneira, o paciente não tem contato com os processos internos administrativos, garantindo a privacidade de quem está recebendo e prestando atendimento.

No planejamento podem-se utilizar formas de otimizar o fluxo de trabalho e a eficiência de acordo com a demanda, assim sugerimos:

- Agregar valor.
- Remover práticas de desperdício: reagentes, insumos e equipamentos.
- Padronizar práticas de trabalho para maximizar a produtividade e possivelmente minimizar a quantidade de espaço construído.
- Resolver continuamente a raiz dos problemas.
- Promover agilidade no processo.
- Enfatizar a satisfação dos clientes.

Definições

Posto de coleta

É o estabelecimento que faz parte de uma instituição podendo estar localizado próximo ou não do laboratório (parque tecnológico). No Posto de coleta se recebe ou procede a coleta de material biológico, entrega os laudos de exames aos pacientes, bem como viabiliza o transporte adequado em tempo ideal e condições satisfatórias dos materiais biológicos para serem analisados no laboratório.

Existem algumas diferenças de nomenclatura definidas pela ANVISA, na RDC 50 de 21 de fevereiro de 2002[3], no que diz respeito a "Box de coleta"e "Sala de coleta".

A principal diferença entre as duas denominações a seguir.

Sala de coleta

É a "Área destinada à coleta de materiais biológicos com dimensão de 4,5 a 5m², mencionada na Unidade Funcional: Apoio ao diagnóstico e terapia".

Sugerimos para o atendimento que a sala seja provida de maca, cadeira de coleta, armário e instalação de pia/lavatório. Essa maca poderá ser utilizada para coleta de exames, no caso de repouso prévio, para os exames que tiverem essa exigência, bem como para descanso pós-coleta.

Box de coleta

É a "Área destinada à coleta de materiais biológicos com dimensão de 1,5m^{2}"[3]. Sugerimos para realizar o atendimento que o box de coleta deva estar provido de um móvel ou bancada de apoio para armazenamento e utilização dos materiais de coleta, pia/lavatório, um recipiente para o descarte dos materiais perfurocortantes e uma cadeira com braçadeira para coleta de sangue, cujas especificações serão mencionadas no tópico relacionado a Equipamento e acessórios.

Segundo a Portaria do Centro de Vigilância Sanitária – CVS-13[4], de 04-11-2005, nos itens 4.30.1 e 4.30.2, "os laboratórios clínicos autônomos, Unidades de Laboratórios Clínicos Gerais e Postos de Coletas Descentralizados, que desenvolvem atividades de coleta no interior de suas dependências, deverão contar com um lavatório localizado o mais próximo possível dos ambientes de coleta. Os estabelecimentos que contarem com mais de 02 (dois) boxes de coleta deverão possuir 01 (um) lavatório para cada 02 (dois) boxes de coleta adicionais ou fração localizado o mais próximo possível dos ambientes de coleta".

Um diferencial nos postos de coleta é que as salas devem ser individuais, proporcionando privacidade aos clientes, mas sem a utilização de divisórias. Lavatório e torneiras precisam possuir comandos que dispensem o contato das mãos quando do fechamento e devem ser acompanhados de provisão de sabão líquido degermante e papel-toalha com suporte próprio para a realização da higienização das mãos.

As salas de coletas especiais devem ser equipadas com banheiro para os exames específicos e outra com maca para os pacientes que, eventualmente, possam necessitar.

Em algumas instituições, podemos encontrar salas de recreação que despertam sentimentos positivos ao paciente, proporcionando diminuição do estresse individual, o que reduz ou até mesmo bloqueia os pensamentos desagradáveis.

Zoneamento/fluxos[1,3,7]

Sobre os projetos arquitetônicos de instalações de saúde, o agrupamento de atividades relacionadas deve ser valorizado. Caso este aspecto não seja observado, poderão ocorrer problemas de funcionamento e aumento dos custos operacionais.

O fluxo de pacientes de uma unidade de ambulatório deve ser projetado de modo que não interfira nas atividades reservadas para os clientes, médicos e colaboradores. O projeto arquitetônico do posto de coleta deve apresentar circulação de clientes distinta da circulação de equipe médica e colaboradores, o que proporciona privacidade e controle de fluxos em áreas técnicas específicas.

As dimensões exigidas para cada espaço devem ser suficientes para que a movimentação das pessoas envolvidas no processo seja a mais tranquila possível, lembrando que, em algumas situações, pode haver a presença de um acompanhante.

Os ambientes e áreas específicas e/ou individualizadas devem estar contidos em espaço físico com dimensão mínima, conforme Resolução RDC 50/2002, da ANVISA, ou outro instrumento normativo que vier a substituí-la.

Localização[1]

Sugerimos que os postos de coleta no atendimento ambulatorial possuam acesso independente e exclusivo para pacientes externos e devem estar localizados próximo à unidade de diagnóstico.

Para se calcular a quantidade de atendimentos para a coleta de exames laboratoriais, é necessária uma unidade ambulatorial levar em consideração informações, como turnos de trabalho (manhã, tarde, noite), horas de trabalho por turno, dias de semana, duração/tempo de atendimento para a coleta de exames, agendamento de coleta por hora/profissionais, entre outras informações relevantes ao processo.

O dimensionamento é a distribuição de recursos e colaboradores necessária para garantir que os clientes sejam atendidos dentro dos padrões de qualidade pré-definidos e compatíveis com as suas expectativas.

Biossegurança

Determinação de níveis de biossegurança – de acordo com a Organização Mundial da Saúde, a avaliação dos riscos é a base na determinação dos níveis de biossegurança e, apesar de possuirmos diversos meios para realizar esta avaliação, o mais importante é a ponderação profissional em cada atividade/processo.

Resolução – RDC nº 50, de 21 de fevereiro de 2002[3].

B.7.1 Níveis de Biossegurança:

Níveis de Biossegurança (NB) recomendados para sala/box de coleta.

NB	Agentes	Práticas	Equipamentos de segurança	Sala/box de coleta
1	Nível básico de contenção Aplicação de boas práticas de laboratório - agentes biológicos de classe de risco I	Boas práticas	Exigência recomenda: avental, luvas, óculos, máscaras	• Punção venosa • Secreções • Citológico • Anal *swab* • Raspado • Urocultura • Liquor • Mielograma • Provas funcionais • Sêmen • Papanicolaou
2	Agente biológico de classe de risco 2	Prática de NB-I mais: • Acesso limitado • Aviso de risco biológico • Precauções com objetos perfurocortantes • Manual de biossegurança que defina qualquer descontaminação de dejetos ou normas de vigilância médica	Barreiras primárias = cabines de classe I ou II ou outros dispositivos de contenção física usados para todas as manipulações de agentes que provoquem aerossóis ou vazamento de materiais infecciosos Procedimentos especiais como o uso de aventais, luvas, proteção para o rosto, como necessário	• Materiais de vias aéreas superioes

Fonte: Suzimara & Sarahyba Consultoria e Treinamento Ltda.

Condições ambientais[1,7]

Um posto de coleta deve ser confortável e fornecer um padrão de qualidade satisfatório aos usuários do Serviço.

O projeto de arquitetura pode colaborar para minimizar o desconforto dos ambientes, geralmente impessoais, projetando ambientes que permitam que o paciente se sinta mais confiante e que tenha condições de se recuperar mais rapidamente. Deve ainda propiciar à equipe de profissionais um ambiente de trabalho que possibilite atendimento de qualidade, resultando em maior produtividade, segurança e satisfação profissional. O projeto de um ambiente de assistência à saúde deve ser desenvolvido considerando-se na área de construção: o clima, a insolação, a topografia local, as condições ambientais e paisagísticas, busca de tecnologias, a satisfação e bem-estar dos seus pacientes, usuários e colaboradores.

Conforto térmico[1,6,9]

A sensação térmica está relacionada a fatores pessoais e ambientais do usuário e se correlaciona com o seu conforto térmico e a recepção ao meio ambiente. A vestimenta e a atividade que está exercendo/desenvolvendo influenciam diretamente na capacidade do ser humano em se adaptar ao meio em que vive. A atividade desenvolvida está relacionada com a produção metabólica e, consequentemente, há maior dissipação de calor para o ambiente.

Os elementos climáticos, como temperatura, umidade, movimento do ar e radiação solar, são elementos que interferem diretamente nas trocas de calor entre o organismo e o ambiente, ou seja, no conforto térmico do ambiente construído. Na concepção de um projeto arquitetônico estes fatores devem ser analisados, propondo um ambiente de bem-estar aos usuários levando em consideração as condições climáticas.

Conforto visual ou luminoso[1,6,9]

Pode ser definido como a quantidade de luz satisfatória que possibilita a realização de uma tarefa.

21

"Com relação ao conforto visual, além de quantidade de luz ter que ser adequada para que a realização de tarefas visuais aconteça de maneira satisfatória, é fundamental que não haja ofuscamento – grande quantidade de luz que atinge o olho prejudicando a qualidade da visão – nem grandes contrastes, para não causar desconforto nem cansaço visual"[1].

O conforto luminoso é a qualidade de variação e distribuição homogênea da quantidade de luz em um determinado ambiente, devendo ser contemplado na elaboração do projeto arquitetônico.

"As cores claras refletem mais e difundem melhor a luz e as escuras, além de absorverem mais diminuindo assim a quantidade de luz disponível, transformam essa energia em calor, que será emitido por essas superfícies escuras para o ambiente"[1].

Na área a ser iluminada deve ser contemplado o metro quadrado (comprimento, largura e altura do pé direito) que interfere na quantidade de luz disponível no ambiente. Para a utilização da iluminação natural, devem-se conhecer as condições climáticas locais.

"As principais vantagens da iluminação natural sobre a artificial são:
- Quantidade da luz.
- Comunicação exterior/interior.
- Conservação de energia.
- Benefício físico e psicológico.
- Desejo de ter luz natural e sol em um ambiente construído"[9].

A luz natural, em um ambiente, gera mudanças ao longo do dia devido a alteração da cor, contraste e intensidade.

Luz natural propicia aos usuários uma vista do exterior, que interfere no emocional. O sol é uma fonte de luz natural.

"A iluminação artificial, a quantidade de luz disponível no interior e o conforto visual vão depender do tipo de luminária e lâmpada escolhida, da quantidade de luz por ela emitida, da temperatura da cor, transmitindo ao ambiente sensações mais relaxantes, aconchegantes, como as cores quentes (temperaturas de cor mais baixa, cores mais amareladas), ou excitantes, que induzam à maior produtividade, como as cores mais frias (temperaturas de cor mais alta, cores mais brancas)"[1].

São indicadas para os postos de coletas cores claras, muita luz e luz branca, porque despertam e induzem ao trabalho e à produtividade.

"É importante lembrar que a iluminação artificial deve complementar a iluminação natural, sendo utilizada nos casos em que ela for realmente necessária, lembrando-se que juntamente existe um consumo adicional de energia e, além do mais, haverá um acréscimo na quantidade de calor produzida no interior do ambiente, interferindo no conforto térmico também"[9].

A preocupação com a sustentabilidade sugere que na definição do projeto seja contemplada a integração da luz natural e artificial, para definição da iluminação do ambiente proporcionando economia de energia, reduzindo o desperdício e contribuindo para a eficiência energética.

A iluminação natural proporciona benefícios e o bem-estar para a saúde, assim como a sensação psicológica do tempo, tanto cronológico quanto climático, e redução do consumo de energia, devendo ser utilizada como estratégia na busca pela sustentabilidade. A luz artificial deve ser vista sempre como complemento e nunca como uma substituição da luz natural

A NR-17[10], do Ministério do Trabalho e Emprego MTE, em seu item 17.5, que trata das condições ambientais de trabalho, estabelece, no subitem 17.5.3.3, que os níveis mínimos de iluminação sejam os estabelecidos na Norma NBR 5413 da ABNT:

"17.5.3.3 – Os níveis mínimos de iluminamento a serem observados nos locais de trabalho são os valores de iluminâncias estabelecidas na NBR 5413, norma brasileira registrada no INMETRO"[10].

Vamos relatar as informações referentes às cores:

"A cor é uma resposta subjetiva para um estímulo luminoso que penetra nos olhos. Quando a luz incide sobre um objeto, parte das ondas luminosas é refletida e parte é absorvida. A cor que enxergamos desse objeto é a que foi refletida por ele, após a incidência da luz, e que penetrou nos olhos causando o estímulo e a resposta a ele. Ela depende da cor da luz incidente: se natural, mais branca, se artificial, mais avermelhada, modificando assim a cor com que o objeto é visto. Uma luz vermelha sobre uma parede branca o olho enxergará como uma parede vermelha"[9].

A cor é, portanto, o resultado da existência da luz que varia de acordo com a sua fonte. Sem luz não existem cores. A luz natural leva as pessoas à percepção da variação do tempo, informadas a respeito do clima no ambiente externo, respeitando seu ciclo circadiano e percepção das cores e objetos. A cor influencia no estado emocional, produtividade e qualidade das atividades desempenhadas.

Cor e luz são fatores ambientais que estão intimamente ligados, sendo que a intensidade da luz influencia no resultado da cor. A escolha das cores na elaboração do projeto deve ser baseada nos estudos científicos que indicam o efeito psicológico das cores no ambiente hospitalar. As cores podem fazer uma pessoa saudável parecer doente ou uma pessoa doente parecer saudável.

A cor é considerada um estimulante psíquico de grande potência que pode afetar o humor, a sensibilidade e produzir impressões, emoções e reflexos sensoriais muito importantes, podendo perturbar o estado de consciência, impulsionar um desejo, criar uma sensação de ambiente, ativar a imaginação ou produzir um sentimento de simpatia ou repulsa, atuando como energia estimulante ou tranquilizante. Seu efeito pode ser quente ou frio, aproximativo ou retrocessivo, de tensão ou de repouso[1].

"As principais associações normalmente feitas com as cores são[1]:

- **Vermelha** – cor quente, saliente, estimulante, dinâmica. Deve ser usada para criar ambientes quentes e acolhedores e junto com o verde, sua cor complementar, forma um par muito vibrante.

- **Amarela** – cor luminosa que representa o calor, energia, claridade.
- **Verde** – cor passiva, que sugere imobilidade, alivia tensões, equilibra o sistema nervoso. É simbolicamente associada à esperança e à felicidade.
- **Azul** – cor fria que relaxa, repousa, sendo um pouco sonífera. Sugere indiferença, passividade. Sua visão ampla sugere frescor.
- **Laranja** – cor muito quente, viva, acolhedora. Evoca o fogo, o sol, o calor. Cor ativa que, pelo seu poder de dispersão, sugere na área utilizada um tamanho maior do que a realidade.
- **Branca** – cor da pureza simboliza a paz, nascimento, morte. Conduz à ausência.
- **Preta** – cor deprimente que evoca sombra, frio, caos, angústia, tristeza, o inconsciente, o nada".

O clima tropical do Brasil proporciona condições para um maior aproveitamento da luz natural no interior das edificações.

Conforto acústico[1,6,9]

O conforto acústico está relacionado com a qualidade do som produzido no ambiente, ou seja, se esse som produzido é audível satisfatoriamente e sem interferência de ruídos que atrapalhem ou incomodem essas pessoas. Quando um som, depois de produzido em um ambiente, fica reverberando por muito tempo, ou seja, continua por um longo período, mesmo depois de a fonte que o originou ter cessado, é necessário melhor isolamento acústico, como o aumento da massa do isolamento ou de amortecimento através de um material que diminua o impacto na superfície onde ocorre o ruído.

O conforto acústico tem influência na capacidade de concentração e produtividade, tornando motivador de ação na atividade desenvolvida e bem-estar dos usuários.

Na elaboração do projeto arquitetônico, é necessário analisar a acústica do ambiente, conhecer o local, as possíveis fontes produtoras de ruídos na região, a direção dos ventos predominantes e as atividades que serão desenvolvidas nos ambientes que estão sendo projetados, para que se possa fazer um zoneamento preliminar, agrupando espaços onde acontecem atividades ruidosas e separando-os o máximo possível daqueles que terão atividades que exijam maior grau de concentração, necessitando, assim, de menos ou nenhum ruído.

Ambientes de permanência rápida, transitória, como uma recepção e os corredores, passagens, podem ser usados como espaços intermediários se posicionados estrategicamente, separando os espaços ruidosos daqueles que necessitam de silêncio.

"Em um projeto arquitetônico: localizar equipamentos ruidosos (máquinas, elevador, ar condicionado) acima das fundações, pois a estrutura é mais pesada, sendo mais isolante, ou então sobre piso flutuante, flexível, para que a vibração não se transmita pela estrutura, atingindo e incomodando usuários do edifício. Janelas, portas abertas, elementos permeáveis utilizados para a ventilação natural devem ser também bem estudados no projeto, pois são pontos frágeis e vão colaborar com a propagação dos ruídos"[1].

Para Cubero[1], o processo projetivo deve seguir os seguintes passos:

- "Classificar em ordem decrescente os ambientes de acordo com o nível sonoro que produzam.
- Classificar em ordem crescente os ambientes, de acordo com sua tolerância a ruídos.
- O isolamento requerido será a relação, em decibéis, entre dois pontos das diferentes colunas.
- Deve-se procurar no projeto separar ao máximo as áreas que produzem mais ruídos daquelas que necessitem de maior silêncio.
- Devem-se especificar e verificar os fechamentos de acordo com o isolamento requerido.

- Estudar cuidadosamente portas, janelas, dutos, sistemas de ar condicionado, máquinas, para não diminuir o isolamento necessário"[1].

Instalações[4]

Visualização da organização da identificação dos estabelecimentos conforme a PORTARIA CVS-13, de 04-11-2005[4].

Os laboratórios clínicos autônomos e as unidades de laboratórios clínicos e postos de coletas descentralizados deverão ser clara e precisamente identificados, mediante o emprego de artefatos de comunicação visual de qualquer natureza, de forma que as suas finalidades sejam facilmente compreendidas pelo público.

Deverão ser afixados em locais onde possam ser facilmente lidos por clientes, acompanhantes e circunstantes, utilizando-se para este fim quaisquer artefatos de comunicação visual, com as seguintes informações: os nomes dos responsáveis técnicos e os números de suas inscrições nos Conselhos Regionais de Exercício Profissional. A sinalização das áreas de risco é imprescindível, a fim de prevenir a ocorrência de acidentes e preservar a saúde dos profissionais.

Sinalização[6,11-13]

Conjunto de sinais (luminosos, visuais, acústicos) que informam um indivíduo sobre a melhor conduta a tomar perante determinadas circunstâncias relevantes.

A sinalização planejada auxilia os usuários na identificação do local, além de aprimorar a interação física com as instalações hospitalares. Esta prática remete ao cliente a preocupação dos gestores com a humanização.

O fluxo de saída e a circulação de pessoal devem estar sinalizados de acordo com a NR-26, do Ministério do Trabalho e Emprego[14].

O mapa de risco deve ser elaborado de acordo com o anexo IV, da NR-5[15], do Ministério do Trabalho e Emprego, regulamentado pela Portaria nº 25, de 29 de dezembro de 1994, e deve ser fixado no local de trabalho para conhecimento dos riscos envolvidos.

Pisos[11-13]

Os pisos devem ser do tipo manta vinílica lisos, sem frestas, não devem apresentar saliências nem depressões; ser resistentes ao desgaste e aos processos de limpeza, descontaminação e desinfecção. Devem também ser retardantes ao fogo, antiderrapantes, foscos, impermeáveis e laváveis, favorecendo o processo de manutenção. Quando houver ralos, eles devem ser sifonados.

Paredes[11-13]

As paredes devem ser claras, foscas, impermeáveis, retardante ao fogo e de fácil manutenção.

A NR-8[16], no item 8.4.1 – Proteção contra intempéries menciona que:

"As partes externas, bem como todas que separem unidades autônomas de uma edificação, ainda que não acompanhem sua estrutura, devem obrigatoriamente observar as normas técnicas oficiais relativas a resistência ao fogo, isolamento térmico, isolamento e condicionamento acústico, resistência estrutural e impermeabilidade".

Teto[11,13]

Recomenda-se que não apresente reentrâncias e/ou saliências que facilitem acúmulo de sujeiras.

A Norma Regulamentadora 8[16], que aborda edificações, no item 8.2 afirma que:"Os locais de trabalho devem ter a altura do piso ao teto, pé direito, de acordo com as posturas municipais, atendidas as condições de conforto, segurança e salubridade, estabelecidas na Portaria 3.214/78 (Redação dada pela Portaria nº 23, de 9-10-2001)".

A Norma Regulamentadora 13035, no item 5.3, afirma que: "Deve ser considerada altura mínima de 3,0m, tendo-se como referência a distância entre piso e forro (pé-direito)".

"O forro deve ficar entre 25 e 30cm abaixo da laje para facilitar a manutenção e pode servir de passagem das tubulações de utilidades. Acima da laje, com acesso para manutenção, pode ser construído o chamado piso técnico, apresentando espaço suficiente para pelo menos uma pessoa fazer a manutenção. Neste piso técnico podem ficar os motores das capelas e as tubulações das utilidades"[1].

Portas – saída de emergência[11,13]

ANR-23[17], do Ministério do Trabalho e Emprego, que regulamenta sobre proteção contra incêndios, diz que "os locais de trabalho deverão dispor de saídas em número suficiente e de modo que aqueles que se encontrarem nesses locais possam abandoná-los com rapidez e segurança em caso de emergência".

A Norma Técnica da Associação Brasileira de Normas Técnicas (ABNT NBR) 11742[18] classifica as portas corta-fogo. Seu papel é o de conter as chamas e o calor provenientes do fogo, razão pela qual ela é o equipamento aplicado nas saídas de emergência e nas escadas de incêndio, oferecendo um caminho seguro tanto para a fuga dos civis quanto para o acesso dos bombeiros que irão combater o fogo. A saída de incêndio é muito importante e não deve ser bloqueada pelo sistema de manipulação de amostra. Deve existir um espaço definido e sinalizado para a manta corta-fogo e os extintores de incêndio.

Projetos hidráulicos[11,13]

O principal aspecto que deve ser observado é que os produtos que serão manuseados devem visar principalmente ao projeto de esgoto.

Deve ser projetada a tubulação para distribuição interna da água e escoamento dos efluentes diluídos, tendo o conhecimento dos produtos que serão manuseados e a vazão necessária na atividade a ser desenvolvida. A tubulação de esgoto deve ser de material resistente e inerte.

As redes de água devem dispor de uma válvula de bloqueio, de fechamento rápido e de fácil acesso para facilitar a interrupção do fornecimento de água.

Projeto elétrico[11,13]

O projeto elétrico levará em conta o consumo de energia requerido para os equipamentos, aquecedores, bem como ar condicionado e sistema de exaustão.

O projeto das instalações elétricas deve obedecer às normas de segurança e atender ao estabelecido pela Norma Regulamentadora 10 (NR-10), do Ministério do Trabalho e Emprego[19].

"Os circuitos elétricos devem ser protegidos contra umidade e agentes corrosivos, por meio de eletrodutos emborrachados e flexíveis e dimensionados com base no número de equipamentos e suas respectivas potências, além de contemplar futuras ampliações. O quadro de força deve ficar em local visível e de fácil acesso, sendo recomendável um painel provido de um sistema que permita a interrupção imediata da energia elétrica, em caso de emergência, em vários pontos do laboratório".

"A fiação deve ser isolada com material que apresente propriedade antichama. As tomadas podem ser internas ou tipo pedestal, diferenciadas para voltagem 110V e 220V. Todas as tomadas devem ser identificadas, indicando voltagem"[13].

Lava-olhos e chuveiros[5,13]

São imprescindíveis nos laboratórios em que se manipulam produtos químicos, corrosivos e materiais biológicos. Os "lava-olhos" poderão estar acoplados ou não ao chuveiro de emergência (Fig. 1.2).

O chuveiro de emergência deve ter aproximadamente 30cm de diâmetro e seu acionamento pode ser por meio de alavancas (acionadas pelas mãos) ou pelo sistema de plataforma. Deve ser instalado em local de fácil acesso em qualquer ponto do laboratório e com espaço livre demarcado de 1m^2.

CAPÍTULO I ● INFRAESTRUTURA FÍSICA DO POSTO DE COLETA

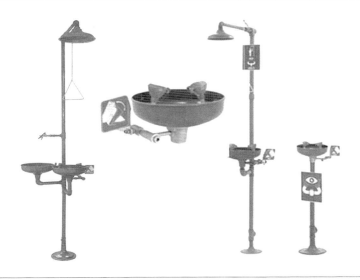

Figura 1.2 ● Chuveiro de emergência e lava-olhos.

Critérios para fixação de lava-olhos[5,13]

A unidade deve permitir que uma pessoa mantenha ambos os olhos abertos enquanto a água estiver em execução, ou seja, a unidade deve permanecer aberta por si só, até que alguém propositadamente a desligue.

A altura da unidade de lavagem dos olhos deve estar entre 84 e 114cm acima do chão e um mínimo de 15cm de toda a parede ou obstrução em ambos os lados.

A unidade deve ser localizada de modo que não leve mais que 10 segundos, ou 30,48m da área de risco para alcançá-lo.

A pressão da água não pode ser muito forte para não causar mal aos os olhos do usuário.

Critérios para fixação de chuveiros de emergência[5,13]

- Os chuveiros devem ser colocados de modo que não leve mais que 10 segundos ou 30,48m da área de risco para alcançá-lo.

31

- A cabeça do chuveiro deve estar entre 208 e 244cm do chão.
- A água deve permanecer aberta sem o uso das mãos da pessoa, e assim permanecer até que seja propositadamente desligada.

Ergonomia[13]

A criação de um ambiente saudável para os trabalhadores de laboratório requer a atenção para áreas específicas que podem contribuir para lesões ergonômicas.

A "Norma Regulamentadora NR 17 – Ergonomia[10] – tem como objetivo estabelecer parâmetros que permitam a adaptação das condições de trabalho às características psicofisiológicas dos trabalhadores e à natureza do trabalho a ser executado, de modo a proporcionar o máximo de conforto com segurança e desempenho eficiente. As características psicofisiológicas dizem respeito a todo o conhecimento referente ao funcionamento do ser humano, incluindo o conhecimento antropológico, psicológico e fisiológico".

As cadeiras usadas devem ser ergonomicamente projetadas para o colaborador e cliente e podem incluir ajuste de altura e braços ajustáveis.

Capelas e coifas[13]

São utilizados para o preparo de frascos com conservantes ácidos e a sua instalação deve assegurar que as operações perigosas não sejam desenvolvidas em bancadas abertas.

"No projeto do laboratório, as capelas devem estar em locais afastados das portas e saídas de emergência e também de locais de trânsito intenso de pessoas, pois podem fazer com que os contaminantes sejam arrastados de dentro para fora da capela através do deslocamento de ar, assim como podem dificultar a evacuação da área, se necessário"[13].

No projeto é necessário que exista robusta integração entre os profissionais de arquitetura, os engenheiros mecânicos responsáveis pelo projeto de ar condicionado/ventilação, os profissionais ligados à análise de risco e o usuário.

A metragem deverá ser conforme definição do tamanho da capela, normalmente projetada em uma metragem de 4m².

Sala de coleta infantil

Um espaço infantil acolhedor e lúdico no momento da coleta de exames laboratoriais, propiciando um ambiente agradável à criança e aos familiares. Também podem ser utilizados recursos visuais para minimizar o estresse.

Infraestrutura de posto de coleta ambulatorial

- Características da área externa para desembarque de ambulância[12]
  1. **Área mínima:** 21m² de área coberta.
  2. **Área média:** 21,80m² de área coberta.
  3. **Pé direito mínimo:** 2,80m.
  4. **Piso:** de alto tráfego. Deve ser liso, resistente, lavável e de fácil higienização.
  5. **Parede:** deve ser lisa, resistente, lavável e de fácil higienização.
  6. **Teto:** deve ser liso, resistente, lavável e de fácil higienização. Observar altura das ambulâncias.
  7. **Porta:** vão mínimo de 1,10 × 2,10m.
- Área para estacionamento dimensionado conforme a demanda de pacientes, devendo considerar o perfil de usuários do serviço.
- Espaço destinado a orientações aos pacientes para coleta domiciliar
  1. Armário para acondicionamento de frascos com e sem conservantes.
  2. Computador, impressora.

3. Tomada.
4. Telefone.

- Espaço para acondicionamento de macas e cadeiras de rodas para atendimento de emergência.
- Postos de coleta para punção venosa adulto
  1. Mesa.
  2. Cadeira de coleta.
  3. Microcomputador, impressora de código de barras e leitor de código de barras.
  4. Acionador de chamada da enfermagem para o atendimento aos pacientes em situações de emergência.
  5. Esteira para envio de amostras do posto de coleta para o setor de triagem.
  6. Pia.
  7. Suporte para tubos e insumos de coleta.
  8. Suporte para descarte de resíduos.
  9. Visualizador de veia.
- Postos de coleta para o atendimento de cadeirantes adultos e pacientes em maca
  1. Mesa.
  2. Microcomputador, impressora de código de barras e leitor de código de barras.
  3. Acionador de chamada da enfermagem para o atendimento aos pacientes em situações de emergência.
  4. Esteira para envio de amostras do posto de coleta para o setor de triagem.
  5. Pia.
  6. Suporte para tubos e insumos de coleta.
  7. Suporte para descarte de resíduos.
  8. Visualizador de veia.

- Postos de coleta para punção venosa infantil
    1. Mesa.
    2. Cadeira de coleta.
    3. Microcomputador, impressora de código de barras e leitor de código de barras.
    4. Acionador de chamada da enfermagem para o atendimento aos pacientes em situações de emergência.
    5. Esteira para envio de amostras do posto de coleta para o setor de triagem.
    6. Pia.
    7. Suporte para tubos e insumos de coleta.
    8. Suporte para descarte de resíduos.
    9. Visualizador de veia.
    10. Divã.
    11. Escada com dois degraus.
- Postos para coleta de secreções contemplando cadeirantes e pacientes acamados
    1. Mesa.
    2. Cadeira.
    3. Banheiro com ducha higiênica aquecida.
    4. Régua de gases.
    5. Mesa ginecológica.
    6. Armário.
    7. Acionador de chamada da enfermagem para o atendimento aos pacientes em situações de emergência.
    8. Escada com dois degraus.
    9. Foco de luz.
    10. Pia.
    11. Suporte para descarte de resíduos.
    12. Microcomputador, impressora de código de barras e leitor de código de barras.

- Posto para coleta de urocultura feminino contemplando cadeirantes e pacientes acamados
  1. Mesa.
  2. Mesa ginecológica.
  3. Banheiro, ducha higiênica aquecida.
  4. Pia.
  5. Tubulação para esgoto.
  6. Armário.
  7. Acionador de chamada da enfermagem para o atendimento aos pacientes em situações de emergência.
  8. Escada com dois degraus.
  9. Régua de gases.
  10. Suporte para descarte de resíduos.
  11. Microcomputador, impressora de código de barras e leitor de código de barras.
- Posto para coleta de urocultura masculino, contemplando cadeirantes e pacientes acamados
  1. Mesa.
  2. Divã ou maca.
  3. Banheiro com ducha higiênica aquecida.
  4. Pia.
  5. Acionador de chamada da enfermagem para o atendimento aos pacientes em situações de emergência.
  6. Escada com dois degraus.
  7. Armário.
  8. Régua de gases.
  9. Suporte para descarte de resíduos.
  10. Microcomputador, impressora de código de barras e leitor de código de barras.

- Sala para coleta de liquor e mielograma
  1. Mesa ou bancada.
  2. Régua de gases nos boxes de punção.
  3. Carro de emergência.
  4. Desfibrilador.
  5. Maca.
  6. Microcomputador, impressora de código de barras e leitor de código de barras.
  7. Pia.
  8. Banheiro com ducha higiênica.
  9. Acionador de chamada da enfermagem para o atendimento aos pacientes em situações de emergência.
  10. Escada com dois degraus.
  11. Armários.
  12. Suporte para descarte de resíduos.
- Sala de provas funcionais.
  1. Mesa ou bancada.
  2. Régua de gases nos boxes de punção.
  3. Carro de emergência.
  4. Desfibrilador.
  5. Poltronas.
  6. Microcomputador, impressora de código de barras e leitor de código de barras.
  7. Pia.
  8. Banheiro com ducha higiênica.
  9. Acionador de chamada de enfermagem para o atendimento aos pacientes em situações de emergência.
  10. Armário.
  11. Suporte para descarte de resíduos.
  12. Geladeira.

- Sala de coleta de amostras de sêmen:
  Sala separada, confortável para a coleta. Sugerimos que seja acústica para a privacidade do paciente.
  1. Mesa ou bancada.
  2. Poltronas.
  3. Pia.
  4. Televisão.
  5. Banheiro com ducha higiênica.
  6. Acionador de chamada para enfermagem para o atendimento aos pacientes em situações de emergência.
  7. Armário.
  8. Suporte para descarte de resíduos.
  9. Abertura na sala para colocar o recipiente para evitar que o paciente transporte a amostra.
- Sala de coleta de exames específicos – escarro, H1N1
  1. Mesa.
  2. Cadeira.
  3. Banheiro com ducha higiênica aquecida.
  4. Régua de gases.
  5. Armário.
  6. Acionador de chamada de enfermagem para o atendimento aos pacientes em situações de emergência.
  7. Escada com dois degraus.
  8. Foco de luz.
  9. Pia.
  10. Suporte para descarte de resíduos.
  11. Sistema de coleta com pressão negativa.
- Espaço para repouso dos pacientes
  1. Maca ou divã.
  2. Régua de gases.

3. Carro de emergência.
4. Armário.
5. Desfibrilador.
5. Suporte para descarte de resíduos.
5. Pia.
6. Microcomputador, impressora de código de barras e leitor de código de barras.
7. Acionador de chamada de enfermagem para o atendimento aos pacientes em situações de emergência.
8. Mesa.

- Fraldário.
- Sala administrativa e de reunião.
- Espaço para balança.
- Sala da direção.
- Sala para oficial administrativo.
- Depósito de insumos de coleta.
    1. Armário.
    2. Microcomputador, impressora de código de barras e leitor de código de barras.
    3. Carro de transporte de insumos.
    4. Armário para acondiconamento de produtos químicos.
- Depósito de Material de Limpeza (DML):
    1. Armário para o acondicionamento das caixas de perfurocortante.
    2. Pia.
    3. Espaço para o carro de limpeza.
- Expurgo
    1. Pia.
    2. Armário.

3. Contemplar acondicionamento do material contaminado e caixas de perfurocortantes e resíduos.

4 Palete – estrado de plástico para acondicionamento das caixas de perfurocortante.

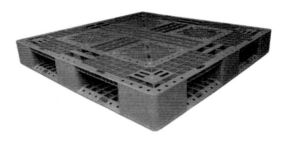

Figura 1.3 ◆ Palete.

- Espaço para acondicionamento do lixo infectante e fluxo de destino de resíduo.
- Sala de utilidades (acondicionamento de materiais limpos e estéreis)
    1. Armários.
    2. Equipamentos de proteção coletiva (EPCs).
- Rouparia.
- Sanitários masculinos e femininos para os funcionários e vestiário.
- Copa para os colaboradores.
- No atendimento a detentos sugere-se: antessala para os "policiais" com visor na sala de coleta. Segurança do colaborador dentro e fora da sala de coleta.
- Monitor, impressora de código de barras e leitor de código de barras em cada posto de coleta.
- Esteira para transporte das amostras biológicas com 20cm de largura na saída de cada posto de coleta.
- Sala para preparo de frascos com e sem conservantes

1. Capela química.
2. Armários para o acondicionamento dos recipientes com ácido clorídrico ou acético. Os frascos com conservantes ácidos podem ficar em armário de madeira com as prateleiras. Para armazenamento de produtos inflamáveis e corrosíveis, deve ser atendida a Norma Regulamentadora – NR 20 – Líquidos Combustíveis e Inflamáveis[20].
3. Armários para o acondicionamento dos recipientes preparados.
4. Pia.
5. Bancada.
6. *Kit* para emergência química. Conteúdo mínimo: 02 pares de luvas de látex – nitrílica; 02 máscaras com filtro para gases e vapores; 1 respirador; 02 óculos de ampla visão; 10 mantas absorventes; areia; 01 pá antifaiscante; embalagem laranja

- Instalação de lava-olhos e chuveiros.
- Espaço para fornecimento de lanche após a coleta de exames

1. Área para chá e café.
2. Televisões.
3. Pia.
4. Máquina de café.
5. Mesas e cadeiras.
6. Geladeira.
7. Bandejas.

Infraestrutura para o atendimento a unidades de internações/UTIs

O profissional do posto de coleta do laboratório que realiza o atendimento deve deslocar-se para o atendimento nas unidades de internações/UTIs, conforme protocolo da instituição.

A RESOLUÇÃO RDC Nº 7, de 24 de fevereiro de 2010[21], dispõe sobre os requisitos mínimos para funcionamento de Unidades de Terapia Intensiva e dá outras providências.

Art. 2º "Esta Resolução tem o objetivo de estabelecer padrões mínimos para o funcionamento das unidades de terapia intensiva, visando à redução de riscos aos pacientes, visitantes, profissionais e meio ambiente".

Definições

Art. 4º "Para efeito desta Resolução, são adotadas as seguintes definições:

Teste de Laboratório Remoto (TRL): teste realizado por meio de um equipamento laboratorial situado fisicamente fora da área de um laboratório clínico. Também chamado Teste Laboratorial Portátil (TLP), do inglês *Point-of-Care Testing* (POCT). São exemplos de TLR: glicemia capilar, hemogasometria, eletrólitos sanguíneos, marcadores de lesão no miocárdio, testes de coagulação automatizados e outros de natureza similar.

Deve-se verificar a estrutura das unidades e obter a informação da quantidade de leitos nas UTIs e das unidades de internações.

1. Sala para os profissionais da fase pré-analítica.
2. Microcomputador, impressora de código de barras e leitor de código de barras.
3. Linha telefônica.
4. Sala administrativa para o gerenciamento da fase pré-analítica.
5. Painel para acompanhamento do processo pré-analítico, tempo total de atendimento TAT (*turn around time*) de coleta.
6. Espaço para o acondicionamento dos carros móveis e maletas.
7. Armário.
8. Máquina de gelo.
9. *Freezer*.

10. Depósito de material de limpeza (DML).
11. Resíduos gerados, acondicionamento por tipo de grupo e destino de resíduo.
12. Espaço para o descanso dos profissionais do noturno.
13. Bancada para o equipamento de *point of care*.

Infraestrutura de atendimento para coleta de materiais biológicos em pronto-socorro

Laboratório de emergência 24 horas, laboratório de análises clínicas que funciona 24 horas por dia ininterruptamente, teste de laboratório remoto (TRL).

1. Sala para a equipe para os profissionais da fase pré-analítica.
2. Microcomputador, impressora de código de barras e leitor de código de barras.
3. Linha telefônica.
4. Sala administrativa para o gerenciamento da fase pré-analítica.
5. Painel para acompanhamento do processo pré-analítico, TAT (*turn around time*) de coleta.
6. Espaço para o acondicionamento dos carros móveis e maletas.
7. Armário.
8. Máquina de gelo.
9. *Freezer*.
10. DML.
11. Resíduos gerados, acondicionamento por tipo de grupo e destino de resíduo.
12. Espaço para o descanso dos profissionais do noturno.
13. Bancada para o equipamento de *point of care*.

Sala de triagem de amostras-processamento

O processamento da amostra é muito importante no processo de produção global do laboratório e sugere que sua localização seja próxima ao acesso das áreas de análise do laboratório.

A área de processamento da amostra é considerada nível de biossegurança 2, como o são a maioria das áreas de laboratório clínico.

O uso de correios pneumáticos é uma consideração importante em laboratórios, pois transporta objetos com segurança, eficiência e agilidade, o que diminui radicalmente o tempo de entrega das amostras e, consequentemente, aumenta as horas produtivas do funcionário. Sua versatilidade e rapidez auxiliam no TAT (*turn around time*), que se refere ao tempo consumido em todas as etapas do processo em um laboratório desde o atendimento ao cliente até à disponibilização do resultado a este cliente ou ao seu médico pelo laboratório.

O espaço para a triagem de materiais deve ser dimensionado conforme a demanda estabelecida de tubos, a quantidade de amostras que são enviadas/hora da triagem para a área técnica e deverá conter:

1. Pia.
2. Esteira.
3. Tubo pneumático.
4. Microcomputador, impressora de código de barras e leitor de código de barras.
5. Máquina de gelo.
6. Bancada.
7. Maletas de transporte de amostras biológicas de 2 a 8°C.
8. Tubulação de entrada e saída de água.
9. Armário.
10. Bancada.
11. Centrífuga.
12. Estufa.
13. Transportador de amostras a 37°C.
14. Correios pneumáticos.

CAPÍTULO I ♦ INFRAESTRUTURA FÍSICA DO POSTO DE COLETA

CONCLUSÃO

O projeto arquitetônico deve ser elaborado visando à segurança do usuário. Portanto, devem ser considerados os aspectos ambientais, conforto térmico, níveis de biossegurança, ergonomia e atividades desenvolvidas. Também deve posuir um ambiente humanizado que contribua para o bem-estar físico e emocional.

O envolvimento da equipe multiprofissional, o conhecimento técnico e normativo e a inovação tecnológica devem ser destaques para que o cliente e colaborador percebam e se encantem com o novo.

O bem-estar e a tecnologia devem estar ligados, a fim de que a harmonia esteja presente e reconhecida em cada detalhe.

GLOSSÁRIO

ABNT: Associação Brasileira de Normas Técnicas.

Ambulatório: unidade destinada à prestação de assistência em regime de não internação.

TLR: Teste de Laboratório Remoto.

TAT (*turn around time*): Tempo consumido em todas as etapas do processo em um laboratório desde o atendimento ao cliente até a disponibilização do resultado a este cliente ou seu médico.

TLP: Teste Laboratorial Portátil.

POCT: *Point-of-Care Testing*.

REFERÊNCIAS BIBLIOGRÁFICAS

1. Cubero C. Arquitetura de centros diagnósticos: O caso de um centro de bioimagem. Salvador, BA. Monografia (Especialização em Arquitetura) – Faculdade de Arquitetura da Universidade Federal da Bahia; 2007 [Acessado em 21 de janeiro de 2015]. Disponível em: http://bvsms.saude.gov.br/bvs/publicacoes/monografias/arquitetura_centros_diagnosticos.pdf

2. Brasil. Ministério da Saúde [Internet]. Secretaria de Assistência à Saúde. Departamento de Atenção Especializada. Posto de Coleta – 1ª. ed., 1ª reimp. Brasília; Ministério da Saúde, 2003. 24 p: il. – (Série A. Normas e Manuais Técnicos). [Acessado em 21 de janeiro de 2015]. Disponível em: http://bvsms.saude.gov.br/bvs/publicacoes/posto_de_coletas.pdf

3. Agência Nacional de Vigilância Sanitária (Brasil). Resolução – RDC 50, de 21 de fevereiro de 2002. Regulamento Técnico destinado ao planejamento, programação, elaboração, avaliação e aprovação de projetos físicos de estabelecimentos assistenciais de saúde. Dispõe sobre Regulamento Técnico para planejamento, programação, elaboração e avaliação de projetos físicos de estabelecimentos assistenciais de saúde. Diário Oficial da União; Poder Executivo, de 20 de março de 2002.

4. Centro de Vigilância Sanitária, Secretaria de Estado da Saúde de São Paulo. Portaria CVS nº 13, de 04 de novembro de 2005. Aprova NORMA TÉCNICA que trata das condições de funcionamento dos Laboratórios de Análises e Pesquisas Clínicas, Patologia Clínica e Congêneres, dos Postos de Coleta Descentralizados aos mesmos vinculados, regulamenta os procedimentos de coleta de material humano realizados nos domicílios dos cidadãos, disciplina o transporte de material humano e dá outras providências. Diário Oficial do Estado de São Paulo; Poder Executivo, Seção I, de 09 de novembro de 2005. Retificado: Diário Oficial do Estado de São Paulo; Poder Executivo, Seção I, de 28 de junho de 2008.

5. Clinical and Laboratory Standards Institute. Laboratory Design; Approved Guideline. 2nd ed.; QMS04-A2. Wayne: CLSI; 2007.

6. Vasconcelos RTB. Humanização de ambientes hospitalares: Características arquitetônicas responsáveis pela integração interior/exterior. Florianópolis, SC. Dissertação (Mestre em Arquitetura e Urbanismo) – Universidade Federal de Santa Catarina; 2004 [Acessado em 21 de janeiro de 2015]. Disponível em: https://repositorio.ufsc.br/bitstream/handle/123456789/87380/206199.pdf?sequence=1.

7. Pinheiros JSS. Análise ergonômica aplicada aos processos industriais relacionada a trabalho em ambientes a altas temperaturas. Belém, PA. Dissertação (Mestre em Engenharia Elétrica) – Instituto de Tecnologia – ITEC da Universidade Federal de Pará; 2010 [Acessado em 21 de janeiro de 2015]. Disponível em: http://www.itegam.org.br/upload/pdf/dissert_jaqueline.pdf

8. Brasil. Ministério da Saúde. Secretaria de Vigilância em Saúde. Departamento de Vigilância Epidemiológica. Biossegurança em laboratórios

biomédicos e de microbiologia/Ministério da Saúde, Secretaria de Vigilância em Saúde, Departamento de Vigilância Epidemiológica. – 3. ed. em português rev. e atual. – Brasília: Ministério da Saúde, 2006. 290 p.: il. – (Série A. Normas e Manuais Técnicos). [Acessado em 21 de janeiro de 2015]. Disponível em: http://bvsms.saude.gov.br/bvs/publicacoes/biosseguranca_laboratorios_biomedicos_microbiologia.pdf

9. Ciaco RAJAS. A arquitetura no processo de humanização dos ambientes hospitalares. São Carlos, SP. Dissertação (Mestre em Arquitetura, Urbanismo e Tecnologia) – Escola de Engenharia de São Carlos da Universidade de São Paulo; 2010 [Acessado em 21 de janeiro de 2015]. Disponível em: http://www.teses.usp.br/teses/disponiveis/18/18141/tde-05012011-155939/pt-br.php

10. Brasil. Ministério do Trabalho e Emprego. Norma Regulamentadora de Segurança e Saúde no Trabalho – NR 17: Sinalização de Segurança. [Acessado em 21 de janeiro de 2015]. Disponível em: http://www.guiatrabalhista.com.br/legislacao/nr/nr17.htm

11. Ministério da Educação. Secretaria de Educação Profissional e Tecnológica. Instituto Federal de Educação, Ciência e Tecnologia do Tocantins. Campus Porto Nacional. Projeto Pedagógico do Curso Técnico em Vendas. Porto Nacional, TO; Eixo Tecnológico: Gestão e Negócios; 2011. [Acessado em 21 de janeiro de 2015]. Disponível em: http://www.porto.ifto.edu.br/noticias/proejatecnicoemvendas.pdf

12. Brasil. Ministério da Saúde [Internet]. Secretaria Executiva. Departamento de Economia da Saúde e Desenvolvimento. Programação Arquitetônica de Unidades Funcionais de Saúde. Brasília: Ministério da Saúde, 2011. 145 p. : il. – (Série C. Projetos, Programas e Relatórios) V. 1. Atendimento Ambulatorial e Atendimento Imediato. [Acessado em 21 de janeiro de 2015]. Disponível em: http://bvsms.saude.gov.br/bvs/publicacoes/programacao_arquitetonica_somasus_v1.pdf

13. Mariano AB, Caires ACP, Oliveira CMA, Barbaio D, Uzelin EM, Mancilha JC et al. Guia de laboratório para o ensino de química: instalação, montagem e operação. São Paulo: Comissão de Ensino Técnico do Conselho Regional de Química – IV Região; 2012. [Acessado em 21 de janeiro de 2015]. Disponível em: http://www.crq4.org.br/sms/files/file/Guia%20de%20Laborat%C3%B3rio_2012.pdf

14. Brasil. Ministério do Trabalho e Emprego. Norma Regulamentadora de Segurança e Saúde no Trabalho – NR 26: Ergonomia. [Acessado em 21

de janeiro de 2015]. Disponível em: http://www.guiatrabalhista.com.br/legislacao/nr/nr26.htm

15. Ministério do Trabalho e Emprego. Norma Regulamentadora de Segurança e Saúde no Trabalho – NR 05: Comissão Interna de Prevenção de Acidentes – CIPA. [Acessado em 21 de janeiro de 2015]. Disponível em:http://portal.mte.gov.br/data/files/8A7C812D311909DC0131678641482340/nr_05.pdf

16. Brasil. Ministério do Trabalho e Emprego. Norma Regulamentadora de Segurança e Saúde no Trabalho – NR 8: Edificações. [Acessado em 21 de janeiro de 2015]. Disponível em: http://www.guiatrabalhista.com.br/legislacao/nr/nr8.htm

17. Brasil. Ministério do Trabalho e Emprego. Norma Regulamentadora de Segurança e Saúde no Trabalho – NR 23: Proteção Contra Incêndios. [Acessado em 21 de janeiro de 2015]. Disponível em: http://www.guiatrabalhista.com.br/legislacao/nr/nr23.htm

18. Associação Brasileira de Normas Técnicas. NBR 11742: Porta corta-fogo para saída de emergência. Rio de Janeiro, 2003, 18p.

19. Brasil. Ministério do Trabalho e Emprego. Norma Regulamentadora de Segurança e Saúde no Trabalho – NR 10: Segurança em Instalações e Serviços em Eletricidade. [Acessado em 21 de janeiro de 2015]. Disponível em: http://www.guiatrabalhista.com.br/legislacao/nr/nr10.htm

20. Brasil. Ministério do Trabalho e Emprego. Norma Regulamentadora de Segurança e Saúde no Trabalho – NR 20: Segurança e saúde no Trabalho com Inflamáveis e Combustíveis. [Acessado em 21 de janeiro de 2015]. Disponível em: http://www.guiatrabalhista.com.br/legislacao/nr/nr20.htm

21. Agência Nacional de Vigilância Sanitária (Brasil). Resolução – RDC 7, de 24 de fevereiro de 2010. Dispõe sobre os requisitos mínimos para funcionamento de Unidades de Terapia Intensiva e dá outras providências. Diário Oficial da União; Poder Executivo, de 25 de fevereiro de 2010.

Equipamentos e acessórios (cadeira para coleta de sangue)

Introdução

Para poder acompanhar a evolução e a necessidade de manter a qualidade da segurança na fase pré-analítica, é necessária a busca de equipamentos que atendam a estas exigências e que tragam segurança ao usuário, além de conservar a qualidade do material coletado para que possamos confiar no resultado final.

É fundamental disponibilizar equipamentos seguros, com qualidade, que atendam as legislações e que possam ser adquiridos, avaliando a viabilidade financeira, assim como os benefícios que serão agregados na fase pré-analítica.

Com a constante evolução das técnicas e as exigências do próprio cliente quanto à qualidade, bom atendimento e resultados precisos, os laboratórios buscam cada vez mais por novas tecnologias e equipamentos que atendam os seguintes requisitos: a ergonomia do colaborador, a segurança e conforto do paciente e do material coletado, e as condições de transporte e armazenamento do material, que assegurem a conservação dos materiais quanto a temperatura, embalagem e atrito.

Foram destacados os principais equipamentos e acessórios disponíveis no mercado com algumas especificações e definições que irão auxiliar na escolha dos produtos mais adequados a sua necessidade.

Conteúdo

Ergonomia[1]

A palavra "ergonomia" vem de duas palavras gregas: *ergon*, que significa trabalho, e *nomos*, que significa leis. A Associação Brasileira de Ergonomia (ABERGO) define ergonomia, ou fatores humanos, como "uma disciplina científica relacionada ao entendimento das interações entre os seres humanos e outros elementos ou sistemas e à aplicação de teorias, princípios, dados e métodos e projetos, a fim de otimizar o bem-estar humano e o desempenho global do sistema". A ergonomia pode ser aplicada em todos os setores: industrial, hospitalar, escolar, transportes, laboratórios e outros.

Na área laboratorial, as intervenções ergonômicas melhoram significativamente a produtividade, a segurança e a eficiência nos postos de trabalho.

A ergonomia utiliza os conhecimentos adquiridos nas habilidades e capacidades humanas e estuda as limitações de modo a torná-las mais seguras, eficientes e confortáveis para o uso humano.

Um exemplo da atuação da ergonomia pode ser encontrado nos desenhos de equipamentos e organização de trabalho, de modo a melhorar a postura e aliviar a carga de trabalho do colaborador, reduzindo assim as Lesões por Esforço Repetitivo (LER) e no Distúrbio Osteomuscular Relacionado ao Trabalho (DORT).

Compreendendo a importância da ergonomia na vida das pessoas, podemos nos aprofundar na área dos equipamentos e conhecer as suas complexidades.

Condições gerais dos equipamentos[2-5]

Conforme RDC 302, de 13/10/2005, os laboratórios de coletas de materiais biológicos devem possuir equipamentos e acessórios de acordo com a demanda e a complexidade do serviço, possuir a documentação relacionada aos equipamentos necessários e disponíveis para a realização dos exames, assim como manter as instruções escritas ou manuais de utilização do equipamento em português, além de determinações quanto à calibração e à manutenção, conforme mencionados a seguir.

Manutenção preventiva e corretiva

As manutenções preventivas e corretivas contribuem para evitar danos e impactos na rotina operacional, a fim de manter a qualidade dos equipamentos. Devem ser realizados os registros, manuais ou eletrônicos, destas manutenções. Recomenda-se que seja escrito um procedimento operacional padrão (POP) relacionado à manutenção dos equipamentos. Em relação às manutenções preventivas, devem ser observados os seguintes aspectos:

- Realização anual.
- Confecção de planilha de registro, conforme os itens recomendados pelo fabricante, no manual ou no próprio equipamento.
- Elaboração de relatório de revisão preventiva ou manutenção corretiva da assistência técnica.
- Alguns laboratórios sinalizam, com placas nos próprios equipamentos, as datas de manutenção de forma que não ocorra esquecimento ou atraso.
- As informações resultantes das intervenções técnicas realizadas devem ser arquivadas para cada equipamento. Deve constar a data da intervenção, a identificação do equipamento, o local de instalação, a descrição do problema detectado e nome do responsável pela identificação do problema, a descrição do serviço realizado, incluindo informações sobre as peças trocadas, os resultados da avaliação dos parâmetros físicos realizados após a intervenção e complementados com indicadores químicos e biológicos, quando indicado, o nome do profissional que acompanhou a intervenção e do técnico que executou o procedimento.

- O prazo de arquivamento para o registro histórico dos equipamentos deve ser contado a partir da desativação ou transferência definitiva do equipamento do serviço.

Calibração

Calibração pode ser definida como o ato de demonstrar que um equipamento de medição apresenta desempenho dentro dos limites de aceitabilidade, em situação de uso.

A calibração dos aparelhos deve ser realizada em intervalos regulares em conformidade com o uso. Estes registros podem ser manuais ou eletrônicos e devem estar sempre atualizados e possuir certificados de calibração.

Os equipamentos utilizados, nacionais e importados, devem estar regularizados junto à Agência Nacional de Vigilância Sanitária (ANVISA), para consulta pública, de acordo com a legislação vigente.

Instalação

A instituição deve solicitar os seguintes documentos para instalações:

- **Qualificação de instalação** – evidência documentada, que o fabricante ou distribuidor deve fornecer, a fim de provar que o equipamento foi entregue e instalado de acordo com as suas especificações.

- **Qualificação de operação** – evidência documentada, fornecida pelo fabricante ou distribuidor, de que o equipamento opera dentro dos parâmetros originais de fabricação, após instalação.

- **Qualificação de desempenho** – evidência documentada de que o equipamento, após as qualificações de instalação e operação, apresenta desempenho consistente por no mínimo 03 ciclos sucessivos do processo, com parâmetros idênticos, utilizando-se pelo menos a carga de maior desafio, determinada pelo serviço de saúde.

Principais equipamentos e acessórios

Cadeira de coleta[4-7]

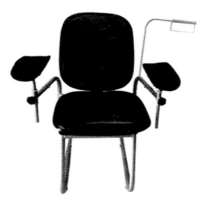

Em atendimento às exigências do CLSI – *Clinical and Laboratory Standards Institute* e normas de ergonomia, é essencial que a cadeira de coleta ofereça o máximo conforto e segurança ao paciente.

Os braços da cadeira devem ser reguláveis para uma posição correta no momento da punção. Recomenda-se que a posição descanso de braço seja levemente inclinada para baixo e estendida, formando uma linha direta do ombro para o pulso do cliente. O braço deve estar apoiado firmemente pelo descanso e o cotovelo não deve estar dobrado. Importante ter uma leve curvatura para evitar a hiperextensão do braço. Esta posição é importantíssima para o êxito da punção venosa.

O descanso do braço é um dispositivo de segurança que, além de proporcionar conforto, impede a queda do paciente, caso este tenha uma síncope durante a coleta. O suporte do braço precisa ser regulável e oferecer botões de trava e destrava.

A estrutura da cadeira pode ser em aço tubular, ou outro material que seja submetido a tratamento antiferrugem. É essencial o recipiente de porta-tubos, podendo ser colocado em ambos os lados da cadeira. A pintura deve ser eletrostática e recomenda-se que o revestimento do assento e encosto seja de fácil higienização.

Acessórios (ou instrumentos) para visualização das veias[4,5]

A regra básica para uma punção bem-sucedida é examinar cuidadosamente o local da punção. As características individuais de cada paciente poderão ser reconhecidas por meio de exame visual e/ou apalpação das veias. Devem-se, sempre que for realizar uma venopunção, escolher as veias dos membros superiores, devido ao fácil acesso e conforto do paciente. Na impossibilidade de realizar a punção nestes membros, devido ao quadro clínico do paciente, pode-se optar pelos membros inferiores.

As veias são vasos sanguíneos que levam sangue do corpo em direção ao coração. Geralmente conduzem sangue pobre em oxigênio, exceto a veia pulmonar, que transporta sangue rico em oxigênio.

O diâmetro das veias pode oscilar entre menos de 1mm, as mais finas, e pouco mais de 10mm, as mais grossas.

De acordo com a sua localização, as veias podem ser superficiais ou profundas. As veias superficiais são subcutâneas e, com frequência, visíveis por transparência da pele, sendo mais calibrosas nos membros. Devido à sua situação subcutânea, visualização e sensação táctil, são nessas veias que se faz normalmente a coleta de sangue.

As veias mais usuais para a coleta de sangue são as relacionadas a seguir, porque, normalmente, possuem bom fluxo, o que proporciona uma coleta tranquila e sem comprometimento do material: cefálica, mediana cubital, mediana cefálica, longitudinal (ou antebraquial), mediana basílica, do dorso e marginal da mão.

Para facilitar o procedimento de coleta venosa, é ofertado pelo mercado um equipamento que permite a visualização das veias antes, durante e depois da punção.

Visualizador de veias

O visualizador de veias permite a visualização dos vasos, a localização de válvulas venosas, o fluxo e até auxilia a punção venosa, identificando a transfixação da veia ou infiltrações, caso essas ocorram.

Trata-se de uma tecnologia baseada na emissão de uma frequência infravermelha, sem efeito

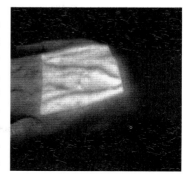

colateral, que entra em contato com a hemoglobina do sangue, permitindo a visualização das veias com até 10mm de profundidade. A imagem é projetada imediatamente sobre a pele do paciente, garantindo um total controle do pré, trans e pós-punção.

Óculos

Outro equipamento que permite a visualização das veias no momento da coleta é um óculos que proporciona uma espécie de visão de raios X. Para construir a imagem das veias, os óculos emitem quatro tipos diferentes de pulsos constantes de luz. Juntos, ao retornarem para o visor dos óculos, os pulsos são compostos novamente em uma única imagem, que fazem o mapeamento subcutâneo do local observado.

A ideia dos óculos é evitar problemas durante a punção venosa, como a transfixação da veia e a visualização de possível extravasamento. Com o mapeamento mais claro das veias, é possível que os profissionais da área de saúde sempre visualizem qual o local e direção ideal para introduzir a agulha, o que evita punções dolorosas ou perda de tempo para a localização de um bom acesso.

O visor pode ainda ser pareado com um microcomputador, para que mais de um profissional possa acompanhar o procedimento ao mesmo tempo.

Informatização do processo[8,9]

Os laboratórios também evoluíram no campo de informática, preocupando-se com a segurança das informações do cliente.

No final dos anos 1950, o computador já aparecia nos laboratórios de análises clínicas incorporado aos equipamentos. Depois pudemos acompanhar a introdução do computador na área de recepção, laudos e agendamento.

O laboratório clínico deve realizar o cadastro do paciente, registrando os dados em sistema informatizado que assegure a informação do paciente.

Devem ser registrados os seguintes dados:

- Número de registro de identificação do paciente gerado pelo laboratório.
- Nome do paciente.
- Idade, sexo e procedência do paciente.
- Telefone e/ou endereço do paciente, quando aplicável.
- Nome e contato do responsável em caso de menor de idade ou incapacitado.
- Nome do solicitante.
- Data e hora do atendimento.
- Horário da coleta, quando aplicável.
- Exames solicitados e tipo de amostra.
- Quando necessário: informações adicionais, em conformidade com o exame (medicamento em uso, dados do ciclo menstrual, indicação/observação clínica, entre outros de relevância).
- Indicação de urgência, quando aplicável.
- Data prevista para a entrega do laudo.

Reiterando a segurança do paciente como a primeira meta a ser cumprida pelos serviços, conforme a *Joint Commission International* (JCI), que exige o cumprimento de metas internacionais de segurança, categorizadas de maneira a identificar o paciente corretamente, a informatização do processo permite a rastreabilidade da hora do recebimento e/ou coleta da amostra, assim como analisar dados que possam ser utilizados como indicadores e evidências para implantar melhorias e apontar tendências no setor.

Buscando esta segurança e diminuindo os problemas no processo de identificação do paciente, durante a fase pré-analítica, evita-se o comprometimento de todo o processo, assim como a reconvocação do paciente, graças a uma tecnologia que aumente significativamente a eficiência e reduz risco de erro na identificação das amostras.

Identificador de lâminas e de tubos de coletas[9,10]

O identificador de lâminas é um equipamento que imprime diretamente os dados do paciente nas lâminas, eliminando a escritura a mão e a dificuldade de rotular. Com a excelente resolução de impressão, podem-se imprimir texto, gráficos e logotipos, juntamente com códigos de barras.

Este processo diminuiu a dificuldade da área técnica para interpretar a caligrafia no momento da análise do material, o que compromete a segurança da identificação do cliente.

Outro equipamento que permite esta segurança na identificação do paciente está ligado a um sistema automatizado de preparação para coleta de amostras laboratoriais, no qual os tubos são etiquetados sem auxílio humano, trazendo informações pessoais de cada cliente.

Os tubos são identificados com códigos de barras antes de o colaborador manuseá-los, eliminando o fator de risco de erro humano na fase pré-analítica. Métodos de manipulação avançados com a incrível velocidade de etiquetagem aumentam a produtividade e segurança na identificação do paciente. Os tubos são dispensados em microbandejas separados por paciente, sem interação humana. Alguns equipamentos podem dispensar cerca de 5 tubos em 12 segundos. A programação pode variar de acordo com a necessidade de cada usuário.

Esteira[9]

Ainda relacionado à ergonomia do colaborador e paciente, além da preocupação com a eficiência do processo evitando a perda de tempo no transporte do material até o setor de triagem, podemos utilizar o mecanismo de esteiras de transporte que eliminam a necessidade de um profissional para encaminhar e retirar dos boxes de coleta o material coletado.

As esteiras de transporte de materiais biológicos visam otimizar o tempo entre a coleta e o encaminhamento da amostra até o setor de triagem.

Para que seu uso seja realizado de forma a obter dinâmica no processo, é importante um projeto arquitetônico que complete o uso da esteira de forma funcional.

Exemplos disso são laboratórios que construíram os boxes de coletas de materiais biológicos com interligações onde estão instaladas as esteiras. O acesso ocorre ao abrir e fechar um compartimento, que permite o depósito do material sobre as esteiras, facilitando o seu encaminhamento.

Existem no mercado vários modelos de esteiras, que oferecem qualidade e segurança.

As esteiras devem estar baseadas em um perfil transportador, de guias deslizantes de baixa fricção, evitando ruídos e permitindo uma manutenção simples e rápida. Um dispositivo de segurança deve identificar a presença de material parado na extensão da esteira, para evitar a perda.

Deve possuir boa drenagem, sem cavidades ou orifícios, não pode acumular sujeira ou água e ser de fácil limpeza. O consumo de energia deve ser baixo.

O projeto ideal da esteira resulta em aumento substancial do tempo de atividade, custos operacionais menores e redução do consumo de energia.

Correios pneumáticos[11]

Atualmente, os laboratórios enfrentam uma grande necessidade em expandir os seus serviços sem aumentar seus recursos humanos. Os laboratórios veem a tecnologia como uma ferramenta para aumentar a sua capacidade de atendimento sem correspondente aumento de pessoal. O uso do correio pneumático é uma solução imediata destas questões.

São muitos os materiais que podem ser transportados pelo sistema de correio pneumático, como documentos, fichas de pacientes, medicamentos, amostras laboratoriais.

Os objetos são transportados a uma velocidade que garante a não alteração na qualidade ou composição química das amostras e protege as instalações e os usuários de contaminação.

A operação do sistema é simples, basta selecionar a estação de destino utilizando o painel de operação e pressionar o botão de envio.

A manutenção e supervisão do equipamento podem ser realizadas remotamente.

As estações têm um conjunto estético compatível com o ambiente laboratorial. Elas são compactas, resultado de um desenho contemporâneo, e possuem uma ergonomia excepcional.

Todos os setores hospitalares podem ser interligados ao laboratório pelo sistema de correio pneumático: pronto-socorro, centro cirúrgico, unidade de terapia intensiva, postos de enfermagem das unidades de internação e demais áreas de suporte. Materiais que eram transportados manualmente passam a atingir o seu destino automaticamente. A logística do laboratório torna-se muito mais simplificada.

Esta solução, além de ocupar pouco espaço, é funcional e compatível com os ambientes laboratoriais cada vez mais otimizados, permitindo ser instalada em áreas já operacionais.

Máquina de gelo[12]

As amostras biológicas, para serem representativas, devem ter sua composição e integridade mantidas durante a fase pré-analítica: coleta, manuseio, transporte e armazenamento.

Algumas amostras podem ter sua estabilidade comprometida senão for respeitado tempo de transporte, por exemplo, se uma amostra for transportada por 3 a 4 horas, em temperatura ambiente, o potássio aumenta de 4,2mMol/L para 4,6mMol/L. A diferença absoluta será de 0,4mMol/L.

A estabilidade pré-analítica depende de vários fatores, e entre estes os que causam maior impacto são: tempo, carga mecânica e temperatura.

Em geral, os tempos referidos de armazenagem das amostras primárias possuem os seguintes limites, de acordo com a temperatura: ambiente, de 18 a 25°C; refrigeradas, de 4 a 8°C; e congeladas, abaixo de 20°C negativos.

A máquina de fazer gelo é uma opção que podemos utilizar para atender a necessidade de produção deste item, para conservação de materiais refrigerados, principalmente, em serviços de alta demanda, e deve possuir as seguintes características:

- Equipamento compacto, em aço inoxidável de fácil instalação e limpeza.
- Reservatório para armazenamento do gelo produzido, pés reguláveis para nivelamento.
- Dispositivo para interromper a produção de gelo economizando energia.
- Pré-filtro para purificação da água de alimentação.
- Sistema de alerta para avisar quando o reservatório estiver cheio; ou falta de água (falha na alimentação); ou temperatura excessiva do sistema, ou quando ocorrer erro de baixa rotação do motor.

Transportador de amostras aquecidas[13,14]

Para manter a temperatura aquecida do material, alguns laboratórios utilizam a seguinte metodologia:

- Pré-aquecimento dos tubos de soros sem aditivos a 37°C ± 3°C por 15 minutos no banho-maria ou estufa.
- Retirada do material de coleta do banho-maria ou estufa imediatamente antes da punção, colocando-o em caixa plástica com controle de temperatura para transportar até a coleta (mantendo o aquecimento).
- Coleta dos tubos imediatamente após a coleta, transportando-os protegidos em caixa plástica e colocando-os em banho-maria. O sangue deve ser deixado a 37°C ± 3°C no banho-maria, por 30 minutos, para o processo de coagulação.

Para substituir esta metodologia de coleta existe o transportador de amostra aquecida, um equipamento que permite a programação da temperatura de 35,0°C a 39,0°C, podendo ser carregado na tomada (bivolt). Possui bateria e monitoramento de carga, com duração de 12 horas no mínimo, e capacidade para tubos modelos grande e pequeno (Fig. 1.4).

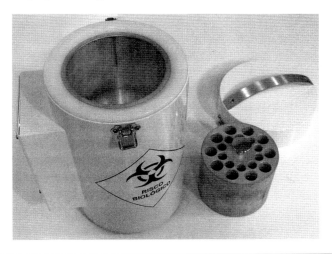

Figura 1.4 ◆ Transportador de amostra biológica.

Câmara portátil de transporte de materiais biológicos[6,7,9]

Os materiais biológicos a serem transportados devem obedecer algumas exigências da *Clinicaland Laboratory Standards Institute* (CLSI) e recomendações da Sociedade Brasileira de Patologia Clínica.

Podemos encontrar vários tipos de câmaras portáteis com controle e rastreabilidade de temperatura, atendendo às exigências quanto à segurança do paciente e dos materiais coletados. Recomendam-se:

- Câmaras devem ser térmicas, impermeáveis, higienizáveis, hermeticamente fechadas, garantindo a estabilidade das amostras.

- Manter a temperatura ideal durante o transporte.
- Possuir dois compartimentos, secundário e terciário, para transporte de amostras *in vitro*, sendo secundário para o acondicionamento de tubos e terciário, em isotérmico, para manter a temperatura.
- *Software* de gerenciamento para emissão de relatórios e gráficos de temperatura, garantindo rastreabilidade das amostras durante o transporte.
- Controlador eletrônico com registro das temperaturas mínimas e máximas atingidas, garantindo rastreabilidade das amostras durante o transporte.
- Estante para o acondicionamento dos tubos, evitando o atrito e agitação externa.
- Para garantir a estabilidade de refrigeração das amostras existem, no mercado, dois modelos diferentes de câmara: a que necessita da utilização de "gelox" ou gelo reciclável e outra que utiliza bateria.

Câmara para transporte de amostras biológicas com bateria[4,5]

São câmaras utilizadas para transporte de amostras biológicas e conservação de imunobiológicos e termolábeis (Fig. 1.4). Devem ser construídas a fim de evitar processo de corrosão. Seguem as seguintes especificações:

- Funcionar acoplada à saída 12 volts do veículo.
- Possibilidade de ser acoplada à rede elétrica.
- Bateria interna com autonomia.
- Refrigeração através de compressor hermético.
- Degelo automático com evaporação do condensado.
- Alarmes de temperatura abaixo de 2°C, temperatura alta acima de 8°C, sistema de emergência ativo. Registrador de temperatura.

- Gerenciamento que emite relatórios e gráficos de desempenho, inclusive retroativos, permitindo o gerenciamento da câmara via internet.
- Voltagem bivolt.

Suportes para materiais biológicos[14]

Os suportes de tubos têm como finalidade evitar a trepidação dos materiais coletados no momento do transporte, seja em maletas de transporte, seja em carrinho de coleta.

Este produto deve ser de fácil lavagem, podendo ser utilizado nas câmaras de transporte com ou sem controle de temperatura, assim como no carrinho de coleta que vamos abordar a seguir.

Carro móvel para coleta de material biológico[4,5]

A implantação de um carro móvel para coleta de material biológico em unidades hospitalares visa atender à necessidade de coletar exames laboratoriais, acondicionar e transportar amostras, sem o deslocamento do paciente ao posto ambulatorial.

Este procedimento proporciona rapidez no atendimento, agilidade de abastecimento e padronização de processo. Devem ser projetados para atender a necessidade de serviço, ergonomia do colaborador, ser higienizáveis, ter gavetas fechadas que garantam estabilidade das amostras.

Optamos pelo modelo que tem repartições para atender a coleta, armazenamento dos materiais, acondicionamento das amostras e sugere-se um suporte para câmara isotérmica.

Testes Laboratoriais Remotos (TLR)[15]

O TLR é o teste realizado por equipamento situado fora da área do laboratório, podendo também ser chamado de Teste Laboratorial Portátil (TLP), do inglês, *Point-Of-CareTesting* (POCT). Este teste é realizado próximo ao paciente, também conhecido como teste à beira do leito ou teste rápido. Os equipamentos são, em geral, portáteis, de pequeno porte, e proporcionam resposta rápida à hipótese diagnóstica, seja em situação de triagem, seja de diagnóstico ou acompanhamento no tratamento.

CONCLUSÃO

Os clientes estão cada vez mais exigentes e buscando empresas que atendem às suas expectativas. Assim a busca constante de novas tecnologias faz-se necessária a fim de se manter competitivo e confiável no mercado laboratorial.

O avanço tecnológico traz constantemente para o mercado equipamentos modernos e inovadores, que buscam facilitar as rotinas de trabalho e/ou reduzir os fatores que levam a erros da fase pré-analítica, com isso agregam valor ao processo.

É importante conhecer as ofertas de mercado e estudar o melhor equipamento, de acordo com a realidade de cada empresa.

Entender o processo pré-analítico e levantar as necessidades são fatores importantes que contribuem na escolha dos equipamentos para atender as necessidades e fidelização dos clientes, além de garantir a qualidade do processo.

REFERÊNCIAS BIBLIOGRÁFICAS

1. Amaral FA. Ergonomia [Internet]. Aula 1 para: Curso de Arquitetura e Urbanismo da Universidade Estadual do Maranhão. 2010 [Acessado em 18 de Jan de 2015]. [36 páginas]. Disponível em: http://www.luzimarteixeira.com.br/wp-content/uploads/2010/07/o-que--e-ergonomia.pdf.
2. Agência Nacional de Vigilância Sanitária (Brasil). Resolução – RDC 302, de 13 de outubro de 2005. Dispõe sobre Regulamento Técnico para funcionamento de Laboratórios Clínicos [resolução na internet]. [Acessado em 18 de Jan 2015]. Disponível em: http://www.saude.mg.gov.br/images/documentos/RES_302B.pdf
3. Mangabeira Filho GA, Barsante AL, Costa CS, Silva Junior JB, Moraes MV, Martins RCA. Guia Qualificação/Validação aplicado a Serviços de Hemoterapia. Brasília: Agência Nacional de Vigilância Sanitária (Bra-

sil); 2012 [Acessado em 18 de Janeiro de 2015]. Disponível em: http://portal.anvisa.gov.br/wps/wcm/connect/6d928f804e46fbf4ae78bfc09d49251b/Guia.pdf?MOD=AJPERES
4. Ministério da Saúde. Agência Nacional de Vigilância Sanitária. Consulta de Produto [Internet]. Brasília: ANVISA – Setor de Indústria e Abastecimento, (SIA) 2003. [Acessado em 25 de Janeiro de 2015]. Disponível em: http://www7.anvisa.gov.br/datavisa/Consulta_Produto_correlato/consulta_correlato.asp
5. Ministério da Saúde. Agência Nacional de Vigilância Sanitária. Serviço/Consulta a Banco de Dados/Produtos para a Saúde [Internet]. Brasília: ANVISA – Setor de Indústria e Abastecimento (SIA); 2005-2009. [Acessado em 25 de janeiro de 2015]. Disponível em: www.anvisa.gov.br – Serviços/Consulta a Banco de Dados/Produtos para Saúde.
6. Ernst DJ, Ballance LO, Calam RR, McCall R, Smith SS, Szamosi DI, Warunek DJ. Procedures for the Collection of Diagnostic Blood Specimens by Venipuncture; Approved Standard – Sixth Edition. GP41 – A6 [Internet]. Wayne, Pensylvania: Clinical and Laboratory Standards Institute (CLSI); 2007.[Acessoem 25 de janeiro de 2015]. Disponível em: http://shop.clsi.org/site/Sample_pdf/H3A6_sample.pdf
7. Andriolo A, Martins AR, Machado AMO, Ballarati CAF, Galoro CAO, Barbosa IV et al. Recomendações da Sociedade Brasileira de Patologia Clínica/Medicina Laboratorial para Coleta de Sangue Venoso (SBPC/ML) 2ª ed. [Internet]. Barueri, Minha Editora; 2010. [Acessado em 23 de Janeiro de 2015]. Disponível em: http://www.sbpc.org.br/upload/conteudo/320090814145042.pdf
8. Mugnol KCU, Ferraz MB. Sistema de informação como ferramenta de cálculo e gestão de custos em laboratórios de análises clínicas. J Bras Patol Med Lab [Internet]. 2006 [Acessado em 23 de Janeiro de 2015]; 42(2): 95-102.Disponível em: http://www.scielo.br/pdf/jbpml/v42n2/a06v42n2.
9. Campana GA, Oplustil CP. Conceitos de automação na medicina laboratorial: revisão de literatura. J Bras Patol Med Lab [Internet]. Abril 2011 [Acessado em 23 de Jan de 2015]; 47(2): 119-27. Disponível em: http://www.scielo.br/scielo.php?script=sci_arttext&pid=s1676-24442011000200005.

10. Proditec Sistemas. BC Robo 888. Sistema SCOLA. Identificador de tubos [Internet]. Porto Alegre, RS [Acessado em 23 de Jan de 2015]. Disponível em: http://www.proditec.com.br/noticia/48-bc-robo
11. Aerocom Transporte Pneumáticos. Home. Correio Pneumático [Internet]. São Paulo, SP [Acessado em 23 de Janeiro de 2015]. Disponível em: http://www.aerocom.ind.br
12. Biosystems. Produtos. Ice Master – Mod. IMS 40. [Internet]. Curitiba, PR [Acessado em 23 de Janeiro de 2015]. Disponível em: http://www.biosystems.com.br/produto/1311/maquina-para-producao-de-gelo-em-escamas-40-kg-em-24-horas-1-67kg-hora-bivolt
13. Immunospark. Products. News. *ASIRANS08 biological transportation system* [Internet]. Rome, Italy: Bureau Veritas: [Atualizado em 5 de Setembro de 2014; acessado em 23 de Janeiro de 2015]. Disponível em: http://www.immunospark.com
14. Suzimara & Sarahyba[Internet]. São Paulo, SP [Acessado em 23 de Janeiro de 2015]. Disponível em: www.suzimaraesarahyba.com.br
15. Andriolo A, Faulhaber ACL, Pulchinelli Junior A, Martins AR, Machado AMO, Ballarati CAF et al. Diretriz para a Gestão e Garantia da Qualidade de Testes Laboratoriais Remotos (TLR) da Sociedade Brasileira de Patologia Clínica/Medicina Laboratorial (SBPC/ML). 1ª ed. [Internet]. Barueri, SP: Manole Editora; 2013 [Acessado em 26 de Janeiro de 2015]. Disponível em: http://www.bibliotecasbpc.org.br/ExibirFichaTecnica.aspx?conteudoId=1687

Armazenamento dos resíduos e expurgo

Introdução

A maioria das pessoas que se utilizam de empresas que prestam atendimento em serviços da área de saúde nem sequer imagina ou chega a pensar o que ocorre com todo e qualquer material que é utilizado no atendimento e que necessita ser descartado. Esse desconhecimento é até normal, pois a principal preocupação no momento do atendimento é saber se os produtos utilizados são descartáveis e que nunca foram utilizados anteriormente. Os materiais utilizados no atendimento da área da saúde, que geram um resíduo e que não podem ser reutilizados, são descartados como lixo, obedecendo alguns critérios de triagem:

a) todo e qualquer material perfurocortante é acondicionado em caixa própria e identificada para essa finalidade;

b) materiais geradores de lixo, como gaze, luvas de procedimento, algodão etc., são desprezados em lixeira própria no expurgo.

Conhecendo-se essa diferenciação de lixos, fica mais fácil atender às legislações existentes para a implantação do Programa de Geração de Resíduos dos Serviços de Saúde (PGRSS).

Conteúdo

Definição[3]

De acordo com a RDC ANVISA nº 306/2004 e a Resolução CONAMA nº 358/2005, são definidos como geradores de Resíduos dos Serviços de Saúde (RSS) todos os serviços relacionados com o atendimento à saúde humana ou animal, inclusive os serviços de assistência domiciliar e de campo; laboratórios analíticos de produtos para a saúde; necrotérios, funerária e serviços onde se realizem atividades de embalsamamento, serviços de medicina legal, drogarias e farmácias, inclusive as de manipulação; estabelecimentos de ensino e pesquisa na área da saúde, centro de controle de zoonoses; distribuidores de produtos farmacêuticos, importadores, distribuidores, produtores de materiais e controles para diagnóstico *in vitro*, unidades móveis de atendimento à saúde; serviços de acupuntura, serviços de tatuagem, entre outros similares.

- **Expurgo** – é o local destinado a receber temporariamente os resíduos gerados e separados para serem recolhidos pelo serviço de coleta de materiais biológicos.

Classificação dos resíduos dos serviços de saúde[3]

"A classificação aqui utilizada para os resíduos dos serviços de saúde será a da RDC ANVISA nº 306/04 que, em seu Apêndice I, classifica a geração de resíduos em cinco grupos, como seguem:

I – GRUPO A: resíduos com a possível presença de agentes biológicos que, por suas características de maior virulência ou concentração, podem apresentar risco de infecção. Os resíduos constituintes do grupo A podem ser subdivididos em:

a) **A1**
1. Culturas e estoques de microrganismos; resíduos de fabricação de produtos biológicos, exceto os hemoderivados; descarte de vacinas de microrganismos vivos ou atenuados; meios de cultura e instrumentais utilizados

para transferência, inoculação ou mistura de culturas; resíduos de laboratórios de manipulação genética.

2. Resíduos resultantes da atenção à saúde de indivíduos ou animais, com suspeita ou certeza de contaminação biológica por agentes classe de risco 4 (bactérias, fungos, parasitas, vírus e micoplasmas), microrganismos com relevância epidemiológica e risco de disseminação ou causador de doença emergente que se torne epidemiologicamente importante ou cujo mecanismo de transmissão seja desconhecido (como exemplo atual, temos o vírus ebola).

3. Bolsas transfusionais contendo sangue ou hemocomponentes rejeitados por contaminação ou por má conservação, ou com prazo de validade vencido e aquelas oriundas de coleta incompleta;

4. Sobras de amostras de laboratório contendo sangue ou líquidos corporais, recipientes e materiais resultantes do processo de assistência à saúde, contendo sangue ou líquidos corporais na forma livre.

b) **A2**

1. Carcaças, peças anatômicas, vísceras e outros resíduos provenientes de animais submetidos a processos de experimentação com inoculação de microrganismos, bem como suas *forrações*, e os cadáveres de animais suspeitos de serem portadores de microrganismos de relevância epidemiológica e com risco de disseminação, que foram submetidos ou não a estudo anatomopatológico ou confirmação diagnóstica.

c) **A3**

1. Peças anatômicas (membros) do ser humano, produto de fecundação sem sinais vitais, com peso menor que 500 gramas ou estatura menor que 25 centímetros ou idade gestacional menor que 20 semanas, que não te-

nham valor científico ou legal nem havido requisição pelo paciente ou familiar.

d) **A4**

1. Kits de linhas arteriais, intravenosas e dialisadores (material utilizado em serviços de hemodiálise), quando descartados.

2. Filtros de ar e gases aspirados de área contaminada, membrana filtrante de equipamento médico-hospitalar e de pesquisa, entre outros similares.

3. Sobras de amostras de laboratório e seus recipientes contendo fezes, urina e secreções provenientes de pacientes que não contenham, não sejam suspeitos de conter agentes classe de risco 4 nem apresentem relevância epidemiológica e risco de disseminação, ou microrganismo causador de doença emergente que se torne epidemiologicamente importante ou cujo mecanismo de transmissão seja desconhecido ou com suspeita de contaminação com príons.

4. Resíduos de tecido adiposo provenientes de lipoaspiração, lipoescultura ou outro procedimento de cirurgia plástica que gere este tipo de resíduo.

5. Recipientes e materiais resultantes do processo de assistência à saúde que não contenham sangue ou líquidos corporais na forma livre.

6. Peças anatômicas (órgãos e tecidos) e outros resíduos provenientes de procedimentos cirúrgicos ou de estudos anatomopatológicos ou de confirmação diagnóstica.

7. Carcaças, peças anatômicas, vísceras e outros resíduos provenientes de animais não submetidos a processos de experimentação com inoculação de microrganismos, bem como suas forrações.

8. Bolsas transfusionais vazias ou com volume residual pós-transfusão.

e) A5

1. Órgãos, tecidos, fluidos orgânicos, materiais perfurocortantes ou escarificantes e demais materiais resultantes da atenção à saúde de indivíduos ou animais, com suspeita ou certeza de contaminação com príons.

II – GRUPO B: resíduos contendo substâncias químicas que podem apresentar risco à saúde pública ou ao meio ambiente, dependendo de suas características de inflamabilidade, corrosividade, reatividade e toxicidade.

a) Produtos hormonais e antimicrobianos, citostáticos, antineoplásicos, imunossupressores, digitálicos, imunomoduladores, antirretrovirais, quando descartados por serviços de saúde, farmácias, drogarias e distribuidores de medicamentos ou apreendidos, e os resíduos e insumos farmacêuticos dos medicamentos controlados pela Portaria MS 344/98 e suas atualizações (essa Portaria descreve a regulamentação técnica sobre substâncias e medicamentos sujeitos a controle especial).

b) Resíduos de saneantes, desinfetantes, resíduos contendo metais pesados, reagentes para laboratório, inclusive os recipientes contaminados por estes.

c) Efluentes de processadores de imagem (reveladores e fixadores).

d) Efluentes dos equipamentos automatizados utilizados em análises clínicas.

III – GRUPO C: quaisquer materiais resultantes de atividades humanas que contenham radionuclídeos em quantidades superiores aos limites de eliminação especificados nas normas da Comissão Nacional de Energia Nuclear – CNEN e para os quais a reutilização é imprópria ou não prevista.

a) Enquadram-se neste grupo quaisquer materiais resultantes de laboratórios de pesquisa e ensino na área de saúde, laboratórios de análises clínicas e serviços de medicina nuclear e radioterapia que contenham radionuclídeos em quantidade superior aos limites de eliminação.

IV – GRUPO D: resíduos que não apresentem risco biológico, químico ou radiológico à saúde ou ao meio ambiente, podendo ser equiparados aos resíduos domiciliares.

a) Papel de uso sanitário e fralda, absorventes higiênicos, peças descartáveis de vestuário, resto alimentar de paciente, material utilizado em antissepsia e *hemostasia* de *venóclises*, equipo de soro e outros similares não classificados como A1.
b) Sobras de alimentos e do preparo de alimentos.
c) Resto alimentar de refeitório.
d) Resíduos provenientes das áreas administrativas.
e) Resíduos de varrição, flores, podas e jardins.
f) Resíduos de gesso provenientes de assistência à saúde.

V – GRUPO E: materiais perfurocortantes ou escarificantes, tais como lâminas de barbear, agulhas, escalpes, ampolas de vidro, brocas, limas endodônticas, pontas diamantadas, lâminas de bisturi, lancetas tubos capilares, micropipetas, lâminas e lamínulas, espátulas e todos os utensílios de vidro quebrados no laboratório (pipetas, tubos de coleta sanguínea e placas de Petri) e outros similares".

Simbologia dos tipos de resíduos[7]

O objetivo deste tópico é reconhecer os tipos de resíduos contidos nos sacos e recipientes fornecendo informações para seu manejo correto, como segue:

1. "Os resíduos do grupo A são identificados pelo símbolo de substância infectante, com rótulos de fundo branco, desenho e contornos pretos".
2. "Os resíduos do grupo B são identificados por meio do símbolo de risco associado e com discriminação de substância química e frases de risco".

3. "Os rejeitos do grupo C são representados pelo símbolo internacional de presença de radiação ionizante (trifólio de cor magenta) em rótulos de fundo amarelo e contornos pretos, acrescido da expressão material radiativo".

Material radiativo
*Ver figura original no caderno colorido

4. "Os resíduos do grupo D podem ser destinados à reciclagem ou à reutilização. Quando adotada a reciclagem, sua identificação deve ser feita nos recipientes e nos abrigos de guarda de recipientes, usando código de cores e suas correspondentes nomeações, baseadas na Resolução CONAMA nº 275/01, e símbolos de tipo de material reciclável.

Para os demais resíduos do grupo D deve ser utilizada a cor cinza ou preta nos recipientes. Pode ser seguida de cor determinada pela prefeitura local".

5. "Os produtos do grupo E são identificados pelo símbolo de substância infectante, com rótulos de fundo branco, desenho e contornos pretos, acrescido da inscrição de resíduo perfurocortante, indicando o risco que apresenta o resíduo".

Resíduo perfurocortante

Acondicionamento de resíduos de serviços de saúde[7]

Aqui seguem esclarecimentos sobre a forma correta de acondicionar/embalar os resíduos segregados em sacos ou recipientes. Para isso devemos seguir algumas regras básicas para seu acondicionamento:

a) "A capacidade dos recipientes de acondicionamento deve ser compatível com a geração diária de cada tipo de resíduo".

b) "Um acondicionamento inadequado compromete a segurança do processo e o encarece. Recipientes inadequados ou improvisados – pouco resistentes, mal fechados ou muito pesados – produzidos com materiais sem a devida proteção aumentam o risco de acidentes de trabalho".

c) "Os resíduos não devem ultrapassar 2/3 do volume dos recipientes".

Como recomendações gerais, temos o que segue:

- "Os sacos de acondicionamento devem ser constituídos de material resistente a ruptura e vazamento, impermeáveis, respeitados os limites de peso de cada saco, sendo proibido o seu esvaziamento ou reaproveitamento".
- "Os sacos devem estar contidos em recipientes".
- "Os recipientes devem ser de material lavável, resistente à punctura, ruptura e vazamento, com tampa provida de sistema de abertura sem contato manual, com cantos arredondados e ser resistentes ao tombamento".
- "Os recipientes de acondicionamento existentes nas salas de cirurgia não necessitam de tampa para vedação, devendo os resíduos serem recolhidos imediatamente após o término dos procedimentos".
- "Os resíduos líquidos devem ser acondicionados em recipientes constituídos de material compatível com o líquido armazenado: resistentes, rígidos e estanques, com tampa rosqueada e vedante".
- "Os resíduos perfurocortantes ou escarificantes – grupo E – devem ser acondicionados separadamente, no local de sua geração, imediatamente após o uso, em recipiente rígido, estanque, resistente a punctura, ruptura e vazamento, impermeável, com tampa e contendo a simbologia".

Recomendações para o acondicionamento correto dos grupos[7]

Grupo A

- "Os sacos para acondicionamento dos resíduos do grupo A devem estar contidos em recipientes de material lavável, resistente a punctura, ruptura e vazamento, impermeável, com tampa provida de sistema de abertura sem contato manual, com cantos arredondados. É importante que os recipientes sejam resistentes a tombamento e devem ser respeitados os limites de peso de cada invólucro. Os sacos devem estar identificados com a simbologia da substância infectante e ser de cor branca leitosa".

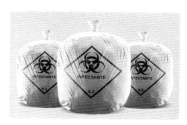

- "É proibido o esvaziamento dos sacos ou seu reaproveitamento".

- "Os resíduos do grupo A, que necessitam de tratamento, precisam ser inicialmente acondicionados de maneira compatível com o processo de tratamento a ser utilizado". "Os resíduos dos grupos A1, A2 e A5 devem ser acondicionados após o tratamento, da seguinte forma:

  a) Havendo descaracterização física das estruturas, podem ser acondicionados como resíduos do grupo D.

  b) Se não houver descaracterização física das estruturas, devem ser acondicionados em saco branco leitoso".

- Resíduos resultantes da atenção à saúde de indivíduos ou animais, com suspeita ou certeza de contaminação biológica por agentes classe de risco 4, microrganismos com relevância epidemiológica e riscos de disseminação ou causador de doença emergente que se torne epidemiologicamente importante ou cujo mecanismo de transmissão seja conhecido, devem ser submetidos a tratamento antes da disposição final. Após, devem ser descartados em sacos vermelhos, que devem ser substituídos quando atingirem 2/3 de sua capacidade ou pelo menos uma vez a cada 24 horas e identificados conforme símbolo adequado ao tipo de resíduo.

Obs.: "Entende-se por descaracterização física os procedimentos que alteram as características físicas dos resíduos, podendo promover a sua descaracterização, visando a minimização do risco à saúde pública, preservação da qualidade do meio ambiente, segurança e saúde do trabalhador".

Grupo B

- "Substâncias perigosas (corrosivas, reativas, tóxicas, explosivas e inflamáveis) – devem ser acondicionadas com base nas recomendações específicas do fabricante para acondicioná-las e descartá-las. Elas se encontram nas etiquetas de cada produto".

- "Resíduos sólidos – devem ser acondicionados em recipientes de material rígido, adequados para cada tipo de substância química, respeitadas as suas características físico-químicas e seu estado físico, devendo ser identificados no recipiente de resíduos de acordo com suas especificações".

- "Resíduos líquidos – devem ser acondicionados em recipientes constituídos de material compatível com o líquido armazenado, resistente, rígido e estanque, com tampa rosqueada e vedante. Devem ser identificados no recipiente de resíduos de acordo com suas especificações".

- "O acondicionamento deve observar as exigências de compatibilidade química dos componentes entre si, assim como de cada resíduo, com os materiais das embalagens, de modo a evitar reação química entre eles, tanto quanto o enfraquecimento ou deterioração de tal embalagem, ou a possibilidade de que seu material seja permeável aos componentes do resíduo. Quando os recipientes de acondicionamento forem constituídos de polietileno de alta densidade – PEAD, deverá ser observada a compatibilidade entre as substâncias".

- "Os resíduos que irão ser encaminhados para reciclagem ou reaproveitamento devem ser acondicionados em recipientes individualizados, observadas as exigências de compatibilidade química do resíduo com os materiais das embalagens, de forma a evitar reação química entre seus componentes e os da embalagem, tanto quanto seu enfraquecimento ou deterioração. Não se deve permitir que o material da embalagem seja permeável aos componentes do resíduo".

- "Devem ser acondicionados em recipientes de material rígido, adequados para cada tipo de substância química, respeitadas as suas características físico-químicas e seu estado físico, e identificados por meio do símbolo de risco associado, de acordo com a NBR 7500 da ABNT e com discriminação de substância química e frases de risco".

- "As embalagens secundárias, que não entraram em contato com o produto, devem ser fisicamente descaracterizadas e acondicionadas como resíduo do grupo D. Devem ser preferencialmente encaminhadas para processo de reciclagem".

- "As embalagens primárias, secundárias e os materiais contaminados por substância química devem ter o mesmo tratamento das substâncias químicas que as contaminaram".

- "Os resíduos contendo mercúrio (Hg) devem ser acondicionados em recipientes sob selo d'água e encaminhados para recuperação".

- "Os disquetes não mais utilizados devem ser acondicionados como recicláveis, para reciclar o plástico e o metal neles existentes. Para os cartuchos de impressão, sempre que possível, devem-se buscar empresas que prestam o serviço de recarga. Caso não haja possibilidade de recarga, ele deve ser acondicionado como resíduo do grupo D. Pode ser utilizado o plástico dos resíduos para reciclagem, com emissão de certificado de recolhimento".

- "As lâmpadas fluorescentes devem ser acondicionadas separadamente do restante dos resíduos, para que sejam enviadas à reciclagem, com emissão de certificado de recolhimento".
- "Pilhas e baterias devem ser encaminhadas ao setor de manutenção".

Grupo C

- "Rejeitos radiativos – devem ser acondicionados em recipientes de chumbo, com blindagem adequada ao tipo e ao nível de radiação emitida, e ter a simbologia de radioativo".
- "Os rejeitos radiativos sólidos devem ser acondicionados em recipientes de material rígido, forrados internamente com saco plástico resistente e identificados conforme o item 12.2 da RDC ANVISA nº 306/04".
- "Os rejeitos radiativos líquidos devem ser acondicionados em frascos de até dois litros ou em bombonas de material compatível com o líquido armazenado, sempre que possível de plástico, resistente, rígido e estanque, com tampa rosqueada, vedante. Eles devem ser acomodados em bandejas de material inquebrável e com profundidade suficiente para conter, com a devida margem de segurança, o volume total do rejeito, e ser identificados com símbolos específicos".
- "Após o decaimento do radionuclídeo passam a ser resíduos e serão classificados de acordo com o material a que o radionuclídeo estiver associado".

Grupo D

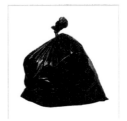

- "Resíduos com características semelhantes aos domiciliares – devem ser acondicionados em sacos impermeáveis, de acordo com as orientações dos serviços locais de limpeza urbana. Em geral, esse tipo de resíduo deve ser acondicionado em sacos de lixo de cor preta".

- "Os cadáveres de animais devem ter acondicionamento e transporte diferenciados, de acordo com o porte do animal, desde que submetidos à aprovação pelo órgão de limpeza urbana, responsável direto ou coordenador das etapas de coleta, transporte e disposição final".

Grupo E

- "Para os resíduos cortantes ou perfurantes, o pré-acondicionamento deve ser em recipiente rígido, estanque, resistente a punctura, ruptura e vazamento, impermeável, com tampa, contendo a simbologia da substância".

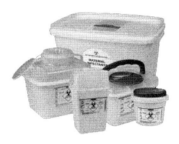

- "Os materiais perfurocortantes devem ser acondicionados separadamente, no local de sua geração, imediatamente após o uso".
- "É expressamente proibido o esvaziamento desses recipientes para o seu reaproveitamento".
- "É proibido reencapar ou proceder a retirada manual das agulhas descartáveis".
- "Os recipientes que acondicionam os perfurocortantes devem ser descartados quando o preenchimento atingir 2/3 de sua capacidade ou o nível de preenchimento ficar a 5cm de distância da boca do recipiente, sendo proibido o seu esvaziamento ou reaproveitamento".
- "Quando o gerador de RSS gerar material perfurocortante dos grupos A e B, poderá ser utilizado um único recipiente de acondicionamento na unidade geradora, sendo que, para o descarte, deverá ser considerado o resíduo de maior risco".

- "Os resíduos do grupo E, gerados pelos serviços de assistência domiciliar, devem ser acondicionados e recolhidos pelos próprios agentes de atendimento ou por pessoa treinada para a atividade, recolhidos pelo serviço de assistência domiciliar, responsável pelo gerenciamento desse resíduo".

Plano de Gerenciamento de Resíduos dos Serviços de Saúde[1-3]

Plano de Gerenciamento de Resíduos dos Serviços de Saúde (PGRSS) pode ser definido como um projeto que descreve as ações relativas ao manejo dos resíduos sólidos, observadas suas características e riscos, no âmbito dos estabelecimentos, contemplando os aspectos referentes a geração, segregação, acondicionamento, coleta, armazenamento, transporte, tratamento e disposição final, bem como as ações de proteção à saúde e ao meio ambiente.

O PGRSS deve obedecer a critérios técnicos, legislações sanitárias e ambientais, normas locais de coleta e transporte dos serviços de limpeza urbana, especialmente os relativos aos resíduos gerados nos serviços de saúde.

Conforme item 5.6.1 da RDC/ANVISA nº 302 de 13/10/2002: "O laboratório clínico e o posto de coleta laboratorial devem implantar o **Plano de Gerenciamento de Resíduos dos Serviços de Saúde (PGRSS)** atendendo aos requisitos da RDC/ANVISA nº 306 de 07/12/2004, suas atualizações, ou outro instrumento legal que venha substituí-la".

De acordo com a Resolução da Diretoria Colegiada da Agência Nacional de Vigilância Sanitária (RDC/ANVISA) nº 306 de 07/12/2004, o armazenamento externo dos resíduos sólidos de saúde, denominado de abrigo de resíduos, deve ser construído em um ambiente exclusivo e segregado, possuindo, no mínimo, um ambiente separado para armazenamento de recipientes contendo resíduos do grupo A (resíduo com risco biológico), juntamente com os do grupo E (materiais perfurocortantes), além de um ambiente para o grupo D (resíduos comuns).

O abrigo deve ser identificado e de acesso restrito aos funcionários responsáveis pelo gerenciamento de resíduos, para que tenham fácil acesso aos recipientes de transporte e aos veículos coletores. Os recipientes de transporte interno não podem transitar pela via externa à edificação.

Ainda de acordo com essa norma, o abrigo de resíduos deve ser dimensionado de acordo com o volume de resíduos gerados e com a capacidade de armazenamento compatível com a periodicidade da coleta.

O piso deve ser revestido de material liso, impermeável, lavável e de fácil higienização. Há necessidade de aberturas para ventilação, de dimensão equivalente a, no mínimo, um 20º da área do piso, com tela de proteção contra insetos.

A porta ou a tampa do abrigo necessita de largura compatível com as dimensões dos recipientes de coleta. Pontos de iluminação, água e energia elétrica devem ser instalados de acordo com as conveniências e necessidades do abrigo.

O escoamento da água deve ser direcionado para a rede de esgoto do estabelecimento. O *ralo sifonado* deve possuir tampa que permita a sua vedação.

É recomendável que sua localização não abra diretamente para a área de permanência de pessoas e circulação de público, dando-se preferência aos locais de fácil acesso à coleta externa e próximos das áreas de guarda de material de limpeza ou expurgo.

O trajeto para o transporte de resíduos, desde sua geração até o armazenamento externo, deve permitir livre e segura passagem dos recipientes coletores, possuir piso com revestimento resistente à abrasão, com superfície plana e regular, antiderrapante e uma rampa, quando necessário.

As informações acerca da inclinação e as características dessa rampa podem ser obtidas na RDC ANVISA nº 50 de 21/02/2002.

A legislação permite que haja uma sala para armazenamento temporário, onde poderá ser acondicionado por um curto período o material gerado no local, devendo para tanto estar corretamente acondicionado e identificado. Se a distância entre o ponto de geração e o armazenamento externo for pequena, não há necessidade de se ter a sala para armazenamento temporário. Para o armazenamento temporário, é obrigatória a conservação dos sacos em recipientes apropriados para o acondicionamento, ou seja, os sacos não poderão ficar armazenados diretamente sobre o piso.

O PGRSS deverá contemplar todas as fases por que passarão os RSS, desde a sua geração até o transporte final para os aterros sanitários, se esse for o destino final.

Para efeito de aplicabilidade da Norma vigente, deve ser seguida a instrução descrita na Resolução RDC nº 306 de 7 de dezembro de 2004, onde, em seu Capítulo VI, é descrito como deve ser realizado o manejo de RSS:

CONCLUSÃO

A importância do conhecimento das informações sobre como se dá a geração, bem como a destinação final dos resíduos dos serviços de saúde, é de vital importância para qualquer estabelecimento que presta serviços à saúde.

Para isso, é preciso conhecer as legislações existentes na sua Federação, no seu Estado e no seu Município, pois somente essas legislações poderão ajudar a direcionar corretamente todas as etapas para a construção ideal da infraestrutura que irá ser utilizada para o gerenciamento dos resíduos dos serviços de saúde.

GLOSSÁRIO[8-10]

ABNT: Associação Brasileira de Normas Técnicas.
ANVISA: Agência Nacional de Vigilância Sanitária.
Citostático: que impede o crescimento ou a divisão celular.
CNEN: Comissão Nacional de Energia Nuclear.
CONAMA: Conselho Nacional do Meio Ambiente.
Desinfetante: preparado químico que desinfeta, principalmente pela destruição de microrganismos patogênicos.

Digitálico: medicamento de ação cardíaca.

Efluentes: materiais provenientes de equipamentos que utilizam líquidos para processamento de exames, como processadores de imagem (radiografia, tomografia etc.), ou equipamentos utilizados em análises clínicas (bioquímica, hormônios, hematologia etc.).

Endodontia: parte da odontologia que trata da parte interna dos dentes.

Expurgo: liberação de impurezas.

Forrações: todo e qualquer material utilizado para embalar material de anatomia patológica.

Hemostasia: estagnação de sangue em um vaso ou parte do corpo.

Imunomodulador: agente que regula as ações imunológicas, podendo inibir ou estimular essas ações.

Imunossupressor: substância que causa imunossupressão (diminuição da resposta imunológica).

Metal pesado: metal que pode causar dano à natureza ou ao ser humano (p.ex. mercúrio).

NBR: denominação de norma da ABNT.

PALC: Programa de Acreditação de Laboratórios Clínicos.

Radionuclídeo: partícula de um elemento radiativo.

Ralo sifonado: ralo que não deixa que o cheiro da fossa retorne ao ambiente em que se encontra.

RDC: Resolução da Diretoria Colegiada (ANVISA).

Saneante: material utilizado para higienização.

Venóclise: método utilizado para infusão de medicamentos diretamente nas veias.

REFERÊNCIAS BIBLIOGRÁFICAS

1. Resolução da Diretoria Colegiada – ANVISA – RDC nº 306 de 7 de dezembro de 2004. Acessado em 28 de setembro de 2014. Disponível em: http://portal.anvisa.gov.br/wps/wcm/connect/10d6dd004745974 39fb6df3fbc4c6735/RDC+N%C2%BA+306,+DE+7+DE+DEZEMBRO +DE+2004.pdf?MOD=AJPERES

2. CONAMA resolução nº 358 de 29 de abril de 2005. Acessado em 01 de outubro de 2014. Disponível em: http://www.mma.gov.br/port/conama/res/res05/res35805.pdf

3. Resíduos de Serviços de Saúde: Definição, Classificação e Legislação. Acessado em 15 de outubro de 2014. Disponível em: http://www.ambitojuridico.com.br/site/index.php?n_link=revista_artigos_leitura&artigo_id=10528

4. VII Semead – Relato de Experiência Gestão Sócio-Ambiental – Gestão dos Resíduos Sólidos de Serviço de Saúde com Responsabilidade Social – Acessado em 15 de outubro de 2014. Disponível em: http://www.ead.fea.usp.br/Semead/7Semead/paginas/artigos%20recebidos/Socioambiental/SA25_Gest%E3o_dos_res%EDduos_solidos.PDF

5. Sociedade Brasileira de Patologia Clínica Medicina Laboratorial – PALC – Programa de Acreditação de Laboratórios Clínicos – Norma 2010. Acessado em 24 de outubro de 2014. Disponível em: http://www.sbpc.org.br/upload/conteudo/320101013112151.pdf

6. Recomendações da Sociedade Brasileira de Patologia Clínica/Medicina Laboratorial (SBPC/ML): Coleta e Preparo da Amostra Biológica – 2013. Acessado em 24 de outubro de 2014. Disponível em: http://www.sbpc.org.br/upload/conteudo/livro_coleta_biologica2013.pdf

7. Manual de Serviços de Saúde do Hospital Universitário da Universidade Federal de Juiz de Fora, aprovado em 06 de outubro de 2009. Acessado em 10 de dezembro de 2014. Disponível em: http://www.ufjf.br/hu/files/2010/02/manual.pdf

8. Dicionário de Português on-line. Acessado em 24 de outubro de 2014. Disponível em: http://michaelis.uol.com.br/moderno/portugues/

9. Google – Site de busca na web. Acessado em 24 de outubro de 2014. Disponível em: https://www.google.com.br/?gws_rd=ssl

10. Dicionário Médico on-line. Acessado em 24 de outubro de 2014. Disponível em: http://www.xn--dicionriomdico-0gb6k.com/

Norma e regulamentações – RDC-50/RDC 302/Portaria CVS-13

Introdução[1]

Os laboratórios clínicos brasileiros devem seguir uma legislação sanitária específica. A infraestrutura física do laboratório clínico e do posto de coleta deve atender aos requisitos da RDC/ANVISA nº 50 de 21/02/2005. Todos os projetos devem obrigatoriamente ser elaborados de acordo com as disposições desta norma.

A RDC 302/2005 é um regulamento técnico amplo e de enfoque nas atividades diárias dos laboratórios clínicos. Ela aborda desde os passos para a coleta de material até a emissão dos laudos. Além disso, o regulamento trata ainda da organização, recursos humanos, infraestrutura e biossegurança dos laboratórios; seu principal foco é a garantia da qualidade. Da mesma forma, a Portaria CVS-13 de 04/11/2005 trata das condições de funcionamento dos laboratórios de análises e pesquisas clínicas, patologia clínica e congêneres, dos postos de coleta descentralizados e regulamenta os procedimentos de coleta de material humano realizados nos domicílios e disciplina o transporte de material humano.

A regulação pode ser compreendida como modo de intervenção do Estado para impedir possíveis danos ou riscos à saúde da população.

Por se tratar de legislação sanitária, é de cumprimento obrigatório. O laboratório que não atender às exigências da legislação pode sofrer sanções e até suspensão de suas atividades.

Essas resoluções visam garantir a padronização e a melhoria contínua dos processos, assim como o conforto e segurança dos pacientes, e contribuem com os laboratórios que buscam por qualidade.

A garantia da qualidade de todas as fases do processo pode ser conseguida por meio da padronização das atividades envolvidas, desde o atendimento ao paciente até a liberação do laudo.

Com a necessidade constante de melhoria da qualidade, foram criados os programas de acreditação brasileiros que são utilizados para melhor avaliação dos laboratórios clínicos e, com isso, as certificações os tornam mais competitivos no mercado.

Conteúdo

RDC 50, DE 21 DE FEVEREIRO DE 2002[2]

A RDC 50 (Resolução de Diretoria Colegiada), de 21 de fevereiro de 2002, foi criada para atualizar as normas existentes quanto à infraestrutura física de estabelecimentos assistenciais de saúde, ou seja, é uma norma que busca definir as etapas de elaboração de projetos, dimensões dos ambientes, organização funcional, critérios para circulação interna e externa, condições de conforto, controle de infecção, instalações prediais e segurança contra incêndio e foi alterada pela RDC 307/2002.

Para execução de qualquer obra nova, de reforma ou de ampliação de Estabelecimentos Assistenciais de Saúde (EAS), é exigida a avaliação do projeto físico pela Vigilância Sanitária, que licenciará a sua execução.

Após o término da obra e solicitação de licença de funcionamento do estabelecimento, a vigilância sanitária fará inspeção no local para verificar a conformidade do construído com o projeto licenciado.

A lista abaixo contém uma descrição resumida com itens e subitens da norma, para aspectos gerais e mais detalhada para aspectos relacionados à prestação de serviços de apoio ao diagnóstico.

LISTA I – PROJETOS DE ESTABELECIMENTOS ASSISTENCIAIS DE SAÚDE

- Elaboração de projetos físicos
  1. Terminologia
  2. Etapas do projeto
     - Estudo preliminar – visa a análise e escolha da solução que melhor responda ao programa de necessidades
       a) Arquitetura
       b) Instalações
       c) Estrutura e fundações
     - Projeto básico – deverá demonstrar a viabilidade técnica, avaliação do custo dos serviços e da obra e definição dos métodos e prazos.
       a) Arquitetura
       b) Instalações
     - Projeto executivo – deverá apresentar todos os elementos necessários detalhando todas as interfaces dos sistemas e seus componentes.
       a) Arquitetura
       b) Instalações
  3. Responsabilidades
  4. Apresentação de desenhos e documentos
  5. Tipos de siglas adotadas
  6. Avaliação de projetos – avaliação do projeto pela Vigilância Sanitária local, que licenciará sua execução, conforme o Inciso II do Artigo 10º e Artigo 14º da Lei 6.437/77.
     - Parecer técnico
     - Procedimentos
     - Obras financiadas pelo Ministério da Saúde

LISTA II – PROGRAMAÇÃO FÍSICO-FUNCIONAL DOS ESTABELECIMENTOS ASSISTENCIAIS DE SAÚDE

Baseia-se em um plano de atenção à saúde já elaborado, onde estão delimitando a listagem de atribuições de cada estabelecimento de saúde.

Essas atribuições são conjuntos de atividades e subatividades específicas, que correspondem a uma descrição sinóptica da organização técnica do trabalho na assistência à saúde.

Organização físico-funcional

Neste capítulo são apresentadas as atribuições e atividades desenvolvidas nos diversos tipos de EAS; os grupos de atividades de cada atribuição compõem unidades funcionais.

1. Atribuições de estabelecimentos assistenciais
2. Listagem de atividades

- **Atribuição 1:** prestação de atendimento eletivo de promoção e assistência à saúde em regime ambulatorial e de hospital-dia.
- **Atribuição 2:** prestação de atendimento imediato de assistência à saúde.
- **Atribuição 3:** prestação de atendimento de assistência à saúde em regime de internação.
- **Atribuição 4:** prestação de atendimento de apoio ao diagnóstico e terapia.

Atividades:

1. Patologia clínica

Receber ou proceder a coleta de material (no próprio laboratório ou descentralizada);

- Fazer a triagem do material;
- Fazer analise e procedimentos laboratoriais de substancias ou materiais biológicos com finalidade diagnostica e de pesquisa;

- Fazer o preparo de reagentes/soluções;
- Fazer a desinfecção do material analisado a ser descartado;
- Fazer a lavagem e preparo do material utilizado e
- Emitir laudo das análises realizadas
2. Imagenologia.
3. Métodos gráficos.
4. Anatomia patológica e citopatologia.
5. Desenvolvimento de atividades de medicina nuclear.
6. Realização de procedimentos cirúrgicos e endoscópicos.

- **Atribuição 5**: prestação de serviços de apoio técnico.
- **Atribuição 6**: formação e desenvolvimento de recursos humanos e de pesquisa.
- **Atribuição 7**: prestação de serviços de apoio de gestão e execução administrativa.
- **Atribuição 8**: prestação de serviços de apoio logístico.

Dimensionamento, quantificação e instalações prediais dos ambientes

Neste tópico serão abordados os aspectos espaciais relacionados com as diversas atribuições e atividades, reunidos em tabelas.

As diversas tabelas permitem que sejam elaborados programas arquitetônicos dos mais diversos. Para tanto se devem, a partir da definição da listagem das atividades que o EAS irá realizar, escolher os ambientes próprios para sua realização. Assim, identificando-se na listagem de atribuições/atividades do capítulo 2 o número da atividade que se irá realizar, deve-se procurar na primeira coluna de cada tabela esse número e consequentemente o ambiente correspondente àquela atividade.

Segue tabela da unidade funcional relativa ao apoio diagnóstico e apoio logístico, seguida dos ambientes de apoio.

COLEÇÃO COLETA DE SANGUE ◆ VOLUME I

Unidade funcional 4 – Apoio ao diagnóstico e terapia[2]

Nº Ativ.	Unidade/ Ambiente	Dimensionamento Quantificação (min)	Dimensão (min)	Instalações
4.1	Patologia clínica			
4.1.1; 4.1.2	Box de coleta de material	1 para cada 15 coletas/hora	$1,5m^2$ por box. Um dos boxes deve ser destinado à maca e com dimensão para tal	
4.1.1; 4.1.2	Sala para coleta de material	Caso haja só um ambiente de coleta, este tem de ser do tipo sala	$3,6m^2$	HF
4.1.2	Área para classificação e distribuição de amostras		$3,0m^2$	HF
4.1.4	Sala de preparo de reagentes		$3,0m^2$	HF; CD; E
4.1.3 a 4.1.7 4.9.8; 4.9.9	Laboratório de hematologia	1. A depender do tipo de atividades exercidas pelo EAS, o laboratório	$14,0m^2$ para um laboratório "geral". $6,0m^2$ para um laboratório, específico (ex.: hematologia)	HF; CD; ED; FG; EE; E; ADE
4.1.3 a 4.1.7	Laboratório de parasitologia • Área de preparo • Área de microscopia	Pode subdividir-se em vários outros. Quando existir UTI, UTQ ou emergência no estabelecimento		

CAPÍTULO I ♦ INFRAESTRUTURA FÍSICA DO POSTO DE COLETA

Unidade funcional 8 – Apoio logístico[2]

Nº Ativ.	Unidade/ Ambiente	Quantificação (min)	Dimensão (min)	Instalações
8.7	Limpeza e zeladoria			
8.7	Depósito de material de limpeza com tanque (DML)	1 em cada unidade requerente	2,0m² com dimensão mínima = 1,0m	HF
5.3.1; 5.3.2; 8.7; 8.1.1	Sala de utilidades com pia de despejo[2]		4,0m² com dimensão mínima = 1,5m. Quando houver guarda temporária de resíduos sólidos acrescer 2m²	HF; ADE
8.7	Sala de preparo de equipamentos/ material		4,0 m² com dimensão mínima = 1,5m	HF
8.7	Abrigo de recipientes de resíduos (lixo)[2] Depósito (com no mínimo 2 boxes – resíduos biológicos e comuns) Depósito de resíduos químicos • Higienização de recipientes coletores	1 servindo a toda edificação onde estiver localizado o EAS	Depósito: cada box deve ser suficiente para a guarda de dois recipientes coletores Depósitos químicos: a depender do PGRSS[2] do EAS Higienização: box para 1 carro coletor	
8.7	Sala para equipamento de tratamento de resíduos	De acordo com o PGRSS[2] do EAS	ADE	ADE

HF = água fria; HQ = água quente; FV = vapor; FG = gás combustível; FO = oxigênio; FN = óxido nitroso; FV C = vácuo clínico; FV L = vácuo de limpeza; FA M = ar comprimido medicinal; FA I = ar comprimido industrial; AC = ar condicionado; CD = coleta e afastamento de efluentes diferenciados; EE = elétrica de emergência; ED = elétrica diferenciada; E = exaustão; ADE = a depender dos equipamentos utilizados. Nesse caso é obrigatória a apresentação do *lay-out* da sala com o equipamento.

Ambientes de apoio – os ambientes de apoio que estiverem assinalados com * não são obrigatórios, os demais sim. Esses ambientes de apoio podem ser compartilhados entre duas ou mais unidades, a depender da planta dessas.

- Área para registro de pacientes.
- Depósito de material de limpeza.
- Sala de espera para pacientes e acompanhantes.
- Sala de esterilização de material.
- Sanitários para pacientes e acompanhantes*.
- Copa.
- Sanitários para funcionários (*in loco* ou não)*.
- Quarto de plantão (quando houver funcionamento durante 24 horas).
- Salas administrativas*.
- Depósito de equipamentos e materiais.

Obs.: os laboratórios podem estar localizados em um único salão, separados por áreas e bancadas específicas. A depender do nível de biossegurança exigido pelos procedimentos realizados em cada um dos laboratórios, pode ou não ser necessária a existência de sala exclusiva, inclusive com antecâmara.

LISTA III – CRITÉRIOS PARA PROJETOS DE ESTABELECIMENTOS ASSISTENCIAIS DE SAÚDE

São apresentadas variáveis que orientam e regulam as decisões a serem tomadas nas diversas etapas de desenvolvimento de projeto. São elas:

- Circulações externas e internas.
- Condições ambientais de conforto.
- Condições ambientais de controle de infecção hospitalar.
- Instalações prediais ordinárias e especiais.
- Condições de segurança contra incêndio.

- **Circulações externas e internas**

As circulações externas e internas do EAS são seus acessos, estacionamentos e circulações horizontais e verticais caracterizados a seguir e em conformidade com a norma NBR 9050 da ABNT, acessibilidade de pessoas portadoras de deficiências a edificações, espaço, mobiliário e equipamentos urbanos.

1. **Acessos:** os acessos de pessoas (pacientes, doadores, funcionários, alunos e público) devem possibilitar que os portadores de deficiência motora possam adentrar ao prédio sem a ajuda de terceiros.

2. **Estacionamentos:** de acordo com os serviços prestados e população usuária do EAS, devem ser previstos locais de estacionamento para as viaturas de serviço e de passageiros, sendo consideradas para quantificação do número de vagas as orientações dos códigos de obras municipais. O estacionamento pode ser localizado em local distinto ao do prédio do EAS, conforme orientação contida no código de obras da cidade.

   Junto às calçadas, os meios-fios (guias) devem ser rebaixados, de modo a permitir o tráfego de cadeira de rodas ou macas.

3. **Circulações horizontais**

   a) *Corredores*: os corredores destinados à circulação de pacientes devem possuir corrimãos em ao menos uma parede lateral a uma altura de 80cm a 92cm do piso, e com finalização curva. Os bate-macas podem ter também a função de corrimão.

   Nas áreas de circulação, só podem ser instalados telefones de uso público, bebedouros, extintores de incêndio, carrinhos e lavatórios, de tal forma que não reduzam a largura mínima estabelecida e não obstruam o tráfego, a não ser que a largura exceda a 2,00m. Os corredores destinados apenas à circulação de pessoal e de cargas não volumosas devem ter largura mínima de 1,20m.

No caso de desníveis de piso superiores a 1,5cm, deve ser adotada como solução uma rampa unindo os dois níveis.

b) **Portas**: todas as portas de acesso a pacientes devem ter dimensões mínimas de 0,80 (vão livre) × 2,10m, inclusive sanitários.

Todas as portas utilizadas para a passagem de camas/macas e de laboratórios devem ter dimensões mínimas de 1,10 (vão livre) × 2,10m, exceto as portas de acesso às unidades de diagnóstico e terapia, que necessitam possuir acesso para maca.

As portas de banheiros e sanitários de pacientes devem abrir para fora do ambiente, ou permitir a retirada da folha pelo lado de fora, a fim de que o acesso seja permitido, em caso de emergência se eventualmente o paciente cair atrás da porta.

As portas devem ser dotadas de fechaduras que permitam facilidade de abertura em caso de emergência e barra horizontal a 90cm do piso.

As maçanetas das portas devem ser do tipo alavanca.

4. **Circulações verticais**: a circulação vertical para movimentação de pacientes em EAS deve atender aos seguintes critérios:

- Até dois pavimentos (inferior ou superior), incluindo térreo – fica dispensado de elevador ou rampa. Neste caso a movimentação de pacientes poderá ser feita por meio de escada com equipamentos portáteis ou plataforma mecânica.

- Mais de dois pavimentos – deve possuir elevador ou rampa.

a) **Escadas**: as escadas que, por sua localização, destinem-se ao uso de pacientes têm de ter largura mínima de 1,50m e ser providas de corrimão com altura de 80cm a 92cm do piso, e com finalização curva.

O piso de cada degrau tem de ser revestido de material antiderrapante e não ter espelho vazado.

Nenhuma escada pode ter degraus dispostos em leque, nem possuir prolongamento do patamar além do espelho.

Nenhum lance de escada pode vencer mais de 2,00m sem patamar intermediário.

No pavimento em que se localize a saída do prédio tem de estar nitidamente assinalado "SAÍDA".

As escadas de incêndio devem atender ao determinado no capítulo referente às Condições de segurança contra incêndio e as normas dos corpos de bombeiros locais.

b) **Rampas**: EAS que utilizam rampas para pacientes devem obedecer aos seguintes critérios:

Rampas só podem ser utilizadas como único meio de circulação vertical quando vencerem no máximo dois pavimentos independentemente do andar onde se localiza.

As rampas devem ter o piso não escorregadio, corrimão e guarda-corpo.

c) **Elevadores**: a instalação de elevadores deve obedecer à norma da ABNT NBR 7192, aos dispositivos legais do Ministério do Trabalho e a outras exigências legais.

d) **Monta-cargas**

A instalação de monta-cargas deve obedecer à norma NBR 7192 da ABNT.

Condições ambientais de conforto

Os sistemas de controle ambiental nos EAS abrangem duas dimensões:

- Endógena, que considera o edifício em sua finalidade de criar condições desejáveis de salubridade por meio do distanciamento das pessoas das variáveis ambientais externas.

- Exógena, que observa os impactos causados pelas construções no meio ambiente externo alterando, de forma positiva ou negativa, suas condições climáticas naturais. As decisões de projeto dos EAS devem preocupar-se em atender sua dimensão endógena sem acarretar interferências negativas nas características ambientais de seu entorno.
- Conforto higrotérmico e qualidade do ar.
- Conforto acústico.
- Conforto luminoso a partir de fonte natural.

Condições ambientais de controle de infecção

Os critérios para projetos arquitetônicos de Estabelecimentos Assistenciais de Saúde (EAS) visam ao bom desempenho quanto às condições ambientais que interferem no controle de infecção de serviços de saúde. Essa questão possui dois componentes técnicos, indispensáveis e complementares:

a) o componente de procedimentos nos EAS, em relação a pessoas, utensílios, roupas e resíduos (RSS);

b) o componente arquitetônico dos EAS, referente a uma série de elementos construtivos, como: padrões de circulação, sistemas de transportes de materiais, equipamentos e resíduos sólidos; sistemas de renovação e controle das correntes de ar, facilidades de limpeza das superfícies e materiais; e instalações para a implementação do controle de infecções.

A) Estudo preliminar

1. Localização do EAS – é proibida a localização de EAS em zonas próximas a depósitos de lixo, indústrias ruidosas e/ou poluentes.
2. Zoneamento das unidades e ambientes funcionais, segundo sua sensibilidade a risco de transmissão de infecção.
3. Circulações quanto a elementos limpos e sujos.

A melhor prevenção de infecção hospitalar é tratar os elementos contaminados na fonte; o transporte de material contaminado, se acondicionado dentro da técnica adequada, pode ser realizado por meio de quaisquer ambientes e cruzar com material esterilizado ou paciente, sem risco algum.

B) Projeto básico

Sempre que houver paciente (acamado ou não), examinado, manipulado, tocado, medicado ou tratado, é obrigatória a provisão de recursos para a lavagem de mãos em lavatórios ou pias para uso da equipe de assistência. Junto a estes deve existir provisão de sabão líquido degermante, além de recursos para secagem das mãos.

1. Barreiras físicas – são estruturas que devem ser associadas a condutas técnicas visando minimizar a entrada de microrganismos externos. São absolutamente necessárias nas áreas críticas.
2. Fluxos de trabalho.
3. Distribuição de água.
4. Colocação de lavatórios/pias/lavabos cirúrgicos.
5. Ralos (esgotos).
6. Localização das salas de utilidades.
7. Biossegurança em laboratórios.

C) Projeto executivo

1. Acabamentos de paredes, pisos, tetos e bancadas

    Os materiais adequados para o revestimento de paredes, pisos e tetos de ambientes de áreas críticas e semicríticas devem ser resistentes à lavagem e ao uso de desinfetantes.

2. Rodapés

    A execução da junção entre o rodapé e o piso deve ser de tal forma que permita a completa limpeza do canto formado.

    Especial atenção deve ser dada à união do rodapé com a parede, de modo que os dois estejam alinhados, evitando-se o tradicional ressalto do rodapé que permite o acúmulo de pó e é de difícil limpeza.

3. Forros

Os tetos em áreas críticas (especialmente nas salas destinadas à realização de procedimentos cirúrgicos ou similares) devem ser contínuos, sendo proibido o uso de forros falsos removíveis, do tipo que interfira na assepsia dos ambientes.

Nas demais pode-se utilizar forro removível, inclusive por razões ligadas à manutenção, desde que nas áreas semicríticas esses sejam resistentes aos processos de limpeza, descontaminação e desinfecção estabelecidos no item C1.

4. Banheiras "terapêuticas":
5. Elevadores, monta-cargas e tubulões.
6. Bidês.
7. Renovação de ar em áreas críticas.
8. Animais sinantrópicos.

RDC 302, de 13 de outubro de 2005 – Regulamento técnico para funcionamento de laboratórios clínicos e portaria CVS-13, de 04 de novembro de 2005[3-5]

A RDC 302/2005 da ANVISA é uma legislação sanitária de âmbito federal, criada em 2005, para definir os requisitos para o funcionamento dos laboratórios clínicos e visa garantir a qualidade dos exames e diminuir os riscos de um falso laudo, assim como problemas ao paciente.

A Portaria CVS-13 trata das condições de funcionamento dos laboratórios de análises e pesquisas clínicas, patologia clínica e congêneres, dos postos de coleta descentralizados a eles vinculados, regulamenta os procedimentos de coleta de material humano realizados nos domicílios dos cidadãos, disciplina o transporte de material humano.

A seguir tabela com itens das duas normas, agrupando assuntos relacionados, com sugestões de evidência que os laboratórios devem providenciar para apresentação durante auditorias de qualidade.

CAPÍTULO I • INFRAESTRUTURA FÍSICA DO POSTO DE COLETA

RDC 302, de 13 de outubro de 2005 – Regulamento técnico para funcionamento de laboratórios clínicos e portaria CVS-13, de 04 de novembro de 2005[4,5]

\multicolumn{2}{c	}{RDC 302}	\multicolumn{3}{c}{Portaria CVS-13}
Item	Requisito	Item	Requisito	Evidência objetiva
5.1.1	O laboratório clínico e o posto de coleta laboratorial devem possuir alvará atualizado, expedido pelo órgão sanitário competente	4	Os laboratórios de análises e pesquisas clínicas, patologia clínica e postos de coleta descentralizados e congêneres (laboratórios clínicos autônomos e unidades de laboratórios clínicos) somente poderão funcionar mediante licença de funcionamento, expedida pelos órgãos sanitários competentes de suas jurisdições	Apresentar a licença de funcionamento (alvará) ou protocolo de renovação
5.1.2	O laboratório clínico e o posto de coleta laboratorial devem possuir um profissional legalmente habilitado como responsável técnico	4.9	Os laboratórios clínicos autônomos, unidades de laboratórios clínicos e postos de coletas descentralizados somente poderão funcionar com a presença de profissionais responsáveis ou seus substitutos	Apresentar a habilitação profissional do responsável técnico e o registro do seu conselho profissional

RDC 302		Portaria CVS-13		
Item	Requisito	Item	Requisito	Evidência objetiva
5.1.2.1	O profissional legalmente habilitado pode assumir, perante a vigilância sanitária, a responsabilidade técnica por no máximo 02 (dois) laboratórios clínicos ou 02 (dois) postos de coleta laboratorial ou 01 (um) laboratório clínico e 01 (um) posto de coleta laboratorial	4.10	A assunção de responsabilidades técnicas pelos laboratórios clínicos autônomos, unidades de laboratórios clínicos e postos de coletas descentralizados poderá ser pleiteada pelos seguintes profissionais legalmente habilitados	Apresentar declaração do conselho regional
5.1.2.2	Em caso de impedimento do responsável técnico, o laboratório clínico e o posto de coleta laboratorial devem contar com um profissional legalmente habilitado para substituí-lo			Apresentar a licença do conselho regional
		4.18	Deverão ser afixados em locais onde possam ser facilmente lidas por clientes, acompanhantes e circunstantes, utilizando-se para este fim de quaisquer artefatos de comunicação visual as seguintes informações: os nomes dos responsáveis técnicos e os números de suas inscrições nos conselhos regionais de exercício profissional do Estado de São Paulo	Documentos afixados em local visível

CAPÍTULO I ♦ INFRAESTRUTURA FÍSICA DO POSTO DE COLETA

RDC 302		Portaria CVS-13		
Item	Requisito	Item	Requisito	Evidência objetiva
5.1.3	Todo laboratório clínico e o posto de coleta laboratorial, público e privado devem estar inscritos no Cadastro Nacional de Estabelecimentos de Saúde – CNES			Apresentar documento comprovando a inscrição no CNES
5.1.4	A direção e o responsável técnico do laboratório clínico e do posto de coleta laboratorial têm a responsabilidade de planejar, implementar e garantir a qualidade dos processos, incluindo:	4.21	Os estabelecimentos de que trata o presente título, obrigatoriamente, instituirão seus próprios Programas de Garantia de Qualidade (PGQs) para avaliar a qualidade das coletas e do processamento de material humano, assim como dos resultados de exames e testes laboratoriais obtidos e, ainda, garantir processos contínuos de busca da qualificação dos serviços prestados ao indivíduo e à coletividade de pessoas	Apresentar o Manual da Qualidade do laboratório e o documento de designação do responsável pela garantia da qualidade
	a) a equipe técnica e os recursos necessários para o desempenho de suas atribuições	4.42	Os laboratórios clínicos autônomos, unidades de laboratórios clínicos e postos de coletas descentralizados deverão ser dotados de quadros de recursos humanos dimensionados, de forma a garantir a sua operacionalização sem quaisquer transtornos ou danos para os clientes	Apresentar o procedimento da qualidade definindo os cargos e funções e documentos dos currículos

101

RDC 302		Portaria CVS-13	
Item	Requisito	Item	Requisito	Evidência objetiva
	b) a proteção das informações confidenciais dos pacientes			Apresentar o procedimento
	c) a supervisão do pessoal técnico por profissional de nível superior legalmente habilitado durante o seu período de funcionamento			Apresentar o organograma do laboratório e a descrição de cargos
	d) os equipamentos, reagentes, insumos e produtos utilizados para diagnóstico de uso in vitro, em conformidade com a legislação vigente			Apresentar as listas
	e) a utilização de técnicas conforme recomendações do fabricante (equipamentos e produtos) ou com base científica comprovada			Apresentar as instruções de funcionamento, bem como a relação dos exames e suas técnicas
	f) a rastreabilidade de todos os seus processos			Apresentar os procedimentos e os registros que permitem a rastreabilidade

CAPÍTULO I • INFRAESTRUTURA FÍSICA DO POSTO DE COLETA

	RDC 302		Portaria CVS-13	
Item	Requisito	Item	Requisito	Evidência objetiva
5.1.5	O laboratório clínico e o posto de coleta laboratorial devem dispor de instruções escritas e atualizadas das rotinas técnicas implantadas			Apresentar as instruções técnicas dos fornecedores ou procedimentos referentes ao processo. Podem ser em papel, em meio eletrônico ou as próprias instruções de uso dos reagentes nos processos
5.1.6	O posto de coleta laboratorial deve possuir vínculo com apenas um laboratório clínico			Apresentar o documento
5.1.6.1	Os postos de coleta laboratorial localizados em unidades públicas de saúde devem ter seu vínculo definido formalmente pelo gestor local			Apresentar o documento do gestor da unidade pública e os registros
5.1.7	O laboratório clínico deve possuir estrutura organizacional documentada			Apresentar o manual da qualidade com o organograma e com os cargos e funções

103

RDC 302		Portaria CVS-13		
Item	Requisito	Item	Requisito	Evidência objetiva
5.1.8	As atividades de coleta domiciliar, em empresa ou em unidade móvel devem estar vinculadas a um laboratório clínico e seguir os requisitos aplicáveis definidos neste regulamento técnico			Apresentar as instruções específicas
5.2 – Recursos humanos				
5.2.1	O laboratório clínico e o posto de coleta laboratorial devem manter disponíveis registros de formação e qualificação de seus profissionais compatíveis com as funções desempenhadas	4.43	No dimensionamento dos quadros de recursos humanos, deverão ser considerados pontos quantitativos e pontos qualitativos relacionados às formações técnicas diferenciadas e às habilitações dos profissionais necessárias e exigidas pela legislação em vigor para a execução de atividades específicas	Apresentar pastas com registros, diplomas ou certificados de conclusão de cursos de formação ou qualificação profissional, inscrições e obrigações legais regularizadas junto aos Conselhos Regionais de Exercício Profissional do Estado de São Paulo, quando necessário

CAPÍTULO I — INFRAESTRUTURA FÍSICA DO POSTO DE COLETA

RDC 302		Portaria CVS-13		
Item	Requisito	Item	Requisito	Evidência objetiva
		4.47.3	Prover uniformes de trabalho (jalecos de mangas longas, entre outros) para os profissionais de suas equipes técnicas, bem como de suas equipes de higienização ambiental (vestimenta apropriada, entre outros), consideradas as características e especificidades técnicas das atividades executadas	
5.2.2	O laboratório clínico e o posto de coleta laboratorial devem promover treinamento e educação permanente aos seus funcionários mantendo disponíveis seus registros	4.47.7	Organizar atividades de atualização, no mínimo anuais, dos profissionais de nível universitário, de nível técnico e, também, de nível intermediário (médio), contratados nos termos da legislação trabalhista vigente, que executam os procedimentos de coleta, transporte de material humano, processamento e realização de exames e testes laboratoriais e, quando for o caso, também dos profissionais prestadores de serviços cuja atuação se relacione com as atividades fins destes estabelecimentos de saúde	Apresentar o procedimento e os registros de treinamento e de educação continuada (Atas de reunião, lista de presença, certificados etc.)

RDC 302		Portaria CVS-13		
Item	Requisito	Item	Requisito	Evidência objetiva
5.2.3	Todos os profissionais do laboratório clínico e do posto de coleta laboratorial devem ser vacinados em conformidade com a legislação vigente	4.47.4	Providenciar a vacinação contra o tétano e contra o vírus da hepatite B de todos os profissionais que executam as atividades de coleta, processamento de material humano e higienização ambiental	Apresentar os registros de vacinação
5.2.4	A admissão de funcionários deve ser precedida de exames médicos em conformidade com o Programa de Controle Médico de Saúde Ocupacional (PCMSO) da NR 7 da Portaria MTE nº 3214 de 08/06/1978 e Lei nº 6514 de 22/12/1977, suas atualizações ou outro instrumento legal que venha substituí-la			Apresentar a pasta dos colaboradores com registro dos exames admissionais e demissionais ou o PCMSO

RDC 302		Portaria CVS-13		
Item	Requisito	Item	Requisito	Evidência objetiva
		4.20	Os laboratórios clínicos autônomos e unidades de laboratórios clínicos, deverão instituir programações e manter em funcionamento as Comissões Internas de Prevenção de Acidentes – CIPAs, ou seguir as recomendações das CIPAs dos estabelecimentos onde estão inseridos, sendo que as ações programáticas desenvolvidas também deverão produzir efeitos no funcionamento dos seus postos de coleta descentralizados, no que for aplicável	Apresentar documentos, Atas de eleições e de reuniões, programações

5.3 Infra estrutura

RDC 302		Portaria CVS-13		
Item	Requisito	Item	Requisito	Evidência objetiva
5.3.1	A infraestrutura física do laboratório clínico e do posto de coleta deve atender aos requisitos da RDC/ANVISA nº. 50 de 21/02/2002, suas atualizações, ou outro instrumento legal que venha substituí-la	4.28	Os laboratórios clínicos autônomos, unidades de laboratórios clínicos e postos de coletas descentralizados, de acordo com suas especificidades e em conformidade com a complexidade dos procedimentos executados, deverão dispor de documentos e registros legais para o seu funcionamento, atualizados e aprovados pelas autoridades competentes, observadas as normas gerais de edificações previstas na legislação municipal e estadual, em normas e regulamentos pertinentes e na Resolução RDC 50, de 21 de fevereiro de 2002, da Agência Nacional de Vigilância Sanitária – ANVISA, do Ministério da Saúde, ou em instrumento normativo que vier a substituí-la	Apresentar plantas baixas exigidas pela vigilância sanitária para funcionamento do laboratório ou posto de coleta

CAPÍTULO I ♦ INFRAESTRUTURA FÍSICA DO POSTO DE COLETA

RDC 302			Portaria CVS-13	
Item	Requisito	Item	Requisito	Evidência objetiva
5.4 Equipamentos e Instrumentos Laboratoriais				
5.4.1	O laboratório clínico e o posto de coleta laboratorial devem:			
	a) possuir equipamentos e instrumentos de acordo com a complexidade do serviço e necessários ao atendimento de sua demanda	4.37	Os responsáveis técnicos pelos laboratórios clínicos autônomos e unidades de laboratórios clínicos deverão manter disponíveis no interior das dependências destes estabelecimentos, para análise das autoridades sanitárias competentes, instrumentos de controle atualizados contendo as seguintes informações em relação aos equipamentos empregados no processamento de material humano e realização de exames e testes laboratoriais:	Apresentar a lista
	b) manter instruções escritas referentes a equipamento ou instrumento, as quais podem ser substituídas ou complementadas por manuais do fabricante em língua portuguesa		Entende-se capacitação técnica como o conhecimento do(s) processo(s) tecnológico(s) do(s) equipamento(s)	Apresentar as instruções ou os manuais dos equipamentos e instrumentos

109

RDC 302		Portaria CVS-13		
Item	Requisito	Item	Requisito	Evidência objetiva
c) realizar e manter registros das manutenções preventivas e corretivas		4.37.1	Planilha do equipamento: data do último conserto ou reparo, data da última calibração, data da última manutenção preventiva e sua periodicidade	Apresentar os registros
d) verificar ou calibrar os instrumentos a intervalos regulares, em conformidade com o uso, mantendo seus registros		4.43.1.1	Na planilha do equipamento deverá constar campo específico para registro do nome do técnico responsável pela execução das atividades de conserto ou reparo, calibração e manutenção preventiva	Apresentar o planejamento e os respectivos registros
e) verificar a calibração de equipamentos de medição mantendo seu registro		4.61	Nos laboratórios clínicos autônomos e unidades de laboratórios clínicos, deverão ser implantadas rotinas visando garantir a manutenção preventiva dos equipamentos, incluindo os equipamentos empregados na fase pré-analítica, na esterilização de materiais, no tratamento adicional e específico da água potável e no processamento de dados, observando-se, no mínimo, a periodicidade recomendada pelos fabricantes e/ou fornecedores	Apresentar as instruções e os registros

CAPÍTULO I • INFRAESTRUTURA FÍSICA DO POSTO DE COLETA

	RDC 302		Portaria CVS-13	
Item	Requisito	Item	Requisito	Evidência objetiva
5.4.2	Os equipamentos e instrumentos utilizados, nacionais e importados, devem estar regularizados junto a ANVISA/MS, de acordo com a legislação vigente	4.35	Nos laboratórios clínicos autônomos e unidades de laboratórios clínicos e postos de coletas descentralizados de acordo com suas especificidades e em conformidade com a complexidade dos procedimentos executados, no que for aplicável, somente poderão ser utilizados equipamentos, produtos e artigos, de fabricação nacional ou importados, cuja comercialização tenha sido objeto de autorização por parte dos órgãos públicos competentes	Apresentar os equipamentos com seus respectivos registros
5.4.3	Os equipamentos que necessitam funcionar com temperatura controlada devem possuir registro da sua verificação			Apresentar os formulários de registros
		4.37.3	Contrato(s) de prestação de serviços, firmado(s) com pessoa(s) física(s) ou jurídica(s), com capacitação técnica para executar os procedimentos de conserto ou reparo, calibração e manutenção preventiva, sendo que o(s) contrato(s) deverá(ão) conter a(s) especificação(ões) do(s) equipamento(s)	Apresentar contratos

111

Item	RDC 302 Requisito	Item	Portaria CVS-13 Requisito	Evidência objetiva
		4.39	Os equipamentos que não estiverem em perfeitas condições de uso deverão ser retirados do interior dos ambientes de trabalho ou, quando a remoção for impossível, exibir aviso inequívoco de proibição de uso	
		4.40	Laboratórios clínicos autônomos, unidades de laboratórios clínicos e postos de coletas descentralizados deverão dispor de veículos automotores para o transporte de todos os materiais coletados até suas dependências	
		4.41	Os laboratórios clínicos autônomos e unidades de laboratórios clínicos que também tenham por finalidade a coleta domiciliar de material humano deverão dispor de veículos automotores próprios para o transporte até suas dependências das amostras coletadas, bem como para o transporte dos profissionais até os domicílios dos cidadãos	

CAPÍTULO I — INFRAESTRUTURA FÍSICA DO POSTO DE COLETA

5.5 Produtos para diagnóstico de uso in vitro

	RDC 302		Portaria CVS-13	
Item	Requisito	Item	Requisito	Evidência objetiva
5.5.1	O laboratório clínico e o posto de coleta laboratorial devem registrar a aquisição dos produtos para diagnóstico de uso in vitro, reagentes e insumos, de forma a garantir a rastreabilidade	4.54	Os laboratórios clínicos autônomos e unidades de laboratórios clínicos deverão desenvolver ações voltadas para o controle das datas de recebimento, dos registros obrigatórios, dos prazos de validade e das condições de conservação, armazenamento e estocagem de produtos e artigos	Apresentar o registro que pode ser a nota fiscal, um livro ou caderno, e mostrar os produtos, se ainda disponíveis
5.5.2	Os produtos para diagnóstico de uso in vitro, reagentes e insumos adquiridos devem estar regularizados junto a ANVISA/MS de acordo com a legislação vigente	4.55	Garantir que os setores organizacionais responsáveis pela aquisição, antes de adquirirem produtos e artigos, certifiquem-se da existência dos registros obrigatórios	Mostrar os produtos
5.5.3	O reagente ou insumo preparado ou aliquotado pelo próprio laboratório deve ser identificado com rótulo contendo: nome, concentração, número do lote (se aplicável), data de preparação, identificação de quem preparou (quando aplicável), data de validade, condições de armazenamento, além de informações referentes a riscos potenciais	4.56	Deverão ser estritamente observadas as recomendações dos fabricantes, contidas nas instruções de uso ou em documentos com igual finalidade, relativas às condições de armazenamento e conservação de reagentes e de demais insumos utilizados no processamento de material humano e realização de exames e testes laboratoriais	Mostrar os reagentes com seus respectivos rótulos

RDC 302		Portaria CVS-13		
Item	Requisito	Item	Requisito	Evidência objetiva
5.5.3.1	Devem ser mantidos registros dos processos de preparo e do controle da qualidade dos reagentes e insumos preparados	4.57	Recomenda-se a verificação, periódica, do desempenho dos reagentes	Apresentar as instruções e os registros de controle de qualidade
5.5.4	A utilização dos reagentes e insumos deve respeitar as recomendações de uso do fabricante, condições de preservação, armazenamento e os prazos de validade, não sendo permitida a sua revalidação depois de expirada a validade	4.54	Os laboratórios clínicos autônomos e unidades de laboratórios clínicos deverão desenvolver ações voltadas para o controle das datas de recebimento, dos registros obrigatórios, dos prazos de validade e das condições de conservação, armazenamento e estocagem de produtos e artigos	Apresentar as instruções de uso (bulas) usadas
5.5.5	O laboratório clínico que utilizar metodologias próprias deve documentá-las incluindo, no mínimo:			Apresentar as instruções de preparação dos reagentes
	a) descrição das etapas do processo			Apresentar as instruções de uso
	b) especificação e sistemática de aprovação de insumos, reagentes e equipamentos e instrumentos			Apresentar as especificações
	c) sistemática de validação			Apresentar a sistemática

CAPÍTULO I ♦ INFRAESTRUTURA FÍSICA DO POSTO DE COLETA

RDC 302		Portaria CVS-13		
Item	Requisito	Item	Requisito	Evidência objetiva
5.5.5.1	O laboratório clínico deve manter registro de todo o processo e especificar no laudo que o teste é preparado e validado pelo próprio laboratório			Apresentar os registros e cópia dos laudos emitidos
5.6 Descarte de resíduos e rejeitos				
5.6.1	O laboratório clínico e o posto de coleta laboratorial devem implantar o Plano de Gerenciamento de Resíduos de Serviços de Saúde (PGRSS) atendendo aos requisitos da RDC/ANVISA nº 306 de 07/12/2004, suas atualizações, ou outro instrumento legal que venha substituí-la	4.83	Nos laboratórios clínicos autônomos e unidades de laboratórios clínicos e postos de coleta, deverão ser cumpridos os termos da Resolução RDC Nº 306/2004, da Agência Nacional de Vigilância Sanitária – ANVISA, ou de instrumento normativo que vier a substituí-la	Apresentar PGRSS, quando solicitado pela fiscalização
5.7 Biossegurança				
5.7.1	O laboratório clínico e o posto de coleta laboratorial devem manter atualizados e disponibilizar, a todos os funcionários, instruções escritas de biossegurança, contemplando no mínimo os seguintes itens:	4.25	Os laboratórios clínicos autônomos e unidades de laboratórios clínicos, como parte dos seus programas de garantia de qualidade, deverão instituir o desenvolvimento de ações programáticas sistematizadas, deliberadas e permanentes, visando garantir a incorporação do princípio da biossegurança aos seus programas de garantia de qualidade	Apresentar as instruções e os EPI e EPC utilizados no laboratório

115

RDC 302		Portaria CVS-13		
Item	Requisito	Item	Requisito	Evidência objetiva
5.7.1	a) normas e condutas de segurança biológica, química, física, ocupacional e ambiental		Os estabelecimentos deverão possuir manuais de biossegurança com o seguinte conteúdo mínimo: a identificação dos riscos, a especificação das práticas e procedimentos para eliminar os riscos e, ainda, as providências imediatas a serem adotadas pelos profissionais no caso da ocorrência de acidentes e incidentes	Apresentar as instruções sobre normas e condutas relacionadas à segurança
	b) instruções de uso para os equipamentos de proteção individual (EPI) e de proteção coletiva (EPC)			Apresentar as instruções
	c) procedimentos em caso de acidentes			Apresentar as instruções
	d) manuseio e transporte de material e amostra biológica			Apresentar as instruções de manuseio e transporte
5.7.2	O responsável técnico pelo laboratório clínico e pelo posto de coleta laboratorial deve documentar o nível de biossegurança dos ambientes e/ou áreas, baseado nos procedimentos realizados, equipamentos e microrganismos envolvidos, adotando as medidas de segurança compatíveis			Apresentar o Programa de Prevenção dos Riscos Ambientais (PPRA) e os mapas de riscos nas áreas

CAPÍTULO I ● INFRAESTRUTURA FÍSICA DO POSTO DE COLETA

RDC 302			Portaria CVS-13		
Item	Requisito		Item	Requisito	Evidência objetiva

5.8 Limpeza, desinfecção e esterilização

Item	Requisito	Item	Requisito	Evidência objetiva
5.8.1	O laboratório clínico e o posto de coleta laboratorial devem possuir instruções de limpeza, desinfecção e esterilização, quando aplicável, das superfícies, instalações, equipamentos, artigos e materiais	4.47.6	Garantir o treinamento dos profissionais das equipes de higienização ambiental, no que se refere ao manuseio, acondicionamento, transporte, armazenamento, tratamento e destinação final de resíduos de serviços de saúde	Apresentar as instruções
		4.59	É proibido o reprocessamento de artigos médico-hospitalares descartáveis de uso único	
		4.59.1	A reesterilização de artigos médico-hospitalares descartáveis de uso único não utilizados e cujos prazos de validade da esterilização inicial tenham expirado constitui-se em situação excepcional e prevista na legislação vigente, sendo que a sua concretização deverá ser precedida do cumprimento das seguintes exigências	

| \multicolumn{2}{|c|}{RDC 302} | \multicolumn{3}{c|}{Portaria CVS-13} |

Item	Requisito	Item	Requisito	Evidência objetiva
5.8.1			1. os responsáveis técnicos pelos estabelecimentos de objeto da presente regulamentação, ou profissionais indicados por escrito por eles, deverão autorizar a reesterilização destes artigos	
			2. é obrigatório certificar-se de que os artigos descartáveis de uso único não tenham sido utilizados previamente e, ainda, avaliar se são apropriadas as suas condições de conservação e armazenamento	
			3. é obrigatório, cumprido o estabelecido neste subitem, número 2, certificar-se da inviolabilidade e absoluta integridade de invólucros e embalagens originais destes artigos	
			4. é obrigatório, cumprido o estabelecido neste subitem, números 2 e 3, autorizar por escrito, em impressos próprios que contenham a identificação dos estabelecimentos, a reesterilização destes artigos e indicar o emprego de processos de esterilização pertinentes	

CAPÍTULO I ◆ INFRAESTRUTURA FÍSICA DO POSTO DE COLETA

RDC 302			Portaria CVS-13	
Item	Requisito	Item	Requisito	Evidência objetiva
5.8.2	Os saneantes e os produtos usados nos processos de limpeza e desinfecção devem ser utilizados segundo as especificações do fabricante e estarem regularizados junto a ANVISA/MS, de acordo com a legislação vigente			Apresentar os produtos com as suas respectivas instruções de uso e tipos de riscos
6 Processos operacionais				
		4.50	Os laboratórios clínicos autônomos e unidades de laboratórios clínicos e postos de coletas descentralizados poderão optar por compilar em formato de manual de rotinas de funcionamento os procedimentos operacionais gerais e elaborar, em igual formato, manuais de procedimentos operacionais padrão (POP) relativos especificamente a: 1. fase pré-analítica (POP tipo I ou POP I) 2. fases analíticas inerentes a cada campo de diagnose (POP tipo II ou POP II) 3. coleta domiciliar de material humano (POP tipo III ou POP III) 4. transporte de amostras coletadas (POP tipo IV ou POP IV)	Apresentar manuais

119

RDC 302		Portaria CVS-13		
Item	Requisito	Item	Requisito	Evidência objetiva
6.1 – Fase pré-analítica				
6.1.1	O laboratório clínico e o posto de coleta laboratorial devem disponibilizar ao paciente ou responsável instruções escritas e/ou verbais, em linguagem acessível, orientando sobre o preparo e coleta de amostras, tendo como objetivo o entendimento do paciente	4.67	Aos clientes que se dirigirem aos estabelecimentos para o agendamento de exames e testes laboratoriais deverão ser fornecidas instruções de preparo, por escrito, utilizando-se para tal finalidade de textos claros, precisos e de fácil compreensão	Apresentar um exemplar dessas instruções
		4.68	No caso da utilização de equipamentos de telefonia, os profissionais deverão informar seus nomes e transmitir aos clientes as instruções de preparo de forma clara, precisa e em linguagem de fácil compreensão	
		4.69	Os profissionais dos laboratórios clínicos autônomos e unidades de laboratórios clínicos, quando da coleta de material humano, deverão prestar aos clientes explicações simples, claras e precisas sobre procedimentos técnicos, em linguagem de fácil compreensão	Mostrar as instruções

CAPÍTULO I ◆ INFRAESTRUTURA FÍSICA DO POSTO DE COLETA

	RDC 302		Portaria CVS-13	
Item	Requisito	Item	Requisito	Evidência objetiva
6.1.2	O laboratório clínico e o posto de coleta laboratorial devem solicitar ao paciente documento que comprove a sua identificação para o cadastro			Mostrar o modelo de cadastro ou o cadastro no computador
6.1.2.1	Para pacientes em atendimento de urgência ou submetidos a regime de internação, a comprovação dos dados de identificação também poderá ser obtida no prontuário médico			Mostrar prontuários médicos e o cadastro do paciente identificado
6.1.3	Os critérios de aceitação e rejeição de amostras, assim como a realização de exames em amostras com restrições devem estar definidos em instruções escritas	4.19.2	Os laboratórios clínicos autônomos, unidades de laboratórios clínicos e postos de coletas descentralizados deverão manter os arquivos atualizados e organizados de tal forma de rápida verificação por parte das autoridades sanitárias competentes: a) Cadastro de clientes atendidos b) Controle de laudos técnicos (controle de laudos técnicos emitidos e entregues) c) Controle de amostras comprometidas tecnicamente (controle de rejeição e repetição de coleta de material humano comprometido tecnicamente)	Mostrar as instruções e os registros das rejeições, bem como modelos de laudos feitos em amostras com restrições, se existir

RDC 302		Portaria CVS-13		
Item	Requisito	Item	Requisito	Evidência objetiva
6.1.4	O cadastro do paciente deve incluir as seguintes informações:		Os arquivos dos instrumentos de controle de que tratam os subitens a, b e c do item 4 deverão conter registros mínimos	Apresentar modelo de cadastro dos pacientes
	a) número de registro de identificação do paciente gerado pelo laboratório			
	b) nome do paciente e identificação dos clientes: nome completo, idade, sexo, endereço, forma de contato ágil (telefone do trabalho, de parentes, de vizinhos, residencial ou outros) e o nome do responsável legal quando for o caso			
	c) idade, sexo e procedência do paciente			
	d) telefone e/ou endereço do paciente, quando aplicável			
	e) nome e contato do responsável em caso de menor de idade ou incapacitado			

CAPÍTULO I • INFRAESTRUTURA FÍSICA DO POSTO DE COLETA

RDC 302		Portaria CVS-13		
Item	Requisito	Item	Requisito	Evidência objetiva
	f) nome do solicitante		Os nomes completos dos médicos ou dos cirurgiões-dentistas solicitantes, seus respectivos números de inscrição nos Conselhos Regionais de Exercício Profissional do Estado de São Paulo e os nomes de todos os exames e testes laboratoriais solicitados	
	g) data e hora do atendimento			
	h) horário da coleta, quando aplicável		As datas e os horários em que foram efetuadas as coletas, as datas e os horários de recebimento do material e, ainda, os nomes dos profissionais responsáveis pela coleta e recebimento do material humano	
	i) exames solicitados e tipo de amostra			
	j) quando necessário: informações adicionais, em conformidade com o exame (medicamento em uso, dados do ciclo menstrual, indicação/observação clínica, entre outros de relevância)			

123

RDC 302		Portaria CVS-13		
Item	Requisito	Item	Requisito	Evidência objetiva
6.1.4	k) data prevista para a entrega do laudo		As datas da entrega dos laudos técnicos de todos os exames e testes laboratoriais aos clientes, nos seus domicílios ou a terceiros, mediante prévia autorização dos clientes	
	l) indicação de urgência, quando aplicável			
6.1.5	O laboratório clínico e o posto de coleta laboratorial devem fornecer ao paciente ambulatorial ou ao seu responsável um comprovante de atendimento com número de registro, nome do paciente, data do atendimento, data prevista de entrega do laudo, relação de exames solicitados e dados para contato com o laboratório			Apresentar modelo de comprovante de atendimento
6.1.6	O laboratório clínico e o posto de coleta laboratorial devem dispor de meios que permitam a rastreabilidade da hora do recebimento e/ou coleta da amostra			Apresentar as instruções escritas

CAPÍTULO I • INFRAESTRUTURA FÍSICA DO POSTO DE COLETA

RDC 302		Portaria CVS-13		
Item	Requisito	Item	Requisito	Evidência objetiva
6.1.7	A amostra deve ser identificada no momento da coleta ou da sua entrega quando coletada pelo paciente			Apresentar as instruções escritas e a etiqueta de identificação
6.1.7.1	Deve ser identificado o nome do funcionário que efetuou a coleta ou que recebeu a amostra de forma a garantir a rastreabilidade			Apresentar as instruções escritas
6.1.8	O laboratório clínico e o posto de coleta laboratorial devem possuir instruções escritas que orientem o recebimento, coleta e identificação da amostra	4.48	Os laboratórios clínicos autônomos, unidades de laboratórios clínicos e postos de coletas descentralizados deverão compilar em formato de manual de rotinas de funcionamento os seguintes procedimentos operacionais e orientações técnicas: procedimentos administrativos – rotinas de recepção, registros de clientes e entrega de laudos Técnicos contendo resultados de exames e testes; procedimentos de preparo do cliente, segundo exames específicos; procedimentos de coleta de material humano, segundo exames específicos; procedimentos de identificação do material humano coletado	Apresentar as instruções escritas e a etiqueta de identificação

	RDC 302		Portaria CVS-13	
Item	Requisito	Item	Requisito	Evidência objetiva
6.1.9	O laboratório clínico e o posto de coleta laboratorial devem possuir instruções escritas para o transporte da amostra de paciente, estabelecendo prazo, condições de temperatura e padrão técnico para garantir a sua integridade e estabilidade		Procedimentos de preservação e conservação de material humano, segundo exames específicos; procedimentos de preparo de material humano, segundo exames específicos	Apresentar as instruções escritas e modelo do recipiente de transporte
6.1.10	A amostra de paciente deve ser transportada e preservada em recipiente isotérmico, quando requerido, higienizável, impermeável, garantindo a sua estabilidade desde a coleta até a realização do exame, identificado com a simbologia de risco biológico, com os dizeres "Espécimes para Diagnóstico" e com o nome do laboratório responsável pelo envio			Apresentar as instruções escritas e modelo do recipiente de transporte, assim como etiquetas obrigatórias de identificação
6.1.11	O transporte da amostra de paciente, em áreas comuns a outros serviços ou de circulação de pessoas, deve ser feito em condições de segurança conforme item 5.7			Apresentar as instruções escritas e modelo do recipiente de transporte

CAPÍTULO I — INFRAESTRUTURA FÍSICA DO POSTO DE COLETA

RDC 302		Portaria CVS-13		
Item	Requisito	Item	Requisito	Evidência objetiva
6.1.12	Quando da terceirização do transporte da amostra, deve existir contrato formal obedecendo aos critérios estabelecidos neste regulamento	4.49	Os laboratórios clínicos autônomos e unidades de laboratórios clínicos e postos de coletas descentralizados que também tenham por finalidade a coleta domiciliar de material humano e, ainda, que transportam amostras de material dos postos de coleta descentralizados até suas dependências deverão acrescer aos seus manuais de rotinas de funcionamento dos seguintes procedimentos operacionais: procedimentos de preservação, conservação e acondicionamento de amostras de material humano, conforme grupos de exames e procedimentos para transporte de amostras de material humano em veículos automotores para transporte; procedimentos de limpeza e desinfecção dos veículos automotores para transporte	Apresentar o contrato, instruções e controles

127

RDC 302		Portaria CVS-13		
Item	Requisito	Item	Requisito	Evidência objetiva
6.1.13	Quando da importação ou exportação de "Espécimes para Diagnóstico", devem ser seguidas a RDC/ANVISA nº 01, de 06 de dezembro de 2002, e a Portaria MS nº 1985, de 25 de outubro de 2001, suas atualizações ou outro instrumento legal que venha substituí-las			Apresentar instruções, bem como os registros das importações e exportações realizadas
6.2. Fase analítica				
6.2.1	O laboratório clínico e o posto de coleta laboratorial devem dispor de instruções escritas, disponíveis e atualizadas para todos os processos analíticos, podendo ser utilizadas as instruções do fabricante			Apresentar instruções de uso ou instruções de uso do fabricante
6.2.2	O processo analítico deve ser o referenciado nas instruções de uso do fabricante, em referências bibliográficas ou em pesquisa cientificamente válida conduzida pelo laboratório			Apresentar instruções de uso ou instruções de uso do fabricante

CAPÍTULO I • INFRAESTRUTURA FÍSICA DO POSTO DE COLETA

	RDC 302		Portaria CVS-13	
Item	Requisito	Item	Requisito	Evidência objetiva
6.2.3	O laboratório clínico e o posto de coleta laboratorial devem disponibilizar por escrito uma relação que identifique os exames realizados no local, em outras unidades do próprio laboratório e os que são terceirizados			Apresentar as duas listas de exames realizados no laboratório e no laboratório de apoio
6.2.4	O laboratório clínico e o posto de coleta laboratorial devem definir mecanismos que possibilitem a agilização da liberação dos resultados em situações de urgência			Apresentar as instruções
6.2.5	O laboratório clínico e o posto de coleta laboratorial devem definir limites de risco, valores críticos ou de alerta para os analitos com resultado que necessita de tomada imediata de decisão			Mostrar lista dos valores críticos ou de alerta
6.2.5.1	O laboratório e o posto de coleta laboratorial devem definir o fluxo de comunicação ao médico, responsável ou paciente quando houver necessidade de decisão imediata			Mostrar o registro de comunicação, quando houver

129

Item	RDC 302 Requisito	Item	Portaria CVS-13 Requisito	Evidência objetiva
6.2.6	O laboratório clínico deve monitorar a fase analítica por meio de controle interno e externo da qualidade			Apresentar o procedimento de controles interno e externo
6.2.7	O laboratório clínico e o posto de coleta laboratorial devem definir o grau de pureza da água reagente utilizada nas suas análises, a forma de obtenção, o controle da qualidade			Apresentar os registros de controle da qualidade da água reagente
6.2.8	O laboratório clínico pode contar com laboratórios de apoio para realização de exames			Apresentar lista de exames enviados para os laboratórios de apoio
6.2.8.1	O laboratório de apoio deve seguir o estabelecido neste regulamento técnico			Apresentar o contrato e outros registros pertinentes, relativos à sua autorização de funcionamento
6.2.9	O laboratório clínico deve:			
	a) manter um cadastro atualizado dos laboratórios de apoio			Apresentar cadastro
	b) possuir contrato formal de prestação destes serviços			Apresentar o contrato

CAPÍTULO I • INFRAESTRUTURA FÍSICA DO POSTO DE COLETA

RDC 302		Portaria CVS-13		
Item	Requisito	Item	Requisito	Evidência objetiva
	c) avaliar a qualidade dos serviços prestados pelo laboratório de apoio			Apresentar registros de avaliação
6.2.10	O laudo emitido pelo laboratório de apoio deve estar disponível e arquivado pelo prazo de 5 (cinco) anos			Apresentar os laudos fornecidos pelos laboratórios de apoio em papel ou em meio eletrônico
6.2.11	Os serviços que realizam testes laboratoriais para detecção de anticorpos anti-HIV devem seguir o disposto neste Regulamento Técnico, além do disposto na Portaria MS nº 59 de 28 de janeiro de 2003 e na Portaria SUS nº 34 de 28 de julho de 2005, suas atualizações ou outro instrumento legal que venha substituí-la	4.82	Os estabelecimentos que realizarem testes para a detecção de anticorpos antivírus da imunodeficiência humana (HIV), obrigatoriamente, cumprirão as etapas do conjunto de procedimentos sequenciados, conforme o estabelecido no ANEXO I, da Portaria nº 488/SVS, de 17-06-98, do Ministério da Saúde	Apresentar cópia de laudo, mostrando que o laboratório segue estas Portarias

	RDC 302		Portaria CVS-13	
Item	Requisito	Item	Requisito	Evidência objetiva
6.2.12	Os resultados laboratoriais que indiquem suspeita de doença de notificação compulsória devem ser notificados conforme o estabelecido no Decreto nº 49.974-A, de 21 de janeiro de 1961, e na Portaria nº 2325, de 08 de dezembro de 2003, suas atualizações, ou outro instrumento legal que venha substituí-la			Apresentar registro desta comunicação, se existir
6.2.13	A execução dos testes laboratoriais Remotos – TLR (Point-of-care) e de testes rápidos deve estar vinculada a um laboratório clínico, posto de coleta ou serviço de saúde pública ambulatorial ou hospitalar			Apresentar cópia do laudo do teste realizado, onde deve estar registrado o nº de licença de funcionamento do laboratório pela Vigilância Sanitária local
6.2.14	O responsável técnico pelo laboratório clínico é responsável por todos os TLR realizados dentro da instituição, ou em qualquer local, incluindo, entre outros, atendimentos em hospital-dia, domicílios e coleta laboratorial em unidade móvel			Apresentar a licença do laboratório e o registro do profissional no conselho

CAPÍTULO I • INFRAESTRUTURA FÍSICA DO POSTO DE COLETA

RDC 302		Portaria CVS-13		
Item	Requisito	Item	Requisito	Evidência objetiva
6.2.15	A relação dos TLR que o laboratório clínico executa deve estar disponível para a autoridade sanitária local			Apresentar a relação
6.2.15.1	O laboratório clínico deve disponibilizar nos locais de realização de TLR procedimentos documentados orientando com relação às suas fases pré-analítica, analítica e pós-analítica, incluindo:			Mostrar as instruções e os registros de treinamento dos funcionários
	a) sistemática de registro e liberação de resultados provisórios			Mostrar as instruções
	b) procedimento para resultados potencialmente críticos			Apresentar as instruções
	c) sistemática de revisão de resultados e liberação de laudos por profissional habilitado			Apresentar as instruções e registros de laudos liberados
6.2.15.2	A realização de TRL e dos testes rápidos está condicionada à emissão de laudos que determine suas limitações diagnósticas e demais indicações estabelecidos no item 6.3			Apresentar uma cópia do modelo de laudo e as instruções para sua elaboração

RDC 302		Portaria CVS-13	
Item	Requisito	Item	Requisito	Evidência objetiva
6.2.15.3	O laboratório clínico deve manter registros dos controles da qualidade, bem como procedimentos para sua realização			Apresentar o procedimento de controle de qualidade e os registros
6.2.15.4	O laboratório clínico deve promover e manter registros de seu processo de educação permanente para os usuários dos equipamentos de TLR			Mostrar os registros de treinamento
6.3 Fase pós-analítica				
6.3.1	O laboratório clínico e o posto de coleta laboratorial devem possuir instruções escritas para emissão de laudos, que contemplem as situações de rotina, plantões e urgências			Mostrar as instruções e exibir um laudo

CAPÍTULO I ◆ INFRAESTRUTURA FÍSICA DO POSTO DE COLETA

RDC 302		Portaria CVS-13		
Item	Requisito	Item	Requisito	Evidência objetiva
6.3.2	O laudo deve ser legível, sem rasuras de transcrição, escrito em língua portuguesa, datado e assinado por profissional de nível superior legalmente habilitado	4.19.8	Os laudos técnicos emitidos pelos laboratórios clínicos autônomos e unidades de laboratórios clínicos deverão ser devidamente assinados pelos seus responsáveis técnicos e/ou por profissionais legalmente habilitados, de nível superior, pertencentes aos quadros de recursos humanos destes estabelecimentos	Apresentar cópia do modelo de laudo
6.3.3	O laudo deve conter no mínimo os seguintes itens:			Apresentar cópia do modelo de laudo
	a) identificação do laboratório			
	b) endereço e telefone do laboratório			
	c) identificação do responsável técnico (RT)			
	d) nº de registro do RT no respectivo conselho de classe profissional			

135

RDC 302		Portaria CVS-13		
Item	Requisito	Item	Requisito	Evidência objetiva
e) identificação do profissional que liberou o exame		4.19.8	Os laudos técnicos emitidos pelos laboratórios clínicos autônomos e unidades de laboratórios clínicos deverão ser devidamente assinados pelos seus responsáveis técnicos e/ou por profissionais legalmente habilitados, de nível superior, pertencentes aos quadros de recursos humanos destes estabelecimentos	
f) nº registro do profissional que liberou o exame no respectivo conselho de classe do profissional				
g) nº de registro do laboratório clínico no respectivo conselho de classe profissional				
h) nome e registro de identificação do cliente no laboratório				
i) data da coleta da amostra				
j) data de emissão do laudo				
k) nome do exame, tipo de amostra e método analítico				
l) resultado do exame e unidade de medição				

CAPÍTULO I • INFRAESTRUTURA FÍSICA DO POSTO DE COLETA

RDC 302			Portaria CVS-13		
Item	Requisito	Item	Requisito		Evidência objetiva
	m) valores de referência, limitações técnicas da metodologia e dados para interpretação				
	n) observações pertinentes				
6.3.4	Quando for aceita amostra de paciente com restrição, esta condição deve constar no laudo	4.19.7	É obrigatório registrar nos laudos técnicos a realização de exames e testes laboratoriais em amostras comprometidas tecnicamente		Apresentar cópia do modelo de laudo com esta informação
6.3.5	O laboratório clínico e o posto de coleta laboratorial que optarem pela transcrição do laudo emitido pelo laboratório de apoio devem garantir sua fidedignidade, sem alterações que possam comprometer a interpretação clínica				Apresentar cópia do modelo de laudo
6.3.6	O responsável pela liberação do laudo pode adicionar comentários de interpretação ao texto do laboratório de apoio, considerando o estado do paciente e o contexto global dos exames				Apresentar cópia do modelo de laudo se houver esses acréscimos

	RDC 302		Portaria CVS-13	
Item	Requisito	Item	Requisito	Evidência objetiva
6.3.7	O laudo de análise do diagnóstico sorológico de anticorpos anti-HIV deve estar de acordo com a Portaria MS nº 59/2003, suas atualizações ou outro instrumento legal que venha à substituí-la			Apresentar cópia do modelo de laudo
6.3.8	As cópias dos laudos de análise bem como dados brutos devem ser arquivados pelo prazo de 5 (cinco) anos, facilmente recuperáveis, e de forma a garantir sua rastreabilidade	4.19.4	Os arquivos de cadastro de clientes atendidos e de controle de laudos técnicos deverão ser mantidos, no mínimo, durante 05 (cinco) anos, utilizando-se no processo de arquivamento o ordenamento cronológico	Apresentar cópia do modelo de laudo e o software do computador
6.3.8.1	Caso haja necessidade de retificação em qualquer dado constante do laudo já emitido, deve ser feita em um novo laudo onde fica clara a retificação realizada			Mostrar software do computador e os laudos arquivados

CAPÍTULO I • INFRAESTRUTURA FÍSICA DO POSTO DE COLETA

RDC 302		Portaria CVS-13		
Item	Requisito	Item	Requisito	Evidência objetiva
7 Registros				
7.1	O laboratório clínico e o posto de coleta laboratorial devem garantir a recuperação e disponibilidade de seus registros críticos, de modo a permitir a rastreabilidade do laudo liberado			Mostrar *software* do computador e as instruções
7.2	As alterações feitas nos registros críticos devem conter data, nome ou assinatura legível do responsável pela alteração, preservando o dado original			Mostrar *software* do computador que permite a alteração
8 Garantia da qualidade				
8.1	O laboratório clínico deve assegurar a confiabilidade dos serviços laboratoriais prestados, por meio de, no mínimo			Mostrar o procedimento e os dados referentes aos CIQ e CEQ
	a) controle interno da qualidade;			Mostrar procedimento de controle interno implementado aos gráficos
	b) controle externo da qualidade (ensaios de proficiência)			Mostrar o contrato e as últimas avaliações realizadas pelo provedor

RDC 302		Portaria CVS-13	
Item	Requisito	Item	Requisito	Evidência objetiva

Item	Requisito	Item	Requisito	Evidência objetiva
9 Controle da qualidade				
9.1	Os programas de Controle Interno da Qualidade (CIQ) e Controle Externo da Qualidade (CEQ) devem ser documentados, contemplando:	4.21	Os estabelecimentos de controle de qualidade obrigatoriamente, instituirão seus próprios Programas de Garantia de Qualidade (PGQs), para avaliar a qualidade das coletas e do processamento de material humano, assim como dos resultados de exames e testes laboratoriais obtidos e, ainda, garantir processos contínuos de busca da qualificação dos serviços prestados ao indivíduo e à coletividade de pessoas	Apresentar os procedimentos e os registros dos resultados obtidos
	a) lista de analitos			Mostrar as listas e/ou a avaliação do provedor
	b) forma de controle e frequência de utilização			Mostrar o procedimento
	c) limites e critérios de aceitabilidade para os resultados dos controles			Mostrar o procedimento
	d) avaliação e registro dos resultados dos controles			Mostrar o procedimento e os registros

CAPÍTULO I ◆ INFRAESTRUTURA FÍSICA DO POSTO DE COLETA

RDC 302			Portaria CVS-13	
Item	Requisito	Item	Requisito	Evidência objetiva
9.2 Controle Interno da Qualidade – CIQ				
9.2.1	O laboratório clínico deve realizar Controle Interno da Qualidade contemplando:	4.23	Os laboratórios clínicos autônomos e unidades de laboratórios clínicos, visando implementar as programações de garantia de qualidade, obrigatoriamente, constituirão suas Comissões Internas de Garantia de Qualidade (CIGQs)	Apresentar o seu processo de monitoramento e os registros dos resultados Mostrar as ações tomadas, os registros e a eficácia da implantação Mostrar os registros dos controles realizados
	a) monitoramento do processo analítico pela análise das amostras-controle, com registro dos resultados obtidos e análise dos dados			Apresentar o seu processo de monitoramento e os registros dos resultados (ex: gráfico de Levey Jennings)
	b) definição dos critérios de aceitação dos resultados por tipo de analito e de acordo com a metodologia utilizada			Apresentar os critérios de avaliação do CIQ (1 DP, 2 DP etc.)
	c) liberação ou rejeição das análises após avaliação dos resultados das amostras controle			Apresentar resultados dos controles e, se houver, algum registro de rejeição

141

	RDC 302		Portaria CVS-13	
Item	Requisito	Item	Requisito	Evidência objetiva
9.2.2	Para o CIQ, o laboratório clínico deve utilizar amostras controle-comerciais, regularizadas junto à ANVISA/MS, de acordo com a legislação vigente			Mostrar o material usado Se a aquisição foi realizada em representantes, exibir as notas fiscais de compra
9.2.2.1	Formas alternativas descritas na literatura podem ser utilizadas desde que permitam a avaliação da precisão do sistema analítico			Mostrar as alternativas e a literatura pertinente
9.2.3	O laboratório clínico deve registrar as ações adotadas decorrentes de rejeições de resultados de amostras controle			Mostrar as ações tomadas, os registros e a eficácia da implantação
9.2.4	As amostras controle devem ser analisadas da mesma forma que as amostras dos pacientes			Mostrar os registros dos controles realizados
9.3 Controle Externo da Qualidade – CEQ				
9.3.1	O laboratório clínico deve participar de ensaios de proficiência para todos os exames realizados na sua rotina	7.1	Recomenda-se, a juízo dos seus responsáveis técnicos, a participação dos estabelecimentos de que trata o subitem anterior em Programas de Controle de Qualidade Externos	Apresentar o contrato e o relatório periódico do provedor de CEQ

CAPÍTULO I • INFRAESTRUTURA FÍSICA DO POSTO DE COLETA

	RDC 302		Portaria CVS-13	
Item	Requisito	Item	Requisito	Evidência objetiva
9.3.1.1	Para os exames não contemplados por programas de ensaios de proficiência, o laboratório clínico deve adotar formas alternativas de controle externo da qualidade descritas em literatura científica			Mostrar as formas alternativas adotadas e a literatura científica
9.3.2	A participação em ensaios de proficiência deve ser individual para cada unidade do laboratório clínico que realiza as análises			Demonstrar a participação no CEQ na matriz e filiais, se houver. Isto pode ser evidenciado pela avaliação periódica do fornecedor
9.3.3	A normalização sobre o funcionamento dos provedores de ensaios de proficiência será definida em resolução específica, desta ANVISA			Sem evidências
9.3.4	O laboratório clínico deve registrar os resultados do Controle Externo da Qualidade, inadequações, investigação de causas e ações tomadas para os resultados rejeitados ou nos quais a proficiência não foi obtida			Mostrar os últimos relatórios do provedor de CEQ e as ações corretivas ou preventivas tomadas, para os resultados inadequados
9.3.5	As amostrascontrole devem ser analisadas da mesma forma que as amostras dos pacientes			Mostrar o mapa de trabalho e os registros dos resultados das amostras controle

Fonte: Suzimar & Sarahyba Consultoria e Treinamento Ltda.

DA COLETA DOMICILIAR DE MATERIAL HUMANO[6]

- Os estabelecimentos assistenciais de saúde que também tenham por finalidade a coleta domiciliar de material humano somente poderão funcionar mediante licença de funcionamento, expedida pelos órgãos sanitários competentes de suas jurisdições.

- Exames e testes realizados por unidades de laboratórios clínicos vinculadas técnica e legalmente a hospitais, ambulatórios e congêneres sob responsabilidade médica.

- Para os efeitos desta norma técnica, todos os hospitais, ambulatórios e congêneres sob responsabilidade médica que também tenham por finalidade a coleta domiciliar de material humano, obrigatoriamente, instituirão os Programas de Coleta Domiciliar de Material Humano (PCDs).

- Aprovação de cadastros, junto aos órgãos de vigilância sanitária competentes, dos serviços de coleta domiciliar de material humano, estará condicionada ao cumprimento das seguintes exigências:

    a) os responsáveis por estes serviços deverão ser profissionais legalmente habilitados que concluíram os seguintes cursos de formação profissional: medicina, enfermagem, farmácia, ciências biológicas – modalidade médica (biomedicina);

    b) os profissionais que executarão as coletas domiciliares de material humano, pertencentes aos quadros de pessoal destes serviços, deverão ser profissionais legalmente habilitados;

    c) os serviços deverão contar com veículos automotores para o transporte das amostras coletadas até as dependências dos laboratórios clínicos autônomos e/ou das unidades de laboratórios clínicos que realizarão os exames e testes laboratoriais, bem como para o transporte dos profissionais até os domicílios dos clientes;

d) os serviços deverão dispor de sedes, de forma a garantir que os produtos e artigos empregados na coleta de material humano de clientes possam ser conservados, armazenados e estocados adequadamente;

e) apresentação de documentos contendo a relação de procedimentos de coleta domiciliar de material humano realizados pelos serviços de coleta domiciliar, em conformidade com a Norma Técnica;

f) apresentação dos contratos de prestação de serviços celebrados com todos os estabelecimentos assistenciais de saúde contratantes, cujos termos atendam ao disposto na legislação em vigor;

g) apresentação de manuais de Procedimentos Operacionais Padrão (POP) que tratem dos procedimentos de coleta de material, dos procedimentos de transporte de amostras coletadas e dos procedimentos de biossegurança;

h) apresentação de documentos, emitidos pelos responsáveis pelos serviços de coleta domiciliar, que comprovem a implantação dos Programas de Coleta Domiciliar de Material Humano (PCDs), devendo tais documentos conter os nomes dos profissionais de nível superior que coordenam estes programas (coordenadores dos PCDs).

- Os responsáveis pelos Serviços de Coleta Domiciliar de Material Humano deverão indicar formalmente os coordenadores dos PCDs, entre os profissionais de nível superior pertencentes aos quadros destes serviços.

DO TRANSPORTE DE MATERIAL HUMANO COLETADO[6]

Todos os serviços de coleta que transportam amostras de material humano para a realização de exames ou testes laboratoriais deverão cumprir as disposições da norma técnica, além de outros dispositivos legais.

- É vedado, em quaisquer hipóteses, transportar amostras de material humano, bem como recipientes contendo resíduos infectantes, na parte dianteira dos veículos automotores para transporte.
- Os recipientes de segurança para transporte contendo no seu interior os invólucros para acondicionamento do material humano deverão ser transportados na parte traseira ou em compartimento especial dos veículos automotores para transporte.

- **Da remessa de material humano por meio de empresas transportadoras**

Os responsáveis técnicos pelos estabelecimentos para as situações em que for necessária a remessa de material humano por meio de empresas que transportam material clínico deverão adotar as medidas estabelecidas nesta norma técnica, visando garantir o transporte seguro do material e sua chegada ao destinatário em tempo hábil e em condições de ser analisado.

- **Das responsabilidades do remetente**

  - O remetente deverá entrar em contato, previamente à remessa do material, com a empresa de transporte e com o destinatário, a fim de garantir que as amostras sejam recebidas e imediatamente examinadas.
  - Cuidará da preparação dos documentos para a remessa do material.
  - Preencherá o relatório de segurança para transporte de material humano, em três vias, sendo que uma deverá ser entregue à empresa transportadora e a outra aposta à superfície da embalagem, se possível. O relatório de segurança para transporte de material humano conterá, obrigatoriamente, informações sobre os perigos decorrentes do contato com o material transportado e orientações, claras e precisas, sobre os procedimentos que deverão ser adotados em caso de acidente, quebra ou va-

zamento através da embalagem que informará ao destinatário, em tempo hábil, sobre todos os procedimentos adotados em relação ao transporte do material humano.

- **Das responsabilidades da empresa transportadora**
  - No âmbito do Estado de São Paulo, no interesse da preservação da saúde e segurança dos profissionais que trabalham em transportadoras, os proprietários e gerentes destas empresas deverão garantir o cumprimento do seguinte procedimento padrão para o transporte de material humano em seus veículos automotores ou em aeronaves:
    a) providenciar o meio de transporte do material, preferentemente, por meio de empresa de transporte aéreo e preferencialmente em voo direto para a localidade onde se encontra o destinatário;
    b) exigência de prévia entrega do relatório de segurança para transporte de material humano por parte do responsável técnico pelo estabelecimento de saúde que está remetendo o material, sem o que a mercadoria não deverá ser transportada;
    c) de posse da cópia do relatório de segurança para transporte de material humano, os responsáveis pelos setores de transporte de mercadorias destas empresas deverão entregá-los aos profissionais que entrarão em contato com o material humano já embalado, a fim de que tomem conhecimento dos perigos decorrentes de acidentes envolvendo a mercadoria.

- **Das responsabilidades do destinatário**
  - Colaborar com o remetente no atendimento de exigências legais que envolvam o transporte, se for o caso, de forma que o material humano não venha a ficar retido em veículos automotores ou em aeronaves e, ainda, em dependências de terminais de embarque e desembarque.

- Os responsáveis técnicos e responsáveis pelos estabelecimentos assistenciais de saúde e serviços deverão providenciar o cumprimento do mencionado em relação aos procedimentos de transporte de material humano.
- O disposto no subitem anterior, também, aplica-se aos proprietários das empresas, caso os seus responsáveis técnicos e responsáveis não as integrem na qualidade de sócios.
- Os responsáveis técnicos e responsáveis pelos estabelecimentos assistenciais de saúde e serviços deverão providenciar o treinamento dos profissionais de saúde, assim como dos trabalhadores de frotas de veículos automotores.

Definições segundo Portaria CVS-13

As definições dos diversos tipos de laboratórios de análises e pesquisas clínicas, patologia clínica e congêneres (autônomos, gerais específicos, descentralizados), procedimentos de coleta de material humano, coleta domiciliar, ambulatórios e terceirização de serviços descritas acima podem ser encontradas no link: http://pegasus.fmrp.usp.br/projeto/legislacao/PORTARIA%20CVS%2013.pdf

CONCLUSÃO

Além dos setores de manutenção e infraestrutura, setores de compras, qualidade hospitalar, gestores e administradores hospitalares, fiscais de contrato de estabelecimentos de saúde devem conhecer a RDC 50 e colaborar com a aprovação criteriosa dos projetos de reforma ou construção, antes do envio do projeto para aprovação nos órgãos de fiscalização, como Prefeitura Municipal, Corpo de Bombeiros, Vigilância Sanitária, e demais entidades específicas de cada projeto.

A RDC 302 e a Portaria CVS-13 possuem muitos itens em comum e, portanto, a mesma evidência objetiva. São de suma importância na regulamentação do funcionamento dos laboratórios de análises e pesquisas clínicas, patologia clínica e congêneres, dos postos de coleta descentralizados, assim como atendimento domiciliar e transporte de material humano coletado.

Os itens das normas acima são alvo de auditorias para certificações e contribuem com os programas de qualidade e melhoria contínua nos laboratórios.

REFERÊNCIAS BIBLIOGRÁFICAS

1. Chaves Carla D. Controle de qualidade no laboratório de análises clínicas. J. Bras. Patol. Med. Lab. [Periódicos na Internet]. Out 2010 [acessado 23 janeiro 2015]; 46(5): 352-352. Disponível em: http://www.scielo.br/scielo.php?pid=S1676-24442010000500002&script=sci_arttext
2. Agência Nacional de Vigilância Sanitária (Brasil). Resolução de Diretoria Colegiada nº 50, de 21 de Fevereiro de 2002. [resolução na internet]. [acessado 06/01/2015]. Disponível em: http://portal.anvisa.gov.br/wps/wcm/connect/ca36b200474597459fc8df3fbc4c6735/RDC+N%C2%BA.+50,+DE+21+DE+FEVEREIRO+DE+2002.pdf?MOD=AJPERES
3. Sociedade Brasileira de Análises Clínicas – SBAC [homepage na internet].[acessado 05/01/2015]. Disponível em: http://sbac.org.br/legislacao/RDC%20302%20Comentada%20de%20janeiro%202013.pdf
4. Agência Nacional de Vigilância Sanitária (Brasil). Resolução de Diretoria Colegiada nº 302, de 13 de outubro de 2005. Dispõe sobre Regulamento técnico para funcionamento de laboratórios Clínicos [resolução na internet].[acessado 10/01/2015]. Disponível em: http://www.saude.mg.gov.br/images/documentos/RES_302B.pdf
5. Agência Nacional de Vigilância Sanitária (Brasil). Portaria CVS-13, de 04 de novembro de 2005. [resolução na internet].[acessado 11/01/2015]. Disponível em: http://www.cvs.saude.sp.gov.br/zip/Portaria%20CVS%20n%C2%BA%2013,%20de%2004nov05.pdf

CAPÍTULO

2

Postura no Atendimento ao Cliente

Acolhimento

Introdução

No Brasil, muitos pacientes não se sentem seguros quando precisam ir a um laboratório porque este espaço é sempre cercado de mistérios.

Apresentar um ambiente seguro, localizar e responder as dúvidas do cliente no momento é fundamental para gerar confiança e demonstrar organização. Disponibilizar informações claras, em cartazes, placas ou por pessoas preparadas, informar sobre registros, senhas e o local do exame são atitudes que ajudam a acalmar o cliente, além de criar um bom clima de acolhimento.

Conteúdo

Definição[1-3]

Acolhimento, segundo o Ministério da Saúde pode ser definido como uma estratégia fundamental, que consiste na reorganização do processo de trabalho de maneira a atender a todos que procuram os serviços de saúde, fortalecendo o princípio da *universalidade* e a busca da *integralidade* e da *equidade*. Tem como eixo estimular e promover reflexões e ações de humanização dos Serviços de Saúde, fundamentadas na *ética* e na *cidadania*.

Assumir uma postura mais solidária e respeitosa para com o outro e valorizar o ser humano são elementos importantes na prática do acolhimento, mas, apesar do benefício que pode trazer para o atendimento em saúde e, consequentemente, na qualidade de vida do usuário, ainda é pouco utilizado em algumas instituições pelos profissionais da saúde.

Acolher, no contexto dos serviços de saúde, envolve a recepção adequada da clientela, a escuta da demanda, a busca de formas para compreendê-la e solidarizar-se com ela, devendo ser realizado por toda a equipe de saúde.

Podemos ainda descrever o ato de acolher como o estabelecimento de uma rede de confiança e solidariedade entre cidadãos, usuários, profissionais e equipes de saúde que favoreça a construção de uma relação de confiança e respeito para com aquele que busca o atendimento. Dessa forma, vemos que tal relação favorece a participação do usuário durante a oferta do serviço, tornando-o corresponsável e protagonista nos cuidados com sua saúde, o que, consequentemente, amplia a eficácia dos serviços prestados.

Para tanto, os trabalhadores de saúde devem acolher os usuários reconhecendo-os pelo nome e demonstrando interesse pelos aspectos subjetivos por eles apresentados. Dar importância ao subjetivo requer do profissional disponibilidade e sensibilidade para a escuta e o diálogo, na tentativa de conhecer o usuário e, assim, buscar soluções que satisfaçam suas necessidades, garantindo a materialização do princípio da integralidade.

O acolhimento deve garantir a resolutividade, que é o objetivo final do trabalho em saúde, resolvendo efetivamente o problema do usuário.

Como trabalhar o acolhimento[3-5]

Acesso – permitindo o acesso geográfico e organizacional

Deve-se propor a construção de um serviço de recepção e encaminhamento, combinado com sinalização que facilite a circulação das pessoas. A existência de estacionamento também é importante e facilita o acesso dos usuários. Na recepção deve haver macas e cadeiras de rodas à disposição dos pacientes que delas necessitarem e os confortos básicos como sanitários, área de espera confortável, telefone público etc. Para criar um aspecto acolhedor, pode-se propor que na área da recepção haja banca de jornal, loja de conveniência e lanchonete.

Este serviço deverá contar com funcionários treinados para atender o público, tendo à sua disposição telefone e terminal de computador. Além disto, um grupo de orientadores também é importante para acompanhar as pessoas até o local onde desejam ir. Este serviço evita que os clientes fiquem perdidos pelos corredores.

Postura – atitude profissional

A postura pressupõe uma atitude da equipe de saúde que permita receber bem os usuários e escutar de forma adequada e humanizada as suas demandas, inclusive solidarizando-se com o sofrimento. Dessa maneira, é possível construir relações de confiança e apoio entre trabalhadores e usuários. Nesta dimensão do acolhimento também se situam as relações no interior da própria equipe de saúde. Ou seja, a equipe precisa ser trabalhada para não demonstrar problemas, pessoais ou institucionais, durante o atendimento, evitando assim que o seu desempenho junto ao cliente seja prejudicado.

Técnica – capacitação dos profissionais

O acolhimento enquanto técnica implica o planejamento de uma equipe de trabalho capacitada. A proposta inicia-se com o padrão da composição de trabalho na equipe, o perfil dos agentes buscados no processo de seleção, de capacitação, os conteúdos programáticos e metodológicos dos treinamentos, até os conteúdos programáticos e metodológicos da supervisão e da avaliação de pessoal. Nesse contexto, tem destaque a supervisão, considerada importante no modo de organização de serviços e no acompanhamento do cotidiano do trabalho.

Reorientação de serviços ou reorganização dos processos de trabalho

O acolhimento reorienta os serviços de acordo com a demanda dos usuários. As atividades de acolhimento têm como objetivo buscar, ampliar e qualificar o acesso dos usuários, humanizando o atendimento e impulsionando a reorganização do processo de trabalho. Ou seja, a reorganização do processo de trabalho visa melhor atender aos usuários, além de ampliar a capacidade de identificar e resolver os problemas.

A técnica do acolhimento provoca uma reviravolta nos serviços. Também estimula o aprimoramento dos profissionais, melhora a integração na equipe e, se inexiste, introduz a necessidade de busca de novas tecnologias para o cuidado.

O acolhimento nos laboratórios de análises clínicas[2,3,6]

Os laboratórios são empresas do setor de serviços que auxiliam a área médica no diagnóstico de enfermidades e que têm como produto o laudo de exames. Com o acolhimento, a configuração dos laboratórios mudou de uma prestação de serviços artesanal para uma produção automatizada e padronizada.

Os gestores do laboratório devem considerar:

- O aumento da demanda porque pode levar o sistema ao limite de sua capacidade, afetando a qualidade do serviço e a satisfação do cliente.
- Volume e tipo de requisições.
- Tempo de processamento e emissão de resultados.

Estas variáveis geram problemas de planejamento e exigem que o sistema de produção, como equipamentos, logística e pessoal, sejam flexíveis e facilmente ajustáveis à demanda existente.

Os laboratórios costumam organizar-se por processos, realizados em postos de trabalho dentro de áreas específicas. Os exames são encaminhados para cada posto e realizados por ordem de chegada ou de acordo com os critérios de priorização preestabelecidos. Se os funcionários forem multifuncionais podem atuar em mais de um posto de trabalho e até atuar concomitantemente em mais de um processo. Porém, diferenças no nível de habilidade podem causar problemas no momento de agrupar tarefas.

A decisão sobre a organização ideal deve ser tomada a partir de um estudo de *fluxo de trabalho*, que visa ajustar a capacidade à demanda, de modo que o serviço seja prestado de forma *efetiva* e *eficiente*.

Fatores que influenciam de forma positiva e negativa no acolhimento[6]

Não existem estudos realizados especificamente em laboratórios de análises clínicas. Mas podemos transpor para essas unidades estudos realizados em Instituições de Saúde, como, por exemplo, o estudo realizado por Beck e Minuzi (2008). Nesse estudo, os autores destacam os fatores que podem influenciar positiva e negativamente no acolhimento nas instituições de saúde.

Fatores positivos:

- **Universalidade do acesso** – o acolhimento é um arranjo tecnológico que busca garantir acesso aos usuários para escutá-los, resolver os problemas mais simples e/ou referenciá-los, se necessário.

- **Humanização da assistência** – o acolhimento de forma humanizada envolve a recepção adequada da clientela, a escuta da demanda, a busca de formas para compreendê-la e solidarizar-se com ela, devendo ser realizado por toda a equipe de saúde.

- **Reorganização do processo de trabalho** – por meio deste item é possível melhor utilização dos recursos do laboratório, qualificando o trabalho dos profissionais, integrando-os na assistência e resgatando o trabalho multiprofissional. Essa mudança pode possibilitar a ampliação de espaços democráticos de discussão, de decisão, de escuta e de trocas, desencadeando um intenso movimento de forças criativas e propostas inovadoras.

- **Possibilidade de maior *resolutividade* do trabalho** – pode estar relacionada a fatores que se manifestam simultaneamente ou não, sendo eles: as discussões permanentes entre a equipe do laboratório para avaliar e reprocessar o acolhimento; a capacitação da equipe adquirida com a própria experiência no atendimento; a utilização de protocolos, os quais indicam a conduta a ser adotada diante dos problemas que mais se apresentam no serviço e a interação da equipe com enfermeiros e médicos fazendo a retaguarda do acolhimento e a capacitação em serviço.

Entre as dificuldades encontradas para a implantação do acolhimento se sobressaíram as seguintes categorias:

- **Despreparo dos profissionais** – o acolhimento ainda é uma ação de saúde pouco clara para os profissionais da área da saúde. É possível observar que, embora os conceitos sobre acolhimento estejam apreendidos, sua operacionalização ainda é difícil. Isto pode ser observado quando o acolhimento é traduzido em ações instituídas como triagem, consulta agendada, encaminhamento, normas de acesso etc.
- **Falta de financiamento do sistema** – entre as limitações existentes, destacaram-se as impostas pelo sistema de saúde e as pequenas participações tanto municipais, quanto estaduais e federais.
- **Inadequação de área física nos laboratórios** – pode intervir no acolhimento da demanda, dificultando ou até mesmo impedindo o atendimento.

Proposta de como implantar o acolhimento em unidade laboratorial[7,8]

A seguir, sugerimos alguns passos para a implantação do acolhimento em unidade laboratorial.

1. Implantação de grupo de estudo para ampliar e consolidar o conhecimento prévio sobre acolhimento e identificar profissionais sensibilizados com a proposta.
2. Análise de organização do serviço do ponto de vista dos profissionais para levantamento e análise crítica dos modos de organização do serviço, fluxo de atendimento ao usuário e principais problemas enfrentados. Deverão ser realizadas reuniões com a participação de todos os envolvidos, estimu-

lando a elucidação do modo de organização do processo de trabalho das equipes e a criação de um fluxograma que represente o caminho percorrido pelo usuário no laboratório. A seguir, o grupo deve listar os principais problemas identificados, confrontando-os com o conhecimento consolidado no grupo de estudo. Ao final desse processo, deve ser produzido um relatório a ser entregue para o grupo responsável pela implantação do acolhimento.
3. Análise da visão da comunidade sobre o serviço ofertado no laboratório. Serão realizadas reuniões envolvendo usuários para identificação das diferentes percepções da comunidade sobre os modos de organização do serviço, fluxo de atendimento e principais problemas enfrentados no acesso e no atendimento no laboratório. Estas reuniões terão como facilitadores funcionários das equipes previamente orientados para exercer tal função. O grupo será estimulado a conversar sobre o acesso e a qualidade dos serviços ofertados no laboratório e, ainda, a construir um fluxograma que represente o caminho percorrido pelo usuário que procura atendimento, listando os principais problemas enfrentados nesse processo e suas possíveis causas. Ao final da atividade será realizada a indicação de representantes da comunidade para compor o grupo que será responsável pela implantação do acolhimento.
4. Formação de um grupo para elaboração da proposta de acolhimento e monitoramento de sua implantação. Nesta fase são definidos os profissionais que farão parte da equipe de acolhimento e principalmente a definição do processo de trabalho que deve incluir: a recepção inicial do usuário, disponibilização de informações sobre o funcionamento do serviço, encaminhamento do usuário ao local de atendimento, além de orientações sobre preparos específicos, tempos de jejum e material necessário.
5. Capacitação dos profissionais – todos os envolvidos devem participar de oficinas de trabalho contínuas, que funcio-

narão como um espaço de treinamento e reflexão sobre o papel de cada profissional na efetivação do acolhimento enquanto diretriz técnico-assistencial norteadora das práticas em saúde.
6. Monitoramento e avaliação – o monitoramento pressupõe a contínua vigilância sobre o processo, configurando-se, de fato, como um importante instrumento para ajuste e adequação periódicos do projeto a partir da identificação de dificuldades ou obstáculos enfrentados durante sua efetivação. A avaliação deve ocorrer de forma periódica e pontual, possibilitando assim a elucidação da evolução do processo de implantação do acolhimento e o esclarecimento da capacidade do projeto de atingir todos os objetivos propostos.

CONCLUSÃO

O acolhimento deve ser incorporado aos procedimentos dos laboratórios de análises clínicas, ao mesmo tempo que necessita *transcender* o caráter de rotina do cotidiano. Quer dizer, a relação de ajuda permeia todas as situações de atendimento em que o profissional e o cliente se encontram, demandando uma ação contínua de formação, supervisão e estímulo para que se torne efetiva.

O acolhimento, além de compreender uma postura do profissional de saúde diante do usuário, significa também uma ação gerencial de reorganização do processo de trabalho e uma diretriz para as políticas de saúde dentro da organização. Também é fundamental conhecer a avaliação dos usuários sobre o atendimento, para repensar as práticas profissionais e intervir sobre os modos de organização dos serviços, visando ao seu aperfeiçoamento.

GLOSSÁRIO

Cidadania: indivíduo no gozo dos direitos civis e políticos de um estado livre.
Efetivo: o que é real e positivo; o que existe realmente.

Eficiente: que funciona, produzindo o efeito esperado. Que tem competência ou reúne as condições e características apropriadas para a consecução de algo.

Equidade: igualdade.

Ética: conjunto de regras de conduta.

Fluxo de trabalho: análise logística da prestação do serviço.

Implantação: ato de introduzir, estabelecer, fixar.

Integralidade: qualidade do que é integral. Estado de uma coisa inteira, completa.

Resolutividade: maneira de se avaliar o serviço a partir dos resultados obtidos no atendimento.

Transcender: exceder; ultrapassar. Ser superior a.

Universalidade: caráter do que é universal, geral; totalidade. Caráter daquilo que abrange todos os conhecimentos.

REFERÊNCIAS BIBLIOGRÁFICAS

1. Ministério da Saúde (Brasil), Secretaria de Atenção a Saúde, Oficina Acolhimento no SUS: Política Nacional de Humanização. Brasília: Ministério da Saúde, 2006. Acessado: 28/02/2013. Disponível em: http://bvsms-bases.saude.bvs.br/cgi-bin/wxis.exe/iah/ms/?IsisScript=iah/iah.xis&lang=P&base=ms&nextAction=lnk&exprSearch=[ID]27536

2. Costa MAR, Cambiriba MS. Acolhimento em Enfermagem: a visão do profissional e a expectativa do usuário. Cienc. Cuid. Saude. 2010 jul/set [acessado 28/02/2013];9(3):494-502. Disponível em: http://eduem.uem.br/ojs/index.php/CiencCuidSaude/article/view/9545

3. Solla, JJSP. Acolhimento no sistema municipal de saúde. Rev. Bras. Saúde Matern. Infantil. 2005 out/dez [acessado 28/02/2013];5(4):493-503. Disponível em: http://www.scielo.br/pdf/rbsmi/v5n4/27768

4. Santos MFOS, Costa SFC, Fernandes MGM. Acolhimento como estratégia para humanizar a relação médico paciente. Rev. Espaço para Saúde. 2011 dez [acessado 01/03/2013];13(1):66-73. Disponível em: http://www.uel.br/revistas/uel/index.php/espacoparasaude/article/view/10049

5. Silva LG, Alves MS. O acolhimento como ferramenta de práticas inclusivas de Saúde. Rev. APS. 2008 jan/mar [acessado 01/03/2013];11(1):74-

84. Disponível em: http://bases.bireme.br/cgi-bin/wxislind.exe/iah/online/?IsisScript=iah/iah.xis&src=google&base=LILACS&lang=p&nextAction=lnk&exprSearch=490135&indexSearch=ID

6. Beck CLC, Minuzi D. O acolhimento como proposta de reorganização da assistência à saúde: uma análise bibliográfica. Saúde Santa Maria. 2008 [acessado 02/03/2013];34a(1-2):37-43. Disponível em: http://webcache.googleusercontent.com/search?q=cache:cS8O7npQfDoJ:cascavel.cpd.ufsm.br/revistas/ojs-2.2.2/index.php/revistasaude/article/download/6496/3948+&cd=1&hl=pt-BR&ct=clnk&gl=br

7. Barra SAR. O acolhimento no processo de trabalho em saúde. Serv. Soc. Rev. 2011 jan/jun [acessado 02/03/2013];13(2):119-142. Disponível em: http://webcache.googleusercontent.com/search?q=cache:uQRFyCMVSSEJ:www.uel.br/revistas/uel/index.php/ssrevista/article/download/8828/9122+&cd=5&hl=pt-BR&ct=clnk&gl=br

8. Leite MPS. Proposta de um protocolo de acolhimento para Unidade de Atenção Primária à Saúde de Virgolândia, Minas Gerais [Trabalho de Conclusão de Curso]. Minas Gerais: Universidade Federal de Minas Gerais; 2009. 79p. Especialização em Atenção Básica em Saúde da Família. Acessado: 02/03/2013. Disponível em: https://www.nescon.medicina.ufmg.br/biblioteca/registro/Proposta_de_um_protocolo_de_acolhimento_para_Unidade_de_Atencao_Primaria_a_Saude_de_Virgolandia/71

9. Dicionário Aurélio Online [homepage da internet].[acessado 26 set 2014]. Disponível em: http://www.dicionariodoaurelio.com/

Humanização dos profissionais

Introdução

Durante o processo de atendimento no laboratório, a atenção da equipe de saúde não deve dirigir-se essencialmente para o procedimento em si, mas para o indivíduo. Dessa forma, a *individualidade* de cada paciente não é silenciada, havendo espaço para um cuidado que reconheça seus medos, inseguranças, preocupações, necessidades, angústias e incertezas.

Conteúdo
Definição[1,2]

Humanizar significa acolher o paciente em sua essência, a partir de uma ação *efetiva* traduzida na solidariedade, na compreensão do indivíduo em sua *singularidade* e na apreciação da vida. É abrir-se ao outro e acolher, solidária e legitimamente, a *diversidade*, tornando o ambiente mais agradável e menos tenso, de forma a proporcionar ao paciente um atendimento mais seguro, afetuoso e terno. No âmbito laboratorial, são necessários profissionais que desenvolvam as habilidades emocionais e que sejam capazes de sensibilizar-se com as situações vivenciadas em seu cotidiano, evitando prestar um cuidado tecnicista, mas preparados para oferecer um cuidado humanizado ao cliente, sem exploração, domínio ou desconfiança. O cuidado humanizado pressupõe habilidade técnica do profissional de saúde no exercício de suas funções, além de competência pessoal evidenciada na capacidade de perceber e compreender o ser cliente em sua *experiência existencial*, satisfazendo suas necessidades *intrínsecas*; favorecendo sobremaneira um *enfrentamento* positivo do momento vivido, além de preservar a sua autonomia, ou seja, o direito de decidir quanto ao que deseja para si, para sua saúde e seu corpo, por ser este direito uma das primeiras coisas diminuídas ou perdidas quando se adoece.

Assim, a palavra humanizar está ligada a vários aspectos: acolhimento, afabilidade, benevolência, dignidade, civilidade, respeito pelo outro e tratamento igual para todos, sem preconceito nem discriminação, de modo polido e sincero.

Programa Nacional de Humanização da Assistência Hospitalar (PNHAH) e Política Nacional de Humanização (PNH)[2-4]

Esse programa foi instituído no âmbito do SUS pela Portaria GM/MS 881, de 10 de junho de 2001. A iniciativa de sua criação expressou firme decisão de enfrentar o grande desafio de melhorar a qualidade do atendimento público em saúde e de valorizar o trabalho dos profissionais da saúde. A partir daí, iniciaram-se ações em diversas Instituições para a criação de Comitês de Humanização voltados para a melhoria da qualidade da atenção ao usuário e mais tarde ao próprio trabalhador.

O que se iniciou como um Programa transformou-se em 2003 em uma política: a Política Nacional de Humanização (PNH), para ampliar a humanização dos serviços de saúde, nas relações e nos atendimentos, visando à qualidade de vida do trabalhador e à rejeição de preconceitos.

Resumidamente, a proposta principal dessa política é resgatar o respeito à vida humana sem desconsiderar fatores sociais, éticos, educacionais e psicológicos presentes na pessoa tanto do cliente como do profissional da área. Tem a ver com a valorização e o despertar de alguns *atributos* que melhoram a qualidade das relações humanas, como: sensibilidade, solidariedade e criatividade. É necessário que cada profissional da saúde trabalhe nesses atributos definidos a seguir, para que as mudanças se desencadeiem naturalmente.

- **Sensibilidade** – indivíduo sensível é aquele capaz de perceber as modificações passadas no meio externo e interno e reagir a elas de forma adequada, sempre respeitando a individualidade e o momento do outro: o cliente.
- **Solidariedade** – é uma motivação para a dedicação ao cliente por meio de diálogo, com um mínimo de entendimento da natureza do outro e a aceitação das *particularidades* de cada um.
- **Criatividade** – capacidade criadora e de inovação. Qualidade de quem tem ideias originais, de quem é criativo.

Comunicação como base da humanização[1,2,5]

Os profissionais de saúde devem utilizar a comunicação como instrumento para humanizar o cuidado, dialogando com o cliente visando esclarecer dúvidas quanto a seu tratamento, exames diagnósticos ou procedimentos clínicos, minimizando sua ansiedade causada pela sua condição de *passividade* imposta pela doença.

A comunicação não significa apenas a palavra verbalizada. As mensagens enviadas através da comunicação não verbal também devem ser interpretadas adequadamente. A comunicação verbal é aquela expressa através da linguagem escrita e falada, mas ela nunca vem sozinha. Existe sempre uma associação entre comunicação verbal e não verbal. A comunicação não verbal pode ser definida como toda informação obtida por meio de gestos, posturas, expressões faciais, orientações do corpo e até pela relação de distância mantida entre os indivíduos.

O valor da comunicação verbal na relação profissional e cliente *é inegável*, visto que a linguagem permite a compreensão do cliente, no que se refere aos exames que deverão ser realizados, assim como para o preparo necessário. Porém, a comunicação não verbal permite aos profissionais reconhecer os reais sentimentos dos clientes durante o atendimento, além de ser um recurso importante no que tange à percepção de dúvidas emanadas no decorrer do processo de comunicação, que deve ser efetivado a partir de uma relação de confiança entre pessoas.

A comunicação baseada na linguagem verbal e não verbal contribui para a prática do cuidado humano e propicia um espaço de aprendizagem para o cliente, possibilitando a aproximação, pautada em uma relação de confiança.

No entanto, há um fator que afeta toda essa relação: o estado emocional dos que estão envolvidos nesse processo. Comunicar-se com as mais diferentes pessoas não é fácil, especialmente em laboratórios onde palavras com sentido dúbio podem dar margem a interpretações errôneas ou enganosas e gerar os maiores transtornos.

Dicas úteis para facilitar a comunicação[6]

- **Transparecer que entende o cliente** – deixe-o falar tudo e se possível o incentive a expor tudo o que tem a dizer antes de responder. Isso faz com que ele desabafe e perceba suas reais motivações. Somente depois exponha a visão da instituição ou do profissional envolvido na questão. Isso não significa concordar com o cliente. Mas concordar com alguns pontos em comum ajuda a minimizar o atrito e a diminuir a distância.

- **O cliente, na maioria das vezes, não está contra nós ou contra a instituição, está apenas a favor dele mesmo** – mesmo que não haja o que fazer no momento, apresente alguma forma de alívio, como, por exemplo, informar que vai procurar sanar ou solucionar o problema, mesmo que isso não seja possível. Não se trata de mentir, mas de dar um tempo para que ele pense nas razões que levarão o profissional ou a instituição para agir de uma determinada forma na resolução daquele problema.

- **Evitar o uso de palavras e expressões que podem mudar o sentido do que se diz, minimizando ou maximizando uma ou outra informação** – a palavra "mas" mal colocada pode dar margem a inúmeras interpretações. Outras palavras de igual efeito são o "se" e o "quando", que transmitem ideia de possibilidade e tempo, algo irreal para quem quer a resolução rápida do problema.

- **Perguntar se o interlocutor entendeu e pedir para que lhe explique o que entendeu** – essa é a melhor forma de tornar uma comunicação clara e objetiva. Evita entendimentos *equivocados* e resultados insatisfatórios.

Humanização e hotelaria hospitalar[6]

É importante que seja feita uma divisão clara entre humanização e hotelaria hospitalar. Ambas são *convergentes*, mas podem existir individualmente em ambientes bem diferentes. Um laboratório que possui excelentes serviços de hotelaria não significa que seja humanizado, podendo inclusive dispor de um serviço de hotelaria cinco estrelas e ser muito pouco humano com os clientes e seus familiares. Da mesma forma, laboratórios humanizados podem não possuir necessariamente uma infraestrutura hoteleira que o diferencie da concorrência pelos seus serviços. O ideal seria que esses dois universos atuassem em conjunto, mas nem sempre é possível.

A hotelaria hospitalar ou de uma unidade laboratorial é a introdução de técnicas, procedimentos e serviços de hotelaria com os consequentes benefícios social, físico, psicológico e emocional para os clientes, familiares e funcionários.

A humanização é a ação de humanizar o atendimento, tornando-o sensível às necessidades e desejos dos clientes e familiares, mediante ações que visem transformar positivamente o ambiente de atendimento.

Para investir em hotelaria é necessário um mínimo de recursos financeiros para a aquisição de equipamentos, contratação de funcionários e implantação de novos serviços. Para a humanização há uma dependência exclusiva das ações humanas motivadas pelo interesse *altruísta* de mudar o ambiente laboratorial interno para melhor. A humanização não depende necessariamente de recursos financeiros para existir.

Qualidade total e humanização[2]

Na abordagem humanizada, não apenas os clientes devem se sentir satisfeitos com a qualidade da atenção recebida, mas todos os profissionais envolvidos. Afinal, os *clientes internos* possuem os mesmos direitos da *clientela externa*, devendo receber tratamento humanizado, em um nível máximo de excelência.

A qualidade pode ser definida como as condições de um produto ou serviço para atender às necessidades e às expectativas do cliente. Na qualidade total todos na empresa devem estar comprometidos com a busca da excelência. Esse processo tende a encorajar e a estimular as pessoas a trabalharem em equipe, pautando-se na filosofia da cooperação entre si, com objetivos e metas para a melhoria contínua dos serviços.

Vale ressaltar que nessa filosofia de trabalho está embutido um conceito humanístico, uma vez que as pessoas envolvidas no processo são tratadas como inteligentes e desejosos de fazerem o melhor pela empresa.

Avaliação e melhoria na qualidade do atendimento humanizado[2,6]

É essencial ouvir as sugestões e reclamações da clientela. Para tanto, as instituições devem abrir uma linha de comunicação por meio de contatos normais de atendimento, implantar um serviço de ouvidoria ou mesmo disponibilizar aos usuários uma caixa de sugestões e reclamações. Porém, esses mecanismos devem ser levados a sério, uma vez que as queixas apresentadas dizem respeito a falhas que precisam ser sanadas e existem sugestões que podem ser aproveitadas em prol da qualidade dos serviços.

A seriedade em lidar com reclamações e mesmo com sugestões úteis nem sempre existe e os serviços perdem com isso. Muitas vezes, os serviços de ouvidoria contam com pessoal despreparado. Também é comum a anotação das queixas de forma ilegível e mecanizada e sem a mínima habilidade pessoal para negociar soluções amistosas.

Portanto, falta flexibilidade e interesse em escutar as partes envolvidas, de modo a intermediar conflitos buscando de fato soluções satisfatórias para o cliente.

Considerando as novas tendências e expectativas da população usuária dos serviços de saúde, espera-se que com o tempo inexistam funcionários que ignorem ou finjam ignorar a presença do cliente com suas necessidades e solicitações, *negligenciando* o atendimento informativo e resolutivo em qualquer nível de atenção.

A arte do bom atendimento[2,6]

A primeira impressão é fundamental! Se essa não for boa dificilmente o cliente terá uma segunda impressão positiva. Por isso, as instituições de saúde devem ser agradáveis aos olhos de quem procura atendimento e cuidados. De modo geral, o atendimento constitui-se de ações que se dão antes, durante e após o cliente passar pela porta da instituição. O atendimento em saúde é a ação de acolher corretamente o cliente que recorre a uma organização visando prevenir ou solucionar um problema de saúde.

Pense na seguinte situação:

Uma colaboradora, ao chamar um cliente para exame, perguntou na frente de todos os que aguardavam: É o senhor que está aguardando o frasco para fazer o exame de fezes, não é? O coitado levantou-se e acompanhou a profissional até uma sala. Ao pegar o frasco, ele saiu sem olhar para ninguém.

De quem é a culpa desse tipo de atendimento? Com certeza é da instituição que falhou na seleção de pessoal, no investimento em treinamento e na motivação dos funcionários.

Qual deve ser o perfil do profissional para um atendimento humanizado e com qualidade?[2,6]

- Apresentar-se e perguntar o nome do cliente para tornar o atendimento personalizado.
- Estar tranquilo.

- Estar penteado, bem vestido, com mãos e unhas limpas.
- Ostentar boa postura.
- Não mascar chiclete durante o atendimento.
- Não comer durante o atendimento.
- Falar em tom baixo.
- Evitar uso de gíria.
- Ser simpático, amável e cortês.
- Saber controlar gestos impulsivos como rir alto e comentar algo desagradável.
- Ser proativo, ou seja, conseguir antecipar problemas, necessidades ou mudanças.
- Mostrar disponibilidade para ouvir o cliente, mantendo a serenidade, bom humor, e deixar transparecer a satisfação em atender.
- Mostrar disponibilidade e conhecimento para responder perguntas sobre os serviços oferecidos naquela instituição.
- Não falar mal para o cliente de outras instituições e serviços de saúde.
- Admitir o erro, quando for o caso, demonstrar que lamenta e que está pronto para ajudar o cliente.

A importância do investimento no funcionário[1,2,6,7]

As instituições devem tratar os seus trabalhadores de forma mais humanizada, percebendo e atendendo suas necessidades, tanto as pessoais como as *inerentes* ao próprio exercício da profissão no contexto dos serviços.

Cuidar de quem cuida é imprescindível ao desenvolvimento de projetos e ações em prol da humanização da assistência.

Portanto, essas ações são indispensáveis:

- Prestar assistência psicológica ao trabalhador, o que inclui avaliação, aconselhamento e tratamento sempre que necessário.
- Contratar profissionais em número adequado à demanda.
- Adquirir em quantidade suficiente novos equipamentos e materiais de qualidade.
- Pagar salários condizentes com a formação técnica e função desempenhada.

Humanização em pediatria – atividades possíveis de serem desenvolvidas[6-9]

O período de espera para o atendimento pode despertar sentimentos como o medo, a ansiedade e o cansaço, que podem ser agravados no caso de crianças.

Não é uma ou outra atividade que vai transformar todo o ambiente de uma vez, mas o conjunto de ações que se forem tomadas chegará a resultados positivos. Trata-se de amenizar o tempo de espera, tornando-o menos sério e sisudo. Algumas sugestões:

- **Brinquedoteca** – um espaço *lúdico* que reúne todo o universo infantil, auxiliando no alívio do estresse e da insegurança. Essa estratégia pode minimizar o ambiente hostil e estranho da instituição e proporcionar um atendimento humanizado durante o atendimento, tornando a unidade laboratorial um *contexto* de desenvolvimento saudável para as crianças e suas famílias. Ajuda a amenizar o sofrimento e desconforto que muitas vezes são causados pelo medo da agulha neste espaço estruturado especificamente para as crianças e adolescentes que aguardam o atendimento para coleta de sangue, criando-se uma possibilidade de entretenimento e resgate de atividades prazerosas do dia a dia, valores muito importantes para estes nossos pequenos pacientes.

Você pode saber mais sobre o assunto consultando as regulamentações existentes:

- Portaria nº 2.261/GM de 23 de novembro de 2005 que estabelece as diretrizes de instalação e funcionamento das brinquedotecas nas unidades de saúde que ofereçam atendimento pediátrico em regime de internação e a lei nº 11.104, de 21 de março de 2005, que dispõe sobre a obrigatoriedade de instalação de brinquedotecas nas unidades de saúde que ofereçam atendimento pediátrico em regime de internação.
- **Teatro** – a importância de uma apresentação teatral se aproxima de uma festa para as crianças e ainda há a possibilidade de ser educativa. Pode auxiliar a amenizar o trauma nas coletas de material biológico.
- **Contador de histórias** – uma vantagem é a facilidade de encontrar pessoas que possam interpretar as histórias apenas com entonações de voz e expressões faciais.
- **Apresentações musicais** – podem ser realizadas por um coral, por crianças de escolas e até mesmo pelos próprios funcionários.

CONCLUSÃO

Mudar o atendimento para torná-lo mais humanizado corresponde a demonstrar, na prática, respeito pelo ser humano, compreendendo suas peculiaridades e defendendo seus direitos de cidadão. As pessoas desejam ser consideradas e respeitadas durante o seu atendimento em instituições de saúde, tanto públicas como privadas. Porém, esse objetivo não será atingido sem a necessária conscientização, aceitação e empenho contínuo de cada profissional, gestor e empresa.

GLOSSÁRIO[10]

Altruísta: inclinação para procurar obter o bem para o próximo.
Atributo: qualidade própria e inerente.

Cliente externo: todos os clientes da instituição.

Cliente interno: todos os que trabalham na instituição.

Contexto: conjunto de circunstâncias à volta de um acontecimento ou de uma situação.

Convergente: que tendem para o mesmo ponto.

Diversidade: variedade.

Efetiva: que funciona de fato.

Enfrentamento: ação de enfrentar.

Equivocado: que errou ou se enganou.

Experiência existencial: experiência de vida.

Individualidade: o todo do indivíduo ou do ser. Conjunto das qualidades individuais.

Inerentes: que faz parte da pessoa ou de alguma coisa.

Intrínsecas: que se passa no interior.

Lúdico: que serve para divertir ou dar prazer.

Negligenciar: descuidar, fazer com desatenção e displicência.

Passividade: qualidade do que é passivo. Qualidade daquele que não atua.

Particularidade: estado ou qualidade de particular; singularidade, especialidade, individualidade.

Ser inegável: que se não pode negar; claro, evidente.

Singularidade: o que é peculiar a um só indivíduo e não aos outros. Particularidade.

REFERÊNCIAS BIBLIOGRÁFICAS

1. Morais GSN, Costa SFG, Fontes WD, Carneiro AD. Comunicação como instrumento básico no cuidar humanizado em enfermagem ao paciente hospitalizado. Acta Paul Enferm. 2009 [acessado 15/09/2014]; 22(3):323-7. Disponível em: http://www.scielo.br/pdf/ape/v22n3/a14v22n3.pdf
2. Giordani AJ. Humanização da saúde e do cuidado. São Caetano do Sul: Difusão; 2008.

3. Rede Humaniza SUS [homepage na Internet]. Rede de colaboração para a humanização da gestão e da atenção no SUS [acessado 13/09/2014]. Disponível em: http://www.redehumanizasus.net/
4. Nora CRD, Junges JR. Política de humanização na atenção básica: revisão sistemática. Rev Saúde Pública. 2013 [acessado 15/09/2014]; 47(6):1186-1200. Disponível em: http://www.scielo.br/scielo.php?pid=S0034-89102013000601186&script=sci_arttext
5. Barbosa IA, Silva MJP. Cuidado humanizado de enfermagem: o agir com respeito em um hospital universitário. Rev Bras Enferm. 2007 set/out [acessado 15/09/2014]; 60(5):546-51. Disponível em: http://www.scielo.br/pdf/reben/v60n5/v60n5a12.pdf
6. Godoi AF. Hotelaria hospitalar e humanização no atendimento em hospitais. 2.ed.; 2008.
7. Duarte MLC, Noro A. Humanização: uma leitura a partir da compreensão dos profissionais da enfermagem. Rev Gaúcha de Enferm. 2010 dez [acessado 13/09/2014]; 31(4): 685-92. Disponível em: http://www.scielo.br/pdf/rgenf/v31n4/a11v31n4.pdf
8. Brasil. Ministério da Saúde. Portaria nº 2.261/GM, de 23 de nov de 2005. Estabelece as diretrizes de instalação e funcionamento das brinquedotecas nas unidades de saúde que ofereçam atendimento pediátrico em regime de internação [portaria na internet].[acessado 03 dez 2014]. Disponível em: http://dtr2001.saude.gov.br/sas/PORTARIAS/Port2005/GM/GM-2261.htm
9. Brasil. Presidência da República. Casa Civil. Lei nº 11.104, de 21 de mar de 2005. Dispõe sobre a obrigatoriedade de instalação de brinquedotecas nas unidades de saúde que ofereçam atendimento pediátrico em regime de internação [lei na internet]. Diário Oficial da União 22 mar 2005 [acessado 03 dez 2014]. Disponível em: http://www.planalto.gov.br/ccivil_03/_Ato2004-2006/2005/Lei/L11104.htm
10. Dicionário Aurélio Online [homepage da internet].[acessado 26 set 2014]. Disponível em: http://www.dicionariodoaurelio.com/

Ética profissional

Introdução

A assistência à saúde mudou, assim como o olhar da sociedade e a avaliação que esta elabora em resposta aos problemas relacionados ao processo saúde-doença. O meio social transforma-se e a forma como o homem se relaciona com ele também. Para a melhor compreensão da situação *laboral* em saúde, é necessário o desenvolvimento de um novo olhar sobre os novos problemas morais, os quais têm *interface* com as ações de prevenção, promoção e organização da saúde. Esse novo olhar envolve a ética profissional e a bioética que podem ser utilizadas como uma ponte para superar as velhas *dicotomias* entre o individual e o coletivo, entre a clínica e a saúde pública.

Conteúdo

Definição[1]

O termo ética é originário do grego antigo *ethos*, que significa caráter, modo de ser, costumes. Em seu sentido de maior amplitude, a ética tem sido entendida como a ciência da conduta humana perante o ser e seus semelhantes. Envolve os estudos de aprovação e desaprovação da ação dos homens. Encara a virtude como prática do bem e como promotora da felicidade dos seres, quer individualmente, quer coletivamente. Avalia os desempenhos humanos em relação às normas comportamentais pertinentes.

Ética é a ciência dos costumes, ou seja, os hábitos de uma pessoa, de um povo, de uma classe profissional, de uma comunidade.

Os costumes são de fato os comportamentos médios aceitos por uma comunidade. O afastamento dessa média gera surpresas, críticas e repreensões.

Os inovadores são considerados ousados e escandalosos; os que pretendem manter sem alterações a tradição de costumes são considerados conservadores. O comportamento médio da comunidade conta sempre com essas duas tendências e o movimento ético precisa prestar atenção a ambas.

Ética profissional[2]

A ética profissional é uma *reflexão crítica* sobre a realidade social do trabalho, das atividades profissionais e do agir pautado nos valores do grupo ou da categoria profissional. Ela envolve a adesão voluntária a um conjunto de regras estabelecidas como as mais adequadas ao exercício profissional. Os profissionais da saúde devem dominar conhecimentos, saberes, técnicas e habilidades, mas também devem ter compaixão para compreender que o cliente sente a experiência do processo saúde-doença, além de tentar entender quais são os seus valores e crenças.

Bioética[2,3]

O avanço das ciências biomédicas e as questões que surgiram a cerca das pesquisas com clonagem humana, transplante de células-tronco, fertilização *in vitro*, coleta e congelamento de embriões, entre outras, fizeram surgir a terminologia Bioética (*bios* – vida; *ethos* – ética), que se ocupa da reflexão do uso correto da ciência aplicada em benefício do ser humano.

Bioética é o estudo sistemático da conduta humana no âmbito das ciências da vida e da saúde analisadas à luz dos valores e princípios morais. Bioética significa ética relacionada à vida e apresenta-se como procura de um comportamento responsável por parte daquelas pessoas que devem decidir tipos de tratamentos, pesquisas ou posturas com relação à humanidade.

A bioética é um espaço de diálogo *transprofissional, transdisciplinar* e *transcultural* na área da saúde e da vida. A ética que está proposta na bioética é global, abrangente e *contextualizada*: combina humildade, responsabilidade e competência. Busca resgatar a dignidade e a cidadania de cada pessoa. Entende a autonomia de cada ser humano, mas também entende que as vidas individuais estão interligadas e inseridas em um contexto social de relacionamentos. Ela busca soluções para problemas emergentes, utilizando os princípios da autonomia, beneficência, não maleficência e justiça, que ainda serão abordados neste capítulo.

Classes profissionais[1]

Uma classe profissional é caracterizada pela *homogeneidade* do trabalho, pela natureza exigida pelo conhecimento para tal execução e pela identidade de habilitação para seu exercício. A classe profissional é um grupo dentro da sociedade. A união dos que realizam o mesmo trabalho foi uma evolução natural e hoje se encontra regulada por lei.

Código de ética profissional[1,2]

Os códigos de ética profissionais foram criados para estabelecer normas de conduta para os profissionais no exercício de sua profissão. Cada profissão tem suas próprias características e isto exige virtudes pertinentes a um desempenho de boa qualidade. Traçar as *linhas mestras* de um código é compor a filosofia que será seguida e que forma sua base essencial.

As peculiaridades de um código de ética dependem de diversos fatores, todos ligados à forma como a profissão se desempenha, ao nível de conhecimento que exige, ao ambiente que é executada, entre outros. Isso significa que não existe um padrão universal que possa ser aplicado com eficácia em todos os casos, embora as linhas mestras sejam comuns, ou seja, a garantia de uma boa conduta profissional[1].

Princípios fundamentais da ética[2,4-7]

Esses princípios são quatro: autonomia, beneficência, não maleficência e justiça. A seguir vamos falar de cada uma deles.

Autonomia

A palavra autonomia é derivada do grego *autos* (próprio) e *nomos* (lei, norma). A pessoa autônoma é aquela que tem liberdade de pensamento e consegue escolher entre alternativas que lhe são apresentadas. Significa que o indivíduo é quem decide aquilo que é bom para si e seu bem-estar. Nada deve ser feito sem o seu consentimento pessoal e de seu representante.

Não é raro clientes recusarem algum tipo de exame por desconhecerem do que se trata e o motivo pelo qual foi solicitado. Isso revela que os profissionais da saúde o desconsideraram como pessoa, não lhe garantindo uma informação que representa um mínimo de respeito. O profissional não deve ignorar que o cliente tem o direito a negar-se a se submeter a algum tipo de intervenção. E se ele quiser convencer o cliente do contrário, por ser importante para o seu tratamento, é preciso primeiro considerar e avaliar o motivo da recusa para depois contra-argumentar.

Outro aspecto importante relacionado à autonomia é não violar esse direito do cliente. Um exemplo que descreve essa situação de violação do direito à autonomia do cliente sobre seu corpo é quando um profissional da saúde sofre um acidente que envolve material biológico (sangue ou qualquer outro fluido orgânico) durante um procedimento com o cliente. O manual de condutas em exposição ocupacional a material biológico (MS, 2002) indica que se deve coletar sangue do profissional e do cliente para a pesquisa do Vírus da Imunodeficiência Adquirida (HIV) e dos vírus das Hepatites B e C, para que algumas providências de biossegurança sejam tomadas. Porém o profissional não pode negligenciar o fato de que é preciso pedir permissão desse cliente para a realização da coleta sanguínea.

Fatores fundamentais na relação com o cliente

- **Ganhar a confiança do cliente** – por meio do cuidado integral, na atenção que o profissional dedica a ele, no conhecimento técnico e na segurança que demonstra. O profissional da saúde deve deixar o cliente perceber que ele é alvo de seus cuidados e que seu compromisso profissional é o de atendê-lo com a dignidade que todo cidadão merece.
- **Respeitar a autonomia do cliente** – reconhecendo que cada um tem a sua própria identidade, aceitando o *pluralismo* ético-social, compreendendo que cada indivíduo tem o direito à dignidade e à tomada de suas próprias decisões.

Um exemplo do desrespeito ao pluralismo ético-social é quando o profissional não explica um procedimento que será realizado, acreditando que o cliente não tem condições para compreendê-lo. Por mais complexo que seja o procedimento, o profissional deve tentar explicá-lo com palavras simples e gestos significativos, sem jamais subestimar sua inteligência.

A autonomia é algo muito valioso ao ser humano e, portanto, o profissional da saúde deve refletir se está ou não preservando esse direito de escolha do cliente.

Beneficência

Significa atos de compaixão, bondade e caridade. O princípio da beneficência estabelece que devemos fazer o bem aos outros. Devemos ter a disposição para fazer o bem, de agir corretamente para o bem do cliente.

Algumas regras básicas da beneficência para os profissionais da saúde são:

1. Proteger e defender os direitos dos outros.
2. Evitar que os outros sofram danos, assegurando uma assistência livre de danos decorrentes de imperícia, negligência e imprudência. A explicação sobre esses termos está no item Responsabilidade, boa prática e erro.

3. Eliminar condições que cause danos a outros, avaliando criteriosamente sua competência técnica e legal e somente aceitar encargos ou atribuições quando for capaz de desempenho seguro para si e para a clientela.

O fator mais importante nesse princípio é a obrigação de fazer o bem às pessoas, respeitando os seus interesses. Nos aspectos relativos à saúde, os profissionais devem ser esclarecidos que a beneficência deve fazer parte de uma boa conduta profissional na proteção ao indivíduo, família e comunidade, além do respeito aos direitos da pessoa humana.

Não maleficência

Significa que não se pode infligir dano a alguém intencionalmente. Prejuízo ou dano pode ser compreendido como a ação de contrariar, frustrar ou interpor obstáculos aos interesses de alguém. Muitos unem a não maleficência e a beneficência como um único princípio. Porém, o princípio da beneficência difere da não maleficência na medida em que a beneficência implica ações positivas e a não maleficência evita ações negativas. Assim, esses princípios devem mesmo ser separados, já que as obrigações de não prejudicar os outros são distintas das obrigações de ajudar.

Nesse princípio, o profissional da saúde não deve prejudicar ou lesar as pessoas com intenção. Quando o profissional se recusa a executar uma atividade que não seja da sua competência legal, na realidade ele não está impondo nenhum risco de dano ao paciente.

Todos os profissionais da saúde devem ter como atribuição técnica e preceito ético a obrigação de não causar prejuízos ou danos a outros intencionalmente.

Justiça

Pode ser interpretada como um tratamento justo, equitativo e apropriado, levando em consideração o que é devido às pessoas. Ser justo é respeitar aquilo que cabe a cada um, sua autonomia, seus valores. Em sentido mais amplo, diz respeito à distribuição igual ou equitativa dos direitos e responsabilidades civis, políticas, sociais e econômicas.

Virtudes básicas profissionais[8]

São aquelas indispensáveis sem as quais não se consegue a realização de um exercício ético competente, seja qual for a natureza do serviço prestado. Essas virtudes devem formar a consciência ética estrutural, os alicerces do caráter e, em conjunto, habilitar o profissional ao êxito em seu desempenho.

- **Zelo** – a atitude zelosa começa com a aceitação do trabalho e só termina quando da entrega. Um trabalho continua sempre presente, ainda quando falta aquele que o produziu. O zelo ou cuidado com o que se faz começa com uma responsabilidade individual, ou seja, fundamentada na relação entre o sujeito e o objeto de trabalho.
- **Honestidade** – o profissional tem o dever ético de ser honesto integralmente. Não existe meia confiança, como não existe meia honestidade; ou confiamos, ou desconfiamos; o ser é honesto ou é desonesto.
- **Sigilo** – o respeito aos segredos das pessoas, dos negócios, das instituições é protegido legalmente porque se trata de algo muito importante; eticamente, o sigilo assume o papel de algo que é confiado e cuja preservação do silêncio é obrigatória. Os profissionais da saúde precisam estar alertas sobre essa virtude. Informações sobre a vida dos clientes não podem ser banalizadas ou discutidas nos corredores, vestiários, refeitórios, etc.
- **Competência** – é o conhecimento acumulado por um indivíduo, suficiente para o desempenho eficaz de uma tarefa e capacidade de exercitar esse conhecimento de forma adequada e pertinente a um trabalho.

Responsabilidade, boa prática e erro[2,9]

O termo responsabilidade tem origem nas palavras latinas *respondere* e *responsus*, de responder ou ser responsável. Responsabilidade significa a obrigação de responder pelos próprios atos ou de *outrem*, sempre que estes violem direitos de terceiros protegidos por lei e de reparar ou indenizar os danos causados. Deve-se destacar a obrigação de responder por si e/ou pelas outras pessoas em face das ocorrências danosas ou prejudiciais acarretadas a terceiros, pois só há responsabilidade quando estiver presente um dano físico ou moral a alguém.

Boa prática profissional é aquela em que o profissional, ao aderir às normas éticas e legais da sua profissão no cumprimento diário da sua prática, estará assegurando ao cliente uma assistência livre de danos decorrentes de imperícia, negligência ou imprudência. Quando a conduta profissional indica desobediência ou inobservância dos preceitos ético-legais, é possível afirmar que houve má prática, que muitas vezes é caracterizada pelo erro.

Erro pode ser definido como ação imprópria ou intenção de agir cujo resultado produz dano a alguém. Na área da saúde, como os profissionais atuam diretamente na assistência, a ocorrência de erro ou falha humana constitui um problema.

Muitos fatores podem influenciar a falha humana, entre os quais se destacam os fatores fisiológicos, ambientais e psicológicos.

- **Fatores fisiológicos** – fadiga, sono, sobrecarga de trabalho, doenças.
- **Fatores ambientais** – barulho, calor, agitação, estímulos visuais.
- **Fatores psicológicos** – tédio, frustração, ansiedade, estresse.

Tais fatores explicam a atitude falha, mas não a justificarão perante os conselhos de ética profissionais porque é uma responsabilidade e um dever do profissional proteger o cliente contra danos. Assim, quando há atuação errônea, seja ela ação ou omissão, que leve a um prejuízo moral e físico do paciente, a ação do profissional deve ser avaliada para apurar a sua responsabilidade. Se a culpa for constatada, o profissional pode responder por negligência, imperícia ou imprudência.

- **Erro por negligência** – é definido como falta de *diligência*, incluindo desleixo, preguiça, indolência e descuido. Ele pode resultar da falta de observação dos deveres que as condutas exigem, caracterizando-se por inércia, desatenção, passividade, sendo sempre de caráter omisso. Exemplo: deixar de administrar uma medicação prescrita.
- **Erro por imperícia** – é a inobservância por despreparo prático ou insuficiência de conhecimentos técnicos, no exercício de determinada função por parte do profissional. Exemplo: lesão do nervo mediano após punção da artéria umeral.
- **Erro por imprudência** – caracteriza-se por ações afoitas, sem a devida cautela. É atuar de maneira precipitada, insensata ou impulsiva. Exemplo: reencapar agulha.

Comissão de ética profissional[2,9,11]

As primeiras comissões de ética que surgiram foram as médicas, regulamentadas com a resolução do Conselho Federal de Medicina – CFM nº 1657 de 2202, que estabelece normas de organização, funcionamento, eleição e competências.

Em seguida, vieram as Comissões de Ética em Enfermagem com a resolução do seu conselho federal COFEN – resolução 172/1994.

Essas comissões atuam como órgãos representativos dos conselhos regionais em caráter permanente junto às instituições de saúde e assumem funções educativas, consultivas e fiscalizadoras do exercício profissional e ético dos profissionais. Portanto, elas têm como finalidade o zelo pelo cumprimento dos deveres e direitos inerentes ao exercício profissional.

As comissões são obrigadas a notificar o Conselho Regional de sua jurisdição sobre irregularidades, reivindicações, sugestões e infrações éticas.

Toda instituição de saúde deve constituir a sua comissão de ética médica e de enfermagem. A regulamentação sobre a criação, organização, funcionamento e eleição das Comissões de Ética pode ser encontrada no site dos conselhos regionais de medicina e de enfermagem de cada estado.

Comissão de ética hospitalar ou comissão de bioética[12,13]

As comissões de ética hospitalar caracterizam-se como colegiados que atuam em determinada instituição de saúde, com composição multidisciplinar, formada por membros *ad hoc* e não necessariamente vinculados à instituição, com funções educativas, normativas e consultivas com vistas a oferecer justificação ética às decisões consideradas moralmente complexas decorrentes da atividade organizacional. Essas comissões devem ter missão e políticas definidas e escritas, devem possuir um regimento interno e normas de funcionamento. Deve haver uma orientação formal sobre o papel e atribuições dos membros do comitê, assim como a formação mínima necessária. Todos os profissionais que participarem como membros ou como consultores devem possuir formação acadêmica e treinamento para o desempenho de suas atividades.

CONCLUSÃO

Para agir dentro da ética profissional, os trabalhadores da saúde devem sempre caminhar norteados pelos princípios da autonomia, beneficência, não maleficência e justiça. O que deve ser almejado na busca para se obter a excelência na assistência é o aprimoramento tanto técnico-científico quanto ético-profissional. Que esse aprimoramento incessante seja meta tanto dos órgãos formadores quanto das instituições de saúde que não podem se eximir da responsabilidade de investir no desenvolvimento dos seus profissionais.

GLOSSÁRIO

Contextualizado: inserido ou integrado em um contexto.

Dicotomia: divisão em dois; oposição entre duas coisas.

Diligência: esforço.

Homogeneidade: qualidade daquilo que é da mesma natureza que outro.

Interface: limite comum a dois sistemas ou duas unidades que permite troca de informações.

Laboral: relativo ou pertencente ao trabalho nos aspectos econômico, jurídico e social.

Linhas mestras: o que orienta, dirige, regula.

Membros *ad hoc*: ou "para esta finalidade" ou "para isso". Ele não faz parte da Comissão. É convidado a dar seu parecer para garantir competência técnica ou especializada e promover a justiça e a equidade na tomada de decisões.

Outrem: outra pessoa.

Pluralismo: qualidade do que não é único ou do que admite mais de uma coisa, ideia ou categoria.

Reflexão crítica: investigar sem nenhum tipo de preconceito.

Transcultural: relativo às relações ou trocas entre culturas. Que se estabelece entre culturas diferentes.

Transdisciplinar: que implica relações entre várias disciplinas ou áreas de conhecimento, interdisciplinar.

Transprofissional: quando existem profissionais de diversas áreas do saber, cuidando de um mesmo indivíduo, com alto nível de interação entre eles.

REFERÊNCIAS BIBLIOGRÁFICAS

1. Sá AL. Ética profissional. 9ª ed. São Paulo: Atlas; 2009.
2. Sant'Anna SR, Ennes LD. Ética na enfermagem. Petrópolis, RJ: Vozes; 2006.
3. Barchifontaine CP. Bioética e início da vida. São Paulo: Idéias e Letras; 2004.

4. Bonamigo EL. Manual de bioética: teoria e prática. São Paulo: Allprint; 2011.
5. Brasil. Ministério da Saúde. Secretaria de Atenção à Saúde. Exposição a materiais biológicos. Brasília: Editora do Ministério da Saúde, 2006. Disponível em: http://bvsms.saude.gov.br/bvs/publicacoes/protocolo_expos_mat_biologicos.pdf 5-
6. Rego S, Palácios M, Batista-Siqueira R. Bioética para profissionais da saúde. Rio de Janeiro: Fiocruz; 2009.
7. Dicionário Aurélio Online [homepage da internet]. [acessado 30 setembro 2014]. Disponível em: http://www.dicionariodoaurelio.com
8. Dall'Agnol D. Bioética: princípios morais e aplicações. Rio de Janeiro: DP & A; 2004.
9. Oguisso T. Responsabilidade ética e legal do profissional de enfermagem. In: Oguisso T, Zoboli ELCP. Ética e bioética: desafios para a enfermagem e a saúde. Barueri, SP: Manole; 2006. p.68-90.
10. Freitas GF. Comissão de Ética de Enfermagem. In: Oguisso T, Zoboli ELCP. Ética e bioética: desafios para a enfermagem e a saúde. Barueri, SP: Manole; 2006. p.91-110.
11. Conselho Regional de Enfermagem de São Paulo [homepage da internet]. [acesso em 30 set 2014]. Disponível em: http://www.coren-sp.gov.br/
12. Comissão de Bioética – CoBI do Hospital das Clínicas da Faculdade de Medicina da Universidade de São Paulo [homepage da internet]. [acessado 29 set 2014]. Disponível em: http://www.hc.fm.usp.br/index.php?option=com_content&view=article&id=242:comissao-bioetica-cobi&catid=23:internas
13. Goldim JR, Francisconi CF. Os Comitês de Ética Hospitalar. Revista Bioética [periódicos na internet]. 2009 [acessado 28 set 2014];6(2). Disponível em: http://revistabioetica.cfm.org.br/index.php/revista_bioetica/article/view/340

CAPÍTULO

3

Importância das Orientações ao Paciente

Indicação do exame

Introdução

Uma das principais finalidades dos testes laboratoriais é auxiliar o raciocínio médico após a obtenção da história clínica e a realização do exame físico.

Dentro do contexto geral, a produção de um resultado de exame laboratorial é dividida didaticamente em 3 fases: pré-analítica, analítica e pós-analítica.

Neste capítulo descreveremos a *indicação do exame*, que faz parte da fase pré-analítica (Fig. 3.1). Todas as fases de execução dos testes, sobretudo a pré-analítica, devem ser conduzidas seguindo o rigor técnico necessário para garantir a segurança do paciente e os resultados exatos.

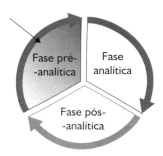

Figura 3.1 ♦ Etapas na realização de um exame laboratorial.
Fonte: Suzimara & Sarahyba Consultoria e Treinamento Ltda

CAPÍTULO 3 ◆ IMPORTÂNCIA DAS ORIENTAÇÕES AO PACIENTE

Fase pré-analítica[1]

Na fase pré-analítica é realizada a *indicação e solicitação de um exame*, o preparo do paciente, a coleta, transporte e armazenamento da amostra (Figura 3.2), até passar para a fase analítica, onde é realizado o teste propriamente dito. Na fase pós-analítica, o resultado é analisado e o laudo liberado.

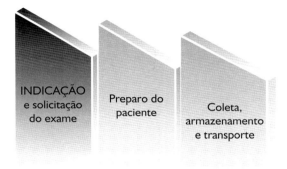

Figura 3.2 ◆ Etapas da fase pré-analítica na realização de um exame laboratorial.

Fonte: Suzimara & Sarahyba Consultoria e Treinamento Ltda

Conforme a literatura científica, a fase pré-analítica concentra a maior parte dos equívocos que podem gerar resultados não consistentes com o quadro clínico do paciente.

Estima-se que problemas nessa etapa sejam responsáveis por cerca de 70% dos erros ocorridos nos laboratórios. Apesar de o controle do laboratório sobre tais variáveis ser limitado, é possível contornar muitas dessas inadequações por meio da orientação ao paciente, seja pelo médico que solicita o exame, seja pelo laboratório clínico, que fornece as informações pelos diversos canais de comunicação com o cliente. Por último, convém lembrar que a escolha inapropriada de testes ou de seus painéis também pode constituir um erro pré-analítico. Nesse sentido, a interação entre o profissional que solicita o exame e o responsável pelo laboratório sempre se mostra salutar.

Indicação do exame[2-7]

A indicação do exame pode ser realizada por uma série de profissionais da área de saúde, de acordo com atribuições apoiadas por legislação específica. Além do médico, outros profissionais como enfermeiros, farmacêuticos, nutricionistas e cirurgiões-dentistas podem indicar exames baseados na necessidade do paciente, como veremos adiante.

A solicitação de um exame inicia-se com o profissional competente decidindo, com base no seu conhecimento e experiência, quais os testes de laboratório que devem ser realizados. Esta etapa pode apresentar erros, pois depende da experiência do profissional diante das diferentes patologias e respectivos testes que irão ajudá-lo a evidenciar um diagnóstico, juntamente com a história clínica e o exame físico do paciente. É importante ressaltar a necessidade de transmissão de eventuais instruções de preparo ao paciente no momento da solicitação dos testes.

Conforme a SociedadeBrasileira de Patologia Clínica/Medicina Laboratorial (SBPC/ML), o médico solicitante, ou seus auxiliares diretos, devem ser responsáveis pela primeira instrução ao paciente sobre as condições requeridas para a realização do exame, informando-o sobre a eventual necessidade de preparo, como jejum, interrupção do uso de alguma medicação, dieta específica, ou ainda a não realização de atividade física antes da coleta.

Os exames laboratoriais fornecem importantes informações a respeito do organismo e suas funções. Diferentes técnicas e equipamentos tornam possível uma ampla variedade de testes que podem oferecer ao profissional de saúde informações acerca do que está se passando dentro do corpo do paciente, ajudando-o a determinar qual a doença que apresenta ou se o doente necessita ser submetido a uma cirurgia, ou ainda se reagirá favoravelmente à medicação que lhe foi instituída.

CAPÍTULO 3 ♦ IMPORTÂNCIA DAS ORIENTAÇÕES AO PACIENTE

Os exames laboratoriais estão entre os principais e mais utilizados recursos no apoio diagnóstico à prática clínica, o que traz repercussões importantes no cuidado ao paciente e custos ao sistema de saúde. Tem sido demonstrado que, na atenção primária, os erros médicos relacionados à investigação complementar (exames laboratoriais e de imagem) representam 18% do total. Estes erros refletem, provavelmente, deficiências na organização e competência técnica da atenção primária como um todo e, no que tange à Medicina Laboratorial, refletem a complexidade inerente ao serviço.

No Brasil, a Agência de Vigilância Sanitária (ANVISA) definiu os requisitos para o funcionamento dos laboratórios clínicos e postos de coleta laboratorial, públicos ou privados, que realizam atividades na área de análises clínicas, patologia clínica e citologia. Trata-se da RDC 302, de 13 de outubro de 2005, cujos princípios e requisitos devem, inclusive, nortear a seleção dos estabelecimentos prestadores de serviço na área.

A implantação de estratégias voltadas à otimização e uso apropriado de exames laboratoriais tem sido bem sucedida em serviços médicos ambulatoriais e hospitalares. Essas incluem programas educativos, desenvolvimento e implantação de protocolos clínicos e propedêuticos, auditorias, envolvimento do corpo clínico, incentivos econômicos, tais como a bonificação mediante redução no número de exames solicitados, além de restrições administrativas.

Objetivos principais na indicação de um exame laboratorial[8]

Colaborar com um diagnóstico

A solicitação de um exame laboratorial deve estar alinhada com a avaliação clínica do médico e/ou profissional de saúde competente. Uma solicitação adequada de exames laboratoriais permite o diagnóstico precoce de diversas patologias.

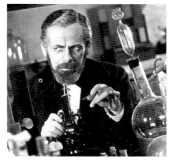

Medicina preventiva

Os exames laboratoriais também podem ser solicitados para prevenir doenças. O *check-up* laboratorial é uma série de exames cujo objetivo é avaliar a saúde e detectar patologias de origem genética ou adquirida. Podemos citar como exemplo a possibilidade de diagnosticar diabetes precocemente, tratar e prevenir riscos futuros à saúde.

Avaliar a eficácia de um tratamento

A avaliação da eficácia de um determinado tratamento terapêutico pode ser medida, por exemplo, pelo resultado de um exame específico de acompanhamento da doença.

Avaliar o grau de aderência do paciente em um determinado tratamento terapêutico

O grau de aderência do paciente ao tratamento também pode ser monitorado por meio do acompanhamento de exames específicos. Como exemplo, podemos citar o monitoramento terapêutico de imunossupressores utilizados em pacientes transplantados.

Sistema de Informação Ambulatorial/ Sistema Único de Saúde (SIA/SUS)[9]

Na prática clínica existe uma diversidade muito grande de exames que podem ser solicitados. Esta afirmativa se traduz também em termos de frequência e complexidade. A tabela SIA/SUS classifica os exames em 4grupos:

- **Grupo A** – compreende os exames laboratoriais mais frequentemente necessários na prática clínica, ou seja, os exames, em geral, mais solicitados pelos profissionais que atuam na Atenção Básica, tais como hemograma, glicemia, parasitológico de fezes, elementos anormais e sedimento da urina (EAS), urocultura, sorologias para HIV, entre outros.

Os exames do grupo A representam o primeiro nível de referência em média complexidade que, segundo a Norma Operacional da Assistência à Saúde (NOAS/SUS 01/01), deve ser garantido o mais próximo possível dos cidadãos, em todos os capítulos assistenciais.

- **Grupo B** – os exames do grupo B representam um segundo nível de apoio diagnóstico em patologia clínica, compreendendo exames solicitados com menor frequência ou mais complexos do que os do grupo A, tais como dosagem de lipase, creatinofosfoquinase (CPK), dosagens de hormônios, hemoculturas.
- **Grupo C** – o grupo C é composto por outros exames de média complexidade solicitados com menor frequência na prática clínica, em função de investigação diagnóstica detalhada ou acompanhamento terapêutico por especialistas, tais como dosagem de drogas terapêuticas, dos fatores de coagulação, mielograma e pesquisa de erros inatos do metabolismo.
- **Grupo D** – os exames do grupo D são aqueles de maior complexidade e custo, tais como imunofenotipagens, carga viral, exames de histocompatibilidade, diagnósticos em genética e em patolologia ocupacional.

Protocolos Clínicos e Diretrizes Terapêuticas (PCDT)[10-12]

Existem diversos protocolos publicados pelo Ministério da Saúde. Os PCDT têm o objetivo de estabelecer claramente os critérios de diagnóstico de cada doença. Os PCDT são importantes ferramentas de auxílio médico na escolha adequada e indicação de um exame de análises clínicas diante de diferentes situações que podem apresentar-se.

A Secretaria de Estado de Saúde de Minas Gerais (SES/MG)lançou uma versão preliminar de uma coleção de Protocolos de Patologia Clínica para reeducar e capacitar o médico proporcionando ferramentas para que este possa fazer uso racional dos exames laboratoriais. Além disso, pode também contribuir para a melhoria da qualidade da assistência prestada ao usuário e custos assistenciais do sistema de saúde. A Secretaria de Saúde de Minas Gerais sugere protocolos que incluem: Atenção ao Pré-natal, Parto e Puerpério, Atenção à Saúde da Criança, Atenção Hospitalar ao Recém-nascido, Atenção à Saúde do Adolescente, Atenção à Saúde do Adulto (Hipertensão e Diabetes, Tuberculose, Hanseníase, HIV/AIDS, Atenção à Saúde do Idoso, Atenção em Saúde Mental e Atenção em Saúde Bucal). Assim, cada protocolo destaca os principais aspectos relacionados às indicações clínicas do exame.

Como exemplo de protocolo podemos citar a indicação de dosagem de glicose sanguínea. O solicitante deve conhecer e ter acesso às sinonímias utilizadas para o exame indicado, a fim de evitar erros de interpretação na solicitação do pedido médico. Sinonímia do exame: glicemia, glicemia de jejum.

A indicação clínica também irá auxiliar o médico na hora da solicitação do exame. Por exemplo, a glicemia de jejum pode auxiliar no diagnóstico e monitoramento do *diabetes mellitus* e dos distúrbios da homeostase glicêmica e no rastreamento do diabetes gestacional.

Nestes protocolos também estão incluídas informações importantes sobre a coleta, transporte e armazenamento da amostra, métodos utilizados pelo laboratório e valores de referência, valores críticos e principais influências pré-analíticas e algumas considerações importantes do profissional de saúde especialista em patologia clínica.

Como outros exemplos de protocolos muito utilizados na clínica médica podemos citar as recomendações do Manual Técnico de Atendimento ao Pré-Natal e Puerpério da Secretaria de Saúde do Estado de São Paulo. Este manual faz recomendações no que diz respeito a solicitação e indicação de exames laboratoriais:

- Hemograma completo – repetir entre 28 e 30 semanas.
- Grupo sanguíneo e fator Rh.

- Sorologia para sífilis (VDRL); repetir entre 28 e 30 semanas.
- Glicemia de jejum – repetir entre 28 e 30 semanas; em gestantes sem fator de risco para diabetes e se o resultado da primeira glicemia for menor que 85mg/dL.
- Teste oral de tolerância à glicose (TOTG – 75g, 2h) – para os casos triados com fator de risco para diabetes gestacional presente e/ou com glicemia de jejum inicial maior ou igual a 85mg/dL.
- Exame sumário de urina (tipo I).
- Urocultura com antibiograma para o diagnóstico de bacteriúria assintomática – repetir entre 28 e 30 semanas.
- Sorologia anti-HIV – repetir entre 28 e 30 semanas.
- Sorologia para toxoplasmose, IgG e IgM – repetir trimestralmente se for IgG não reagente.
- Sorologia para hepatite B (HBsAg).
- Protoparasitológico de fezes.

De acordo com o histórico do paciente e o exame físico, às vezes é necessário acrescentar e indicar exames complementares a estas indicações. Estas questões devem ser avaliadas pelo clínico e às vezes em conjunto com outras especialidades médicas e o laboratório clínico.

Discussão sobre a importância da indicação correta de um exame laboratorial[13]

Existe grande dificuldade em orientar os profissionais que indicam o exame, principalmente em hospitais-escola, como foi relatado na Revista Brasileira de Análises Clínicas, referente a dados do Hospital de Clínicas da Universidade Estadual de Campinas. Há necessidade de um balanço entre solicitações de exames bem indicadas e seu uso adequado em hospitais-escola, visando sempre à melhor qualidade do diagnóstico clínico laboratorial e tratamento dos pacientes, mas sem perder de vista a meta do menor custo/benefício para a manutenção da saúde financeira da instituição.

É inegável a importância da indicação adequada de um exame no que tange à segurança do paciente, evitando diagnósticos equivocados e refletindo-se em prejuízo à saúde do paciente e aos cofres do sistema de saúde pública e privada.

CONCLUSÃO

A indicação do exame é o primeiro momento no ciclo produtivo de um laboratório de análises clínicas. A padronização de informações sobre a indicação de um exame poderia diminuir a contribuição de erros pré-analíticos na execução de um ciclo completo de análise que envolve 3 etapas: pré-analítica, analítica e pós-analítica.

Programas de qualidade devem contemplar treinamento a todos os profissionais da saúde envolvidos na cadeia produtiva, incluindo o médico que inicia o processo. Elaboração de manuais de coleta contendo informações adequadas e um bom relacionamento com os responsáveis por parte do médico que solicita o exame ao laboratório podem aprimorar esta etapa, diminuindo os erros pré-analíticos.

GLOSSÁRIO

SIA/SUS: Sistema de Informação Ambulatorial/Sistema Único de Saúde. O SIA/SUS foi criado em 1992 e implantado a partir de julho de 1994, nas Secretarias Estaduais, a fim de financiar os atendimentos ambulatoriais.

SBPC/ML: Sociedade Brasileira de Patologia Clínica/Medicina Laboratorial foi criada em 1944 pelo médico Erasmo Lima. Tem como finalidades congregar Médicos, portadores do Título de Especialista em Patologia Clínica/Medicina Laboratorial e Médicos de outras especialidades, regularmente inscritos nos seus respectivos Conselhos Regionais de Medicina, e pessoas físicas e jurídicas que, direta ou indiretamente, estejam ligados à Patologia Clínica/Medicina Laboratorial, e estimular sempre o engrandecimento da Especialidade dentro dos padrões ético-científicos.

ANVISA: Agência Nacional de Vigilância Sanitária é um órgão ligado ao Ministério da Saúde, criado pela Lei nº 9.782, de 26 de janeiro 1999, a

ANVISA é uma autarquia sob regime especial, que tem como área de atuação não um setor específico da economia, mas todos os setores relacionados a produtos e serviços que possam afetar a saúde da população brasileira.

PCDT: Protocolos clínicos e diretrizes terapêuticas. São normas publicadas pelo Ministério da Saúde que têm o objetivo de estabelecer os critérios de diagnóstico de doenças, o algoritmo de tratamento com os medicamentos e as doses adequadas, os mecanismos para o monitoramento clínico quanto à efetividade do tratamento e a supervisão de possíveis efeitos adversos, além de criar mecanismos para a garantia da prescrição segura e eficaz.

REFERÊNCIAS BIBLIOGRÁFICAS

1. Guimarães AC, Wolfart M, Brisolara MLL, Dani C. O laboratório clínico e os erros pré-analíticos. Rev HCPA 2011;31(1):66-72.
2. Brasil. Ministério da Saúde. Resolução RDC 302 de 13 de outubro de 2005. Dispõe sobre Regulamento Técnico para funcionamento de Laboratórios Clínicos [portaria na internet].Diário oficial da união de 14 out 2005 [acessado 26 jan 2015]. Disponível em: http//www.mte.gov.br /legislacao/ Portarias
3. Secretaria do Estado de Saúde de Minas Gerais – Universidade Federal de Minas Gerais. 2009; Protocolos Clínicos dos Exames Laboratoriais. [acessado 28 jan 2015]. Disponível em: http:// www.uberaba.mg.gov.br/portal/acervo/saude/arquivos/oficina_10/protocolos_exames_laboratoriais.pdf.
4. Conselho Regional de Enfermagem de São Paulo (Brasil). PARECER COREN-SP 007/2014 – CT PRCI nº 099.152/2012 [Internet]. Solicitação de exames por Enfermeiro e avaliação de resultado. [acessado 10 fev 2015].
5. Conselho Federal de Farmácia (Brasil). Resolução nº 585, de 29 de agosto de 2013 [Internet]. Regulamenta as atribuições clínicas do farmacêutico e dá outras providências. [acessado 10 fev 2015]. Disponível em: http://www.cff.org.br/userfiles/file/resolucoes/585.pdf
6. Conselho Regional de Nutricionista [homepage na internet]. Legislação [acessado 10 fev 2015]. Disponível em: http://crn3.org.br/

7. Conselho Federal de Odontologia [homepage na internet]. Cirurgiões-Dentistas já têm autonomia para solicitar exames laboratoriais e de imagem [acessado 10 fev 2015]. Disponível em: http://cfo.org.br/imprensa/saiu-na-imprensa/cirurgioes-dentistas-ja-tem-autonomia-para-solicitar-exames-laboratoriais-e-de-imagem/
8. Laboratório Anchieta [homepage na internet]. Check-ups Laboratoriais [acessado 03 fev 2015]. Disponível em: http://www.laboratorioanchieta.com.br/prevencao_saude.
9. Brasil. Ministério da Saúde. Secretaria de Atenção à Saúde. Departamento de Atenção Especializada. Manual de apoio aos gestores do SUS: organização da rede de laboratórios clínicos [manual na internet]. Brasília: MS; 2003. [acessado 03 fev 2015]. Disponível em: http://bvsms.saude.gov.br/bvs/publicacoes/manual_apoio_gestores.pdf
10. Comissão Nacional de Incorporação de Tecnologias no SUS [homepage na internet]. Protocolos Clínicos e Diretrizes Terapêuticas. Publicado: sexta, 27 de Junho de 2014, 11h59 | Última atualização em quarta, 07 de Janeiro de 2015, 10h20. [acessado 03 fev 2015]. Disponível em: http://conitec.gov.br/index.php/protocolo-clinico-e-diretrizes-terapeuticas#H
11. Brasil. Ministério da Saúde. Portaria GM/MS nº 95, de 26 de janeiro de 2001 [portaria na internet]. Aprova a Norma Operacional da Assistência à Saúde NOAS-SUS 01/2001. Diário Oficial da União 2001; 29 set. [acessado 26 jan 2015]. Disponível em: http://bvsms.saude.gov.br/bvs/saudelegis/gm/2001/prt0095_26_01_2001.HTML
12. Secretaria de Saúde do Estado de São Paulo. Coordenadoria de Planejamento em Saúde. Assessoria Técnica em Saúde da Mulher. Manual Técnico do Pré-natal e Puerpério[manual na internet]. São Paulo:SES/SP;2010 [acessado 28 jan 2015]. Disponível em: http://www.saude.sp.gov.br/resources/ses/perfil/gestor/destaques/atencao-a-gestante-e-a-puerpera-no-sus-sp/manual-tecnico-do-pre-natal-e-puerperio/manual_tecnico.pdf
13. Freire LMD, Sodré FL, Oliveira RA, Castilho LN, Faria EC. Controle de qualidade pré-analítico: avaliação de solicitações médicas de exames bioquímicos no Hospital das Clínicas da Universidade Estadual de Campinas, São Paulo, Brasil. Rev Bras Anal Clin. 2008;40(2):143-5.

Preparo do paciente

Introdução[1-3]

A importância das orientações ao paciente, e o *preparo do paciente* também fazem parte da fase pré-analítica, e esta etapa se inicia após a *indicação do exame*. Segundo a Resolução RDC 30, do Ministério da Saúde, o médico solicitante, ou seus auxiliares diretos, devem ser responsáveis pela primeira instrução ao paciente sobre as condições requeridas para a realização do exame.

O preparo adequado do paciente tem reflexo direto no resultado do exame que o paciente e o clínico recebem. Entre os principais erros encontrados na fase pré-analítica estão o preparo do paciente e o horário de coleta inadequado. As consequências de um erro nesta fase podem ser determinantes para um diagnóstico falso-positivo ou falso-negativo. Na literatura científica, existem relatos documentando que esses erros ocorrem por omissão do paciente, do profissional de saúde ou por falta de conhecimento destes.

As informações preliminares dizem respeito à eventual necessidade de preparo, como jejum, interrupção do uso de alguma medicação, dieta específica, consumo de bebida alcoólica ou ainda não realização de atividade física antes da coleta.

Orientações ao paciente[4-7]
Instruções gerais

O paciente deve contatar o laboratório clínico, onde recebe informações sobre o horário de funcionamento deste. O laboratório fornece informações sobre o melhor horário para a coleta e preparos indicados quanto à necessidade ou não de jejum, dieta, abstinência sexual, atividade física e utilização de medicamentos.

O Programa de Acreditação em Laboratórios Clínicos (PALC) da Sociedade Brasileira de Patologia Clínica e Medicina Laboratorial (SBPC/ML), versão 2013, contempla a gestão da fase pré-analítica e recomenda que:

> "O laboratório e os postos de coleta devem disponibilizar ao cliente ou responsável instruções claras, escritas em linguagem acessível, orientando sobre o preparo e coleta de materiais e amostras, quando o cliente for o responsável por esses".
>
> "Somente instruções simples, que não comprometam o preparo do cliente e que sejam facilmente compreensíveis, podem ser dadas verbalmente".

O Manual para acreditação do sistema de gestão da qualidade de laboratórios clínicos, do Sistema Nacional de Acreditação (ONA), estabelece que: "as instruções para coleta de material ou amostra devem ser dadas de forma escrita e/ou verbal em linguagem acessível". Se as instruções estiverem em meio eletrônico, as formas de controle (alterações, inclusões, exclusões e responsáveis por estas atividades) devem ser estabelecidas.

O laboratório deve certificar-se de que o usuário entendeu a orientação e anexá-la ao pedido de exame.

No caso de exames de pacientes internados e de unidade de terapia intensiva – UTI, a equipe de enfermagem do laboratório recebe a solicitação do médico com os exames a serem coletados.

Instruções específicas nas condições de preparo que interferem nos resultados dos exames

Jejum e dieta

A recomendação do jejum para a coleta de sangue para exames laboratoriais é uma prática habitual. Os estados pós-prandiais, isto é, após a alimentação, são acompanhados de algum grau de turbidez do soro, o que pode interferir em algumas metodologias.

Na população pediátrica e de idosos, o tempo de jejum deve respeitar os intervalos de alimentação. A coleta de sangue após períodos de mais de 12 horas de jejum não é recomendada, pois, após as 12 horas de jejum, o organismo começa a mobilizar gorduras e proteínas para queima energética, alterando o resultado de exames. Esta situação também pode gerar riscos ao paciente diabético e com suspeita de problemas cardíacos.

O período de jejum habitual pode ser reduzido a 4 horas para a maioria dos exames e, em situações especiais, tratando-se de crianças de baixa idade, pode ser de a 1 ou 2 horas apenas.

O período de jejum corresponde, na prática, ao período de tempo em que o indivíduo não recebeu nenhuma oferta calórica. Assim entende-se que a ingestão de água não interrompe o período de jejum. A utilização de nutrição parenteral é considerada um possível interferente e deve ser relacionada.

Atividade física

Atividades físicas têm influência na mobilização de água e substâncias do organismo em função da demanda energética solicitada. Como consequência, podem ocorrer alterações de alguns componentes sanguíneos, de forma transitória. Em função destas alterações, preconiza-se que a coleta seja realizada em condições basais, a fim de excluir interferências oriundas destas variações.

Como exemplo de alterações que podem ocorrer podemos citar o aumento da atividade sérica das enzimas de origem muscular, pelo aumento da liberação muscular no esforço físico: creatina fosfoquinase (CPK), aldolase e aspartato aminotransferase (AST).

Outras alterações frequentemente observadas são: hipoglicemia, elevação em até 10 vezes na concentração do ácido láctico e elevação em até 10 e 4 vezes nas atividades das enzimas CPK e renina, respectivamente. De acordo com o grau de condicionamento físico do indivíduo e o tipo de exercício realizado com relação ao esforço físico, estas alterações podem persistir por 12 a 14 horas. Estas podem ser ainda potencializadas quando o paciente faz uso de estatinas.

A questão da internação hospitalar e a permanência no leito também devem ser consideradas, pois causam variações significativas de alguns parâmetros sanguíneos, como é o caso do antígeno prostático específico que pode estar reduzido em até 50%. Os valores séricos de proteínas totais e albumina podem estar reduzidos na ordem de 0,5g/dL e 0, 3g/dL, respectivamente, após dois dias de permanência no leito.

Utilização de medicamentos, álcool e fumo

O uso de fármacos e de drogas de abuso constitui-se em um item amplo e inclui tanto a administração de substâncias com finalidades terapêuticas como as utilizadas para fins recreacionais. Ambos podem causar variações nos resultados de exames laboratoriais, seja pelo próprio efeito fisiológico *in vivo*, seja por interferência analítica *in vitro*.

A utilização de álcool e fumo podem causar alterações em função dos efeitos de indução e inibição enzimáticas, alterando o metabolismo de diversas substâncias. Mesmo o consumo esporádico de etanol pode causar alterações significativas e quase imediatas na concentração plasmática de glicose, de ácido láctico e de triglicérides. O uso crônico deste é responsável pela elevação da atividade da gama glutamiltranspeptidase (GGT), entre outras alterações. O tabagismo causa elevação na concentração de hemoglobina, nos números de leucócitos e de hemácias e no volume corpuscular médio, redução na concentração da lipoproteína de alta densidade (*high density lipoprotein* – HDL), colesterol e elevação de outras substâncias como adrenalina, aldosterona, antígeno carcinoembriônico e cortisol.

Outras causas de variações são procedimentos diagnósticos que muitas vezes são realizados concomitantemente à coleta de sangue, como, por exemplo, hemodiálise, administração de contraste para exames de imagem, transfusão sanguínea etc. Outro fator importante a ser considerado é o caso de pacientes críticos que estão em UIT e em diálise, por exemplo, recebendo medicação através de cateter.

Considerações específicas sobre interferências em alguns resultados laboratoriais[5,8]

Exames de sorologia em doenças infecciosas[5]

Os testes de sorologia para auxiliar no diagnóstico e acompanhamento de doenças infecciosas, como HIV, dengue, toxoplasmose, sífilis, influenzas A e B, adenovírus, mononucleose, leishmaniose, citomegalovírus, rubéola, herpes simples 1 e 2, hepatites A, B e C, tempo de coleta, quebra do jejum e prática de exercícios físicos não interferem no resultado do exame.

Exames de bioquímica e toxicologia

Cálcio ionizado[8]

No plasma, o cálcio distribui-se em três grandes frações: fração ionizada, forma biologicamente ativa que corresponde a 50% do cálcio total; fração ligada a proteínas, sobretudo albumina (41%); e fração ligada a substâncias aniônicas do plasma e dos líquidos intersticiais, como citrato e fosfato (9%).

A concentração extracelular resulta do equilíbrio entre absorção intestinal, excreção renal e captação ou liberação óssea.

Esses processos são regulados pela vitamina D, pelo paratormônio (PTH) e pela calcitonina, hormônios diretamente relacionados com o metabolismo do cálcio.

Entre as causas de variação pré-analítica estão:

- **Prática de atividade física** – exercícios moderados podem elevar os resultados.
- **Jejum** – existem relatos na literatura sugerindo que, após a ingestão, há redução temporária de cerca de 5% do cálcio ionizado.
- **Drogas** – podem interferir na dosagem de cálcio ionizado aumentando os resultados no caso do uso crônico de hidroclorotiazida e lítio. A utilização de danazol, anticonvulsivantes, furosemida e algumas drogas que ligam cálcio como citrato, oxalato, ácido etilenodiamino tetra-acético (EDTA) e heparina causa a diminuição dos níveis de cálcio ionizado.

Monitoração terapêutica[9-12]

A monitoração terapêutica proporciona uma série de benefícios para os pacientes que necessitam de terapias a longo prazo, como, por exemplo, imunossupressores pós-transplante (ciclosporina, tacrolimus, sirolimus, everolimus, azatioprina, micofenolato etc.), anticonvulsivantes (carbamazepina, ácido valproico, fenobarbital etc.). Este tipo de análise permite que seja ajustada a dose terapêutica evitando os efeitos tóxicos.

Recomenda-se anotar o horário de coleta em função da última administração da droga (concentração máxima de absorção-pico), ou antes da dose (concentração mínima de absorção-vale) e a via de administração. É importante também anotar o motivo do exame: monitorar e ajustar se necessário a dose administrada, estudos farmacocinéticos, avaliar efeitos tóxicos que o paciente possa apresentar e verificar adesão ao tratamento (Fig. 3.3).

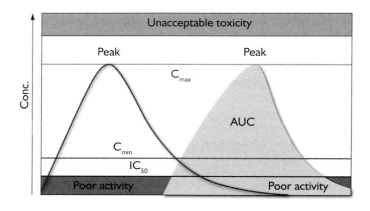

Figura 3.3 ◆ Cinética simplificada da concentração máxima atingida e da duração do efeito terapêutico em função do tempo e da meia-vida da droga[11].

C_{max} = concentração máxima atingida; C_{min} = concentração mínima atingida; Peak = pico de concentração máxima atingida; Unacceptable toxicity = concentração em que a droga atinge níveis tóxicos; IC_{50} = metade da medida da concentração de efetividade de uma droga em termos de inibir uma reação biológica ou uma função bioquímica; AUC = concentração de atividade inaceitáveis; Conc = concentração; Por activity = atividade.

Exames gerais de bioquímica[5,12]

Jejum

A maioria dos exames de bioquímica não necessita de 12 horas de jejum, como exposto no quadro 3.1. Levando-se em conta que o colesterol e frações/triglicérides são exames solicitados com muita frequência no menu bioquímico, segue-se assim o número maior de horas do menu, que no caso seriam 12 horas de jejum como preparo para o paciente. No caso de glicemia, embora o preparo em relação ao jejum seja de 8 horas, o médico pode também solicitar a glicemia pós-prandial (após 2 horas de jejum) para verificar os níveis de glicemia em relação ao valor basal. Existe também a situação de coleta de glicose aleatória em paciente de atendimento de urgência.

O monitoramento da fase pré-analítica da gasometria será abordado no volume 2 desta coleção, com mais detalhes.

Quadro 3.1 Número de horas de jejum para alguns exames de bioquímica[12].

	Jejum		
Sem jejum	4 horas	8 horas	12 horas
Gasometria arterial/venosa	Ureia/creatinina Ácido úrico Ferro Fósforo Na$^+$/K$^+$ Proteínas totais e frações Enzimas: AST/ALT-ALP-GGT-CPK-ACP total e prostática, Amilase Bilirrubinas	Glicemia	Colesterol e frações/triglicérides

AST = aspartato aminotransferase; ALT = alanina aminotransferase; ALP = fosfatase alcalina; GGT = gamaglutamiltranspeptidadse; CPK = creatinafosfoquinase; ACP = fosfatase ácida; Na$^+$/K$^+$ = sódio/potássio.

O jejum prolongado também terá efeitos não esperados nas análises bioquímicas. Sabe-se que o jejum prolongado (> 12 horas) provoca aumento na concentração das bilirrubinas, triglicérides e diminuição nas concentrações de glicose e proteínas totais em função do metabolismo.

Medicamentos[13,14]

Algumas drogas terapêuticas também têm efeito em exames bioquímicos e devem ser notificadas por meio do pedido médico, a fim de que os resultados possam ser interpretados adequadamente. Na quadro 3.2 estão dispostos alguns medicamentos e as alterações que provocam em alguns exames de bioquímica.

Quadro 3.2 Efeitos de alguns fármacos nos resultados de exames de bioquímica[13].

Fármaco	Efeitos nos resultados séricos
Metildopa/trimetoprima/cimetidina	↑ Creatinina
Tetraciclina/diuréticos	↑ Ureia
Alopurinol/dipirona	↓ Ácido úrico
Vitamina C/anti-hipertensivos/ imunossupressores	↑ CT, LDL, TG e ácido úrico
Azatioprina/acetaminofeno	↑ Ácido úrico
Corticosteroides	↑ Ureia/glicemia/PT/TG/CT/CPK ↓ Ácido úrico
Diuréticos tiazídicos	↑ Glicemia
Paracetamol/carbamazepina/ ácido valproico/anti-inflamatórios não esteroides/fenitoína	↑ ALT, AST, GGT
Codeína/diuréticos/salicilatos/ tetraciclina	↑ Amilase
Anticoncepcionais orais	↑ Amilase, ALP, AST, ALT, colesterol total, TG, LDL/ferro ↓ PT, albumina

Quadro 3.2 Efeitos de alguns fármacos nos resultados de exames de bioquímica[13]. (*Continuação*)

Fármaco	Efeitos nos resultados séricos
Fenotiazidas/cocaína	↑ CPK
Laxantes/diuréticos/heparina	↑ K^+
Penicilinas/anfotericina B/insulina/ diuréticos (espironolactona, amilorida, triantereno)	↓ K^+

CT = colesterol total; TG = triglicérides; AST = aspartato aminotransferase; ALT = alanina aminotransferase; ALP = fosfatase alcalina; CPK = creatinofosfoquinase; GGT = gama-glutamiltranspeptidase; K^+ = potássio; PT = proteínas totais; LDL = lipopoproteínas de baixa densidade (*low density lipoproteins*).

Hemograma[5]

Jejum

Em geral, o jejum recomendado para a coleta de hemograma é de 4 horas. Esta recomendação se deve à lipemia que a ingestão de alimentos gordurosos pode provocar e interferir na contagem de leucócitos, plaquetas, eritrócitos, e elevar muito a dosagem de hemoglobina.

A hiperlipemia decorrente do distúrbio do metabolismo (dislipidemia) ou de nutrição parenteral pode gerar contagens falsamente elevadas de plaquetas nos analisadores que utilizam método óptico por causa da formação de gotículas com alto índice refratário.

Para crianças na primeira infância ou lactentes (até 2 anos), o jejum para coleta de hemograma pode ser de 1 a 3 horas apenas (intervalo entre mamadas). A ingestão de pequena quantidade de água antes da coleta não quebra o jejum nem altera os parâmetros do hemograma.

Hábito do fumo e café

A ingestão de café e o hábito do fumo, quando utilizados antes da coleta do hemograma, podem alterar os resultados. A cafeína, por ser considerada uma substância estimulante, vai provocar a liberação de adrenalina, o que impulsiona a liberação de neutrófilos para a corrente circulatória. A utilização do fumo eleva o número de eritrócitos, contagens leucocitárias (neutrofílicas e monocíticas), hemoglobina, hematócrito e volume corpuscular médio (VCM), pois tem interferência na eritropoiese. A sobrevida das plaquetas pode estar reduzida e a agregação plaquetária aumentada, situação que pode persistir por meses após a descontinuidade do vício.

Medicamentos

No caso do hemograma, quando o paciente utiliza medicação de uso contínuo, mesmo que não tenha ocorrido a suspensão por parte do médico, esta é permitida na coleta de sangue para realização do exame. No ato do cadastro do paciente, o atendente deve perguntar-lhe se usa fármacos ou drogas de abuso, considerando que possam provocar alterações no hemograma. Outro fator a ser considerado é a utilização de drogas que podem induzir à formação de anticorpos anti-hemácias, como é o caso de medicamentos como metildopa, carbonato de lítio, alguns anti-inflamatórios, glicorticoides, penicilina e outros antibióticos.

Atividade física

No caso de atividade física prolongada anterior à coleta, ocorre elevação da contagem de eritrócitos, leucócitos e nos valores de hemoglobina em função do estímulo de liberação destes componentes para o espaço vascular.

Exames de coagulação[5]

Algumas drogas podem interferir com testes de função plaquetária, como aspirinas, anti-inflamatórios, imidazol, antibióticos, antidepressivos, betabloqueadores, derivados da Ginka etc. Alguns alimentos, como alho, dieta rica em gorduras (lipemia) e cafeína, também interferem.

Dosagens hormonais[5]

As dosagens hormonais de maneira geral, com raras exceções, não se alteram significativamente após a alimentação. Embora a lipemia pós-prandial possa interferir em alguns métodos utilizados em dosagens hormonais, como isomunoensaios, na maioria das vezes não é significante. Sugere-se assim jejum mínimo de 3 a 4, horas a fim de evitar qualquer interferência que possa ocorrer.

Jejum

- **Insulina e peptídeo C** – para estes hormônios recomenda-se jejum de 8 horas para a coleta da amostra. A produção de insulina aumenta após a alimentação nos primeiros 8 a 10 minutos e alcança um pico após 30 a 45 minutos. No caso do peptídeo C, como se origina da molécula de insulina, é liberado para a circulação em quantidades equivalentes à insulina. Conclui-se que após a alimentação, mesmo em indivíduos saudáveis, a concentração destes hormônios vai se apresentar aumentada em relação ao valor basal, assim recomenda-se o jejum já descrito.

- **GH (hormônio do crescimento) e IGF-1 (fator de crescimento)** – é recomendado jejum de 8 a 10 horas antes dos testes de estímulo e supressão do GH. Enquanto a ingestão proteica e o declínio normal da glicemia após a alimentação são fatores que estimulam a liberação do GH, a hiperglicemia pós-prandial e o excesso de ácidos graxos livres plasmáticos suprimem a secreção do GH. As concentrações de IGF-1 não parecem ser afetadas pela alimentação.

- **Marcadores de reabsorção óssea** – as concentrações de telopeptídeo C terminal aumentam em função da variação circadiana (ver glossário) em pessoas alimentadas em relação àquelas que permanecem em jejum. Há queda nos níveis de até 50% após 60 a 120 minutos de uma refeição.

- **Catecolaminas e seus metabólitos** – o café (mesmo descafeinado) contém substâncias que podem interferir nos picos do cromatograma do HPLC (cromatografia líquida de alta eficiência). A cafeína eleva os níveis de norepinefrina e epinefrina.

Exercício físico

- **ACTH (hormônio corticotrófico) e cortisol** – a secreção desses hormônios é estimulada por uma série de fatores, tais como estresse físico (exercícios) ou emocional (depressão, ansiedade), hipoglicemia, fatores inflamatórios, entre outros. Por isso, a realização de exercícios antes da coleta da amostra de cortisol sérico ou salivar e do ACTH pode resultar em incrementos nas suas concentrações. O próprio estresse pela coleta da amostra pode resultar em valores elevados, principalmente em crianças, sendo a dosagem salivar uma alternativa nesta faixa etária.
- **PRL (prolactina)** – o exercício, bem como o estresse da punção da coleta da amostra, também pode resultar em incrementos nas concentrações da PRL.
- **Catecolaminas plasmáticas** – elevações nas concentrações das catecolaminas também são observadas após os exercícios ou outros fatores estressantes. Para a coleta das catecolaminas plasmáticas, em geral, recomenda-se colocar o paciente em repouso durante 30 minutos.
- **CTx (marcador ósseo)** – exercícios intensos podem elevar, nos três dias subsequentes, as concentrações de CTx em até 40%. Essa elevação não é acompanhada por mudanças nos marcadores de formação óssea.

Postura

- **Aldosterona e renina (atividade ou direta)** – a renina é uma enzima cuja dosagem pode ser realizada por ensaios diretos ou por meio de uma estimativa da sua atividade por radioimunoensaio. A mudança da posição de decúbito para a ortostática estimula a secreção de renina pelas células justaglomerulares renais e, consequentemente, via sistema renina-angiotensina-aldosterona (SRAA), provoca o aumento da secreção da aldosterona pelo córtex adrenal. Portanto, as concentrações de aldosterona e renina são mais elevadas na posição ortostática do que na de decúbito. A *Endocrine Society* recomenda que as amostras para a dosagem de aldosterona e renina (atividade ou direta) para o cálculo da relação aldosterona/renina sejam coletadas pela manhã, após o paciente se levantar da cama por pelo menos 2 horas, permanecendo de 5 a 15 minutos sentado antes da coleta.

Medicamentos

Várias são as medicações que podem interferir nas dosagens hormonais. As principais serão avaliadas de acordo com os eixos que mais sofrem interferências de determinadas drogas.

Eixo hipotálamo-hipófise-tireoide

- **Componentes** – TSH (hormônio tireotrófico), T_4 livre (tetraiodotironina ou tiroxina, a forma ativa), TBG (globulina transportadora de tiroxina) e T_3 (tri-iodotironina).

    Glicocorticoides (prednisona $\geq$ 20mg/dia, hidrocortisona $\geq$ 100mg/dia, dexametasona $\geq$ 0,5mg/dia) têm efeito direto na redução do TSH sérico.

    Altas doses de salicilatos e furosemida ($\geq$ 80mg/dia) suprimem o TSH por deslocar o T_4 da TBG (globulina transportadora de tiroxina).

    O octreotide ($\geq$ 100mcg/dia) e a dopamina também reduzem a secreção do TSH por ligação a seus receptores nos tireotrofos, ao passo que os antagonistas da dopamina estão associados à elevação do TSH.

    Levotiroxina antes da coleta da amostra pode resultar em concentrações elevadas do T_4 livre (o pico de absorção do hormônio ocorre cerca de 2 horas após sua ingestão), mas sem interferência na concentração do TSH.

    Estrógenos estimulam a produção hepática da globulina ligadora da tiroxina (TBG), resultando em concentrações elevadas de T_4 e T_3 (tri-iodotironina) totais (p. ex., uso de anticoncepcionais, gestação).

Esteroides anabolizantes e altas doses de glicocorticoides podem reduzir a concentração de TBG e, consequentemente, dos hormônios tireoidianos totais.

Drogas anticonvulsivantes podem tanto deslocar o T_4 da TBG (fenitoína, carbamazepina) como aumentar o metabolismo do T_4 (fenitoína, fenobarbital e carbamazepina). Reduções de 25 a 30% nas concentrações de T_4 livre e T_4 total podem ser encontradas durante o uso dessas medicações.

Pacientes recebendo tratamento com heparina podem apresentar aumento do T_4 livre observado principalmente em decorrência da ação da lipase lipoproteica nos ácidos graxos não esterificados da amostra, deslocando os hormônios da tireoide da TBG. Esse efeito é acentuado se a amostra é mantida a temperaturas por volta de 37°C e se há concentrações elevadas de triglicérides ou baixas de albumina na amostra. Logo, nesses pacientes, as dosagens do T_4 e T_3 total são testes mais confiáveis que os hormônios livres na avaliação do perfil tireoidiano (Figura 3.4).

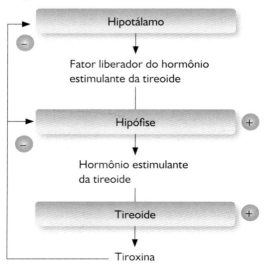

Figura 3.4 ♦ Esquema simplificado eixo hipotálamo-hipófise-tireoide[16].

Eixo hipotálamo-hipófise-gônadas

- **Componentes** – estrógenos, progesterona, LH (hormônio luteinizante), FSH (hormônio folículo-estimulante), testosterona etc.

    Além dos cuidados já mencionados no que se refere à fase do ciclo menstrual para a coleta de alguns hormônios, é importante também avaliar medicações de uso comum que podem originar em resultados aparentemente anormais.

- **Estrógenos/progestágenos** – suprimem a síntese e a secreção dos hormônios hipofisários, LH e FSH e, consequentemente, o estímulo à produção ovariana dos estrógenos, dos progestágenos e, parcialmente, dos andrógenos. As concentrações de todos esses hormônios podem estar baixas durante o uso de anticoncepcionais. O estrógeno eleva ainda as concentrações da PRL e da SHBG (globulina ligada a hormônios sexuais).

    Esteroides anabolizantes utilizados muitas vezes sem indicação médica e com finalidade estética podem suprimir os hormônios hipofisários, LH e FSH e reduzir as concentrações da SHBG (Fig. 3.5).

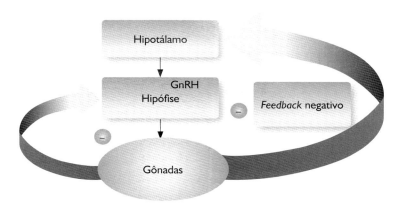

Figura 3.5 ◆ Esquema simplificado do eixo hipotálamo-hipófise-gônadas[17].
Fonte: Suzimara & Sarahyba Consultoria e Treinamento Ltda

- **Anticonvulsivantes** – aumentam as concentrações da SHBG. Glicocorticoides e progestágenos reduzem a SHBG.

Eixo hipotálamo-hipófise-adrenal

- **Componentes** – ACTH (hormônio corticotrófico), cortisol, metabólitos intermediários do cortisol.
- **Glicocorticoides** – mesmo em preparações tópicas, podem suprimir o eixo hipotálamo-hipófise-adrenal e resultar em valores suprimidos de ACTH e cortisol. Contudo, se o corticoide utilizado é detectado pelos ensaios do cortisol, como a hidrocortisona e o acetato de cortisona, concentrações elevadas de cortisol serão observadas tanto no soro como na urina. A terapia com glicocorticoides também suprime a secreção dos andrógenos adrenais. O uso dos estrógenos orais resulta em concentrações elevadas do cortisol sérico, mas não interfere nas concentrações do cortisol urinário ou salivar (Fig. 3.6).

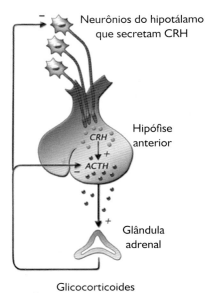

Figura 3.6 ◆ Esquema simplificado do eixo hipotálamo-hipófise-adrenal[18].

Eixo GH-IGF-1

- **Componentes** – GH, IGF-1, PRL.

  Tem sido cada vez mais frequente a utilização do GH recombinante com finalidade estética ou antienvelhecimento, o que pode resultar em concentrações elevadas dos hormônios GH e IGF-1.

  Os estrógenos orais podem afetar as concentrações de IGF-1.

- **Neurolépticos/antipsicóticos** – elevam as concentrações da PRL. Em 40 a 90% dos pacientes em uso de antipsicóticos atípicos (p.ex., butiferona) ocorre elevação da PRL; o aumento também ocorre em 50 a 100% daqueles em uso de risperidona.

- **Estrógenos** – discreta elevação da PRL pode ser observada em 20 a 30% das mulheres em uso de anticoncepcionais; anti-hipertensivos: alfametildopa, labetalol, reserpina, verapamil; antagonistas do receptor H2: ranitidina, cimetidina; anticonvulsivantes: fenitoína; antidepressivos tricíclicos: clomipramina, amitriptilina; inibidores da recaptação da serotonina: fluoxetina; outras: heroína, morfina (Fig. 3.7).

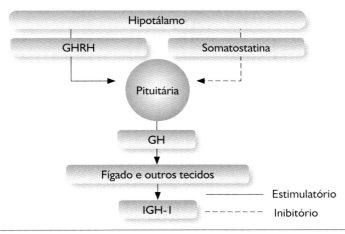

Figura 3.7 ◆ Esquema simplificado do hormônio do crescimento (GH) e IGF-1[19].

Sistema renina-angiotensina-aldosterona (SRAA)

- **Componentes** – renina, angiotensina, aldosterona etc.
- **Anti-hipertensivos** – muitos anti-hipertensivos têm seu mecanismo de ação direcionado a diferentes etapas do SRAA e, portanto, interferem nas concentrações da aldosterona e na atividade plasmática de renina ou renina direta. Os medicamentos que devem ser suspensos pelo menos quatro semanas antes da avaliação da relação aldosterona--renina (RAA) incluem: espironolactona, eplerenona, amilorida, trianteno e diuréticos depletores de potássio. Se os resultados sem os agentes acima não são diagnósticos, deve-se tentar suspender outras medicações que afetam a RAA por pelo menos duas semanas.
- **Reduzem a secreção da renina** – betabloqueadores (p.ex., propranolol), agonistas centrais (clonidina, alfametildopa), anti-inflamatórios não hormonais.
- **Aumentam a secreção da renina** – diuréticos, inibidores da ECA, antagonistas dos receptores de angiotensina II, bloqueadores de canais de cálcio di-hidropiridínicos. Os inibidores da renina reduzem a atividade plasmática da renina, mas aumentam as concentrações da renina direta. Todas essas drogas só devem ser suspensas se autorizado pelo médico solicitante.

Os estrógenos (p.ex., anticoncepcionais) causam aumento da síntese hepática de angiotensinogênio, resultando em concentrações mais elevadas de aldosterona, além de reduzir as concentrações da renina direta.

Catecolaminas, metanefrinas e antidepressivos tricíclicos são uma fonte importante de falso-positivos para as dosagens de norepinefrina e normetanefrina, como resultado das ações primárias desses agentes na inibição da recaptação das monoaminas; essas medicações devem ser suspensas no mínimo 15 dias antes da coleta; outros medicamentos que podem provocar interferência significativa incluem: levodopa, alfametildopa, agonistas dos receptores adrenérgicos (p.ex., alguns descongestionantes), inibidores da monoaminoxidase (MAO), bem como a suspensão abrupta da clonidina ou da ingestão alcoólica (Fig. 3.8).

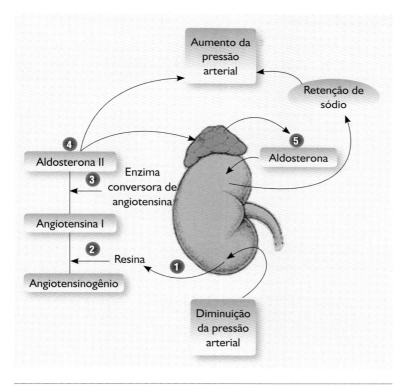

Figura 3.8 ♦ Esquema simplificado do sistema renina-angiotensina-aldosterona[20].

Dosagens hormonais que sofrem interferência do tabagismo

- **ACTH e cortisol** – tanto o hábito como a sua suspensão podem elevar as concentrações destes hormônios.

- **Catecolaminas e metanefrinas** – a nicotina aumenta as concentrações de metanefrinas livres plasmáticas, sendo recomendado evitar o tabagismo por pelo menos 4 horas antes da coleta[5].

Dilema do jejum[15-21]

Não existem em âmbito mundial protocolos padronizados e harmonizados para a questão do tempo de jejum necessário para a realização de exames laboratoriais. Segundo a Federação Europeia de Clínica Química e Medicina Laboratorial (EFLM – *European Federation of Clinical Chemistry and Laboratory Medicine*), existe ainda muita controvérsia na literatura e entre profissionais de saúde no que diz respeito ao tempo de jejum para a coleta de exames de sangue. Esta Federação recomenda que os laboratórios de todo o mundo entrem em um consenso e planejem esta padronização. Trabalhos científicos recentemente publicados (2014) estudaram a influência da dieta e o tempo de coleta para 77 analitos de bioquímica, hematologia endocrinologia em 20 adultos saudáveis. Embora se reconheça que seja apenas um trabalho inicial em relação ao número de indivíduos estudados, concluíram que a maioria dos testes não necessita de jejum prolongado, com exceção da dosagem de triglicérides, glicose, creatinina, peptídeo C, insulina e testosterona.

No Brasil, a questão do jejum foi um assunto extensamente debatido no Congresso Brasileiro de Patologia Clínica e Medicina Laboratorial, 2014. Entende-se assim que a maioria dos exames não necessita de mais do que 3 ou 4 horas de jejum. Embora existam exceções que devam ser respeitadas, como é o caso da glicemia e da dosagem de triglicérides, esta informação vem mudando a cultura laboratorial de coleta exclusiva matinal.

CONCLUSÃO

Neste capítulo foi discutida a questão do preparo do paciente para a coleta e os principais interferentes que podem levar a resultados laboratoriais alterados. Vale lembrar que a questão do jejum e a utilização de medicamentos devem ser sempre questionadas ao paciente no momento do cadastro. O clínico pode auxiliar informando no pedido os medicamentos de uso do paciente. No tópico medicamentos foram apresentados alguns analitos e as alterações que podem ocorrer na análise laboratorial. Outras interferências podem também ser resultantes da prática de exercícios físicos perto do horário da coleta, do consumo de bebidas alcoólicas, fumo etc.

Dessa forma, orientações adequadas devem ser dadas ao paciente antes que ele compareça para a realização do exame.

O paciente não é, absolutamente, um agente neutro neste contexto, influenciando de forma significativa a qualidade do atendimento que lhe é prestado, seja cumprindo fielmente as orientações recebidas, seja não omitindo eventuais informações relevantes. Por essa razão, é preciso alguma atenção para assegurar que ele tenha compreendido as instruções ministradas e que disponha de meios para segui-las. Algumas vezes, não é tarefa fácil obter informações críticas, as quais podem ser omitidas voluntária ou involuntariamente pelo paciente.

GLOSSÁRIO

ACO: anticoncepcional oral.
ACTH: hormônio adrenocorticotrófico.
FSH: hormônio folículo-estimulante.
GH: hormônio do crescimento.
IGF-1: fator de crescimento insulina.
LH: hormônio luteinizante.
PRL: prolactina.
PTH: paratormônio.
SHBG: globulina ligadora dos hormônios sexuais.

SRAA: sistema renina-angiotensina-aldosterona.
TSH: hormônio tireoestimulante.
AST: aspartato aminotransferase.
ALT: alanina aminotransferase.
ALP: fosfatase alcalina.
CPK: creatina fosfoquinase.
GGT: gamaglutamiltranspeptidase.
ACP: fosfatase ácida.
Na$^+$/K$^+$: sódio/potássio.
CT: colesterol total.
TG: triglicérides.
PT: proteínas totais.
LDL: lipopoproteínas de baixa densidade (*low density lipoproteins*).
Pós-prandial: o que se segue a uma refeição.

Variação circadiana ou ritmo circadiano ou ciclo circadiano (do latim: *circa* = cerca de + *diem* = dia): designa o período de aproximadamente 24 horas sobre o qual se baseia o ciclo biológico de quase todos os seres vivos, sendo influenciado, principalmente, pela variação de luz, temperatura, marés e ventos entre o dia e a noite. O ritmo circadiano tem influência sobre, por exemplo, a digestão ou o estado de vigília e sono, a renovação das células e o controle da temperatura do organismo.

Monitoração terapêutica

A monitoração terapêutica é a dosagem de medicamentos ou seus metabólitos no sangue ou líquidos corporais trazendo como benefício um efeito terapêutico otimizado com o mínimo de efeitos tóxicos, resultando em melhor adesão ao tratamento (Fig. 1).

REFERÊNCIAS BIBLIOGRÁFICAS

1. Brasil. Ministério da Saúde. Resolução RDC 302 de 13 de outubro de 2005. Dispõe sobre Regulamento técnico para funcionamento de laboratórios clínicos [portaria na internet]. Diário Oficial da União 14 out 2005 [acessado 26 jan 2015]. Disponível em: http://www.mte.gov.br / legislacao/ Portarias.
2. Costa VG, Moreli ML. Principais parâmetros biológicos avaliados em erros na fase pré-analítica de laboratórios clínicos: revisão sistemática. J Bras Patol Med Lab 2012;489(3):163-8.
3. Guimarães AC, Wolfart M, Brisolara MLL, Dani C. O laboratório clínico e os erros pré-analíticos. Rev HCPA 2011;31(1):66-72.
4. Secretaria Municipal da Saúde de São Paulo. 1º Caderno de Coleta de Exames Laboratoriais. São Paulo; 2006 [acessado 29 jan 2015]. Disponível em: http://www.prefeitura.sp.gov.br/cidade/secretarias/upload/saude/arquivos/assistencialaboratorial/Coleta_Laboratorial.pdf
5. Sociedade Brasileira de Patologia Clínica/Medicina Laboratorial. Recomendações da Sociedade Brasileira de Patologia Clínica/Medicina Laboratorial (SBPC/ML): Coleta e preparo da amostra biológica [monografia na internet]. Barueri, SP: Manole: Minha Editora; 2014 [acessado 29 jan 2015]. Disponível em: http://www.sbpc.org.br/upload/conteudo/livro_coleta_biologica2013.pdf
6. Sociedade Brasileira de Patologia Clínica e Medicina Laboratorial. Programa de Acreditação em Laboratórios Clínicos. Norma PALC versão 2013 [monografia na internet]. Brasil: Milograph; 2013 [acessado 29 jan 2015]. Disponível em: http://www.sbpc.org.br/upload/conteudo/Norma_palc2013_web.pdf.
7. Sistema Nacional de Acreditação (DICQ). Manual para Acreditação do Sistema de Gestão da Qualidade de Laboratórios Clínicos [manual na internet]. Rio de Janeiro: Sociedade Brasileira de Análises Clínicas; 2013 [acessado 29 jan 2015]. Disponível em: http://acreditacao.org.br/wp-content/themes/dicq/pdfs/manual_dicq.pdf.
8. Costa MB, Lanna CMM, Braga MH, Magalhães S. Avaliação da hipercalcemia assintomática em pacientes ambulatoriais. J Bras Patol Med Lab 2008;44(5):329-35.
9. Pacheco Neto M, Alves ANL, Fortini AS, Burattini MN, Sumita NM, Srougi M, Chocair PR. Monitoração terapêutica da azatioprina: uma

revisão. J Bras Patol Med Lab 2008;44(3):161-7 [acesso em 10 fev 2015]. Disponível em: http://www.scielo.br/pdf/jbpml/v44n3/02.pdf.

10. Universidade Federal de São Paulo. Manual de Coleta de Material Biológico do Laboratório Central [manual na internet]. São Paulo: Departamento de Medicina Laboratorial do Departamento de Medicina; 2014/2015 [acessado 01 fev 2015]. Disponível em: http://www.unifesp.br/dmed/patologiaclinica/laboratorio-central/manuais/manual-de-coleta-2014-2015/view

11. Proteopedia: Life in 3D [homepage na internet]. Pharmacokinetics [acessado 10 fev 2015]. Disponível em: http://proteopedia.org/wiki/index.php/Pharmacokinetics

12. Universidade de São Paulo. Faculdade de Medicina. Hospital das Clínicas. [Internet]. Manual de Exames Orientações gerais, informações gerais, coleta e exames informatizados. São Paulo, SP: Divisão de Laboratório Central; 2011. [acessado 05 fev 2015]. Disponível em: http://dlc.edm.org.br/portal/index.php/manual-de-exames

13. Secretaria do Estado de Saúde de Minas Gerais – Universidade Federal de Minas Gerais. 2009; Protocolos Clínicos dos Exames laboratoriais. [acessado 28 jan 2015]. Disponível em: http:// www.uberaba.mg.gov.br/portal/acervo/saude/arquivos/oficina_10/protocolos_exames_laboratoriais

14. Guder WG, Narayanan S, Wisser H, Zawta B. Samples: From the Patient to the Laboratory: The Impact of Preanalytical Variables on the Quality of Laboratory Results. 4th ed. Weinheim: Wiley-Blackwell; 2009.

15. Versolato M. Laboratórios deixam de exigir jejum para exames de sangue. Folha de São Paulo, 2014 setembro 15 [acessado em 10 fev 2015]. Disponível em: http://www1.folha.uol.com.br/equilibrioesaude/2014/09/1519052-laboratorios-deixam-de-exigir-jejum-para-exame-de-sangue.shtml

16. Projeto Qualibio [homepage na internet]. Crescimento animal[acesso 05 fev2015] Disponível em: http://www.qualibio.ufba.br/036.html

17. Reginaldo Batista Sartes [blog na internet]. Ansiedade. Modelos biológicos [acessado 05 fev 2015].Disponível em: http://reginaldobatistasartes.blogspot.com.br/2010/09/ansiedade-modelos-biologicos.html#!/2010/09/ansiedade-modelos-biologicos.html

18. Damiani D, Damiani D. Puberdade Precoce. RBM Pediatria [periódicos na internet] 2014 [acessado 05 fev 2015]; 50(5):204-12. Dispo-

nível em: http://www.moreirajr.com.br/revistas.asp?id_materia=5789&fase=imprime

19. Bronstein MD. Reposição de GH na "somatopausa": solução ou problema?Arq Bras Endocrinol Metab [periódicos na internet] 2003. [acessado 05 fev 2015]; 47(4):323-30 Disponível em: http://www.scielo.br/scielo.php?pid=S0004-27302003000400005&script=sci_arttext

20. Biomedicina padrão [homepage na internet]. Sistema renina-angiotensina-aldosterona [acessado 05 fev 2015]. Disponível em: http://www.biomedicinapadrao.com.br/2012/06/sistema-renina-angiotensina-aldosterona.html

21. Plumelle D, Lombard E, Nicolay A, Portugal H. Influence of diet and sample collection time on 77 laboratory tests on healthy adults. Clin Biochem. 2014;47:31-7.

Pedido médico

Introdução[1]

O *pedido médico* faz parte da fase pré-analítica, e esta etapa se inicia após a decisão do médico e a necessidade de *indicação do exame*.

A fase pré-analítica inclui indicação do exame, *redação da solicitação, leitura e interpretação da solicitação*, transmissão de eventuais instruções de preparo do paciente, avaliação do atendimento às instruções previamente transmitidas e procedimentos de coleta, acondicionamento, transporte e preservação da amostra biológica até o momento da realização efetiva do exame.

Uma das principais finalidades dos resultados dos exames laboratoriais é reduzir as dúvidas que a história clínica do paciente faz surgir no raciocínio médico após o exame físico. Para que o laboratório clínico possa contribuir de maneira adequada para este propósito, é indispensável que todas as fases do atendimento ao paciente sejam desenvolvidas considerando a existência e a importância de diversas variáveis que podem influenciar, significativamente, a qualidade final do trabalho. Dentro deste contexto, a elaboração de um *pedido médico adequado* é primordial para que isto ocorra.

Pedido médico

Recomendações do PALC[1]

O Programa de Acreditação em Laboratórios Clínicos (PALC) da SBPC/ML (Sociedade Brasileira de Patologia Clínica/Medicina Laboratorial), versão 2013, contempla a gestão da fase pré-analítica em relação ao pedido médico.

"O sistema de gestão de qualidade (SGQ) deve contemplar medidas voltadas para a qualidade das requisições dos exames, de forma que contenham ou venham a conter informações suficientes para identificação:

- Do cliente.
- Do requisitante da análise laboratorial (profissional responsável pelo pedido).
- Do tipo de amostra ou material a ser coletado.
- Das análises a serem realizadas.

O cliente e o pedido médico[1]

O laboratório e os postos de coleta devem solicitar ao cliente documento que comprove a sua identificação para o cadastro. O laboratório deve garantir a identificação do cliente durante o processo de coleta.

Para clientes em atendimento de urgência ou submetidos a regime de internação, o funcionário retira as solicitações gerais dos exames feitas pelo médico no posto de origem e apresenta os pedidos aos responsáveis da unidade que conferem para ciência. A comprovação dos dados de identificação também poderá ser obtida no prontuário médico ou com familiares.

O cadastro do cliente deve incluir minimamente as seguintes informações:

- Número de registro de identificação do cliente gerado pelo laboratório, de preferência único.
- Nome, idade, sexo e procedência do cliente.
- Telefone ou endereço do cliente, quando aplicável.
- Nome e contato do responsável em caso de menor ou incapacitado.

Para verificação dos dados, se o paciente for consciente, solicita-se que se identifique (fale seu nome completo e idade). Em caso de pacientes sem condições de dar informações e portadores de necessidades especiais (deficiente auditivo, visual, entre outras), deve-se verificar a identificação no prontuário, pulseira de identificação, com a equipe da unidade (enfermagem/médica) ou com o acompanhante. Para pacientes estrangeiros, que não falem nosso idioma e que estejam sem acompanhante, deve-se localizar um profissional que possa ajudá-lo. É necessário acompanhante responsável para pacientes menores de idade.

Requisitante do pedido médico[1]

O cadastro do cliente deve incluir minimamente as seguintes informações:

- Identificação do requisitante.
- Data e hora do atendimento.
- Horário da coleta, quando aplicável.

Profissionais não médicos habilitados a solicitar exames de laboratório: enfermeiros[2], farmacêuticos[3], nutricionistas[4] e cirurgiões-dentistas[5]

A solicitação de exames laboratoriais pode ser realizada por vários profissionais de saúde, de acordo com as suas atribuições apoiadas por legislação.

De acordo com as normas publicadas pelo COREN (Conselho Regional de Enfermagem): parecer COREN-SP 007/2014 – CT PRCI nº 099.152/2012 – no que diz respeito a atribuições do enfermeiro, compete a ele, dentro da equipe de enfermagem e como membro da equipe de saúde, a solicitação de exames de rotina e complementares no exercício das suas atividades assistenciais. Nas situações de ausência temporária do médico da equipe de saúde da família, os resultados de exames solicitados podem ser avaliados em equipe multiprofissional, para identificar alterações e realizar encaminhamento, se necessário. Conforme explicitado nas legislações citadas, é imprescindível a existência de protocolos institucionais ou documentos disponibilizados pelo Ministério da Saúde que padronizem os cuidados a serem prestados, assim como ações de enfermagem referentes à solicitação de exames laboratoriais, a fim de garantir uma assistência de enfermagem segura, sem riscos ou danos ao cliente causados por negligência, imperícia ou imprudência.

Com relação ao Conselho Federal de Farmácia (CFF), na Resolução nº 585, de 29 de agosto de 2013, que regulamenta as atribuições clínicas do farmacêutico, está descrito que o farmacêutico pode solicitar exames laboratoriais, no âmbito de sua competência profissional, com a finalidade de:

- Monitorar os resultados da farmacoterapia.
- Avaliar resultados de exames clinicolaboratoriais do paciente, como instrumento para individualização da farmacoterapia.
- Monitorar níveis terapêuticos de medicamentos, por meio de dados de farmacocinética clínica.
- Determinar parâmetros bioquímicos e fisiológicos do paciente, para fins de acompanhamento da farmacoterapia e rastreamento em saúde.
- Prevenir, identificar, avaliar e intervir nos incidentes relacionados aos medicamentos e a outros problemas relacionados à farmacoterapia.

O nutricionista tem também competência legal para solicitar exames laboratoriais necessários ao diagnóstico nutricional, à prescrição dietética e ao acompanhamento da evolução nutricional do cliente/paciente, conforme previsto nas seguintes normatizações: Lei Federal 8.234/91, artigo 4º, inciso VIII, e Resoluções do Conselho Federal de Nutricionistas (CFN) nº 306/03, CFN nº 380/05 e CFN nº 417/08.

A definição dos exames bioquímicos que o nutricionista pode solicitar está na dependência do objetivo pretendido e do diagnóstico, momento e tipo de tratamento em que o paciente se encontra, enquanto a periodicidade dessa solicitação decorre do acompanhamento da evolução do paciente. Compete ao nutricionista inteira responsabilidade sobre as justificativas técnicas para tais solicitações, bem como sobre a leitura e interpretação dos resultados que estes exames oferecem.

Os cirurgiões-dentistas também podem solicitar exames de laboratório, segundo o Conselho Federal de Odontologia. A Agência Nacional de Saúde (ANS), Súmula Normativa número 11, de 20 de agosto 2010, ratificou o que diz a Portaria, do Ministério do Trabalho e Emprego, nº 397 de 2002, que estabelece, dentro da Classificação Brasileira de Ocupações (CBO), a competência do cirurgião-dentista em solicitar exames complementares como exames de laboratório em geral.

Amostra e análises[1]

Com relação à amostra, o cadastro do cliente deve incluir as seguintes informações:

- Análises solicitadas e tipo de amostra.
- Informações adicionais, em conformidade com o exame (medicamento em uso, dados do ciclo menstrual, indicação/observação clínica, dentre outros de relevância), quando apropriado ou necessário.
- Data prevista para a entrega do laudo.
- Indicação de urgência, quando aplicável.

Erros pré-analíticos[6,7]

Entre os principais erros pré-analíticos associados à solicitação de exame estão:

- Erro no procedimento de solicitação de exames.
- Conflitos na comunicação de dados.
- Falta de requisição médica ou incorreção da informação diagnóstica.
- Incompreensão ou má interpretação da requisição médica.
- Cadastro incorreto no cadastro do paciente/exame no sistema de informática laboratorial.
- Horário de coleta incorreto.

No território brasileiro estão disponíveis dois programas nacionais de ensaio de proficiência: Programa de Excelência para Laboratórios Médicos (PELM), da Sociedade Brasileira de Patologia Clínica/Medicina Laboratorial (SBPC/ML), e o Programa Nacional de Controle de Qualidade (PNCQ), da Sociedade Brasileira de Análises Clínicas (SBAC). Estes programas têm como principal objetivo a verificação da exatidão por meio do controle da fase analítica dos ensaios laboratoriais. As demais fases envolvidas no processo laboratorial não são avaliadas por estes programas, o que as torna mais suscetíveis a erros. Foi observado em diversos estudos que a fase pré-analítica concentra a maior frequência de erros associados a ensaios laboratoriais, o que aponta para a necessidade de focar esta etapa no planejamento do sistema de gestão da qualidade.

O elemento mais sensível na produção de erros na fase pré-analítica diz respeito à atividade humana, em que múltiplos indivíduos interagem no processamento do espécime diagnóstico. No Brasil, poucos são os laboratórios que utilizam sistemas pré-analíticos totalmente automatizados.

Em muitos laboratórios os relatórios de frequência de nova coleta são os únicos indicadores da qualidade da fase pré-analítica, o que contribui para que os erros não recebam um tratamento mais refinado pelo gestor da qualidade. Embora reconhecida como elemento de importância central, a fase pré-analítica carece de indicadores específicos dentro do sistema de gestão da qualidade nos laboratórios clínicos, fato que a torna vulnerável para o aparecimento e proliferação de erros.

Indicadores de erros pré-analíticos relacionados ao pedido de exame[6]

Diferentes trabalhos vêm buscando padronizar indicadores utilizados na fase pré-analítica. Algumas especificações pré-analíticas foram propostas pelo grupo de trabalho da Federação Internacional de Química Clínica (IFCC) do Projeto Erros Laboratoriais e Segurança do Paciente. Estas sugerem a utilização de indicadores relativos à adequação e à identificação do pedido médico.

Abaixo seguem descritos os indicadores e uma avaliação dos níveis que seriam considerados: ótimo, desejável, mínimo aceitável e inaceitável.

No grupo: adequação do pedido

- Número de pedidos com dados clínicos/número total de pedidos seriam considerados ótimos > 87% de pedidos que incluem esta informação e desejável de 58 a 87%, mínimo aceitável de 29 a 57% e inaceitável < 29%.

- Número de testes adequados aos dados clínicos/número de pedidos com dados clínicos seriam considerados ótimos > 97% de pedidos que incluem esta informação e desejável de 65 a 97%, mínimo aceitável de 32 a 64% e inaceitável < 32%.

- Número de pedidos sem identificação do profissional de saúde solicitante/número total de pedidos seriam considerados ótimos < 5% de pedidos que incluem esta informação, desejável de 5 a 6%, mínimo aceitável de 1 a 8% e inaceitável < 8%.

- Número de pedidos ilegíveis/número total de pedidos seriam considerados ótimos < 0,2% de pedidos que incluem esta informação, desejável de 0,2 a 0,25%, mínimo aceitável de 0,26 a 0,3% e inaceitável > 0,3%.

No grupo: identificação do pedido

- Número de pedidos com erro de identificação do paciente/número total de pedidos seriam considerados ótimos < 0,4% de pedidos que incluem esta informação, desejável de 0,4 a 0,5%, mínimo aceitável de 0,51 a 0,6% e inaceitável > 0,6%.

- Número de requisições com erro de identificação do profissional de saúde solicitante/número total de pedidos seriam considerados desejáveis < 0,1%.

- Número de requisições com erros de cadastro (testes faltantes)/número total de pedidos seriam considerados ótimos < 0,3% de pedidos que incluem esta informação, desejável de 0,3 a 0,4%, mínimo aceitável de 0,41 a 0,5% e inaceitável > 0,5%.
- Número de requisições com erros de cadastro (testes não solicitados)/número total de pedidos seriam desejáveis < 0,1%.
- Número de requisições com erros de cadastro (testes interpretados erroneamente)/número total de pedidos seriam considerados ótimos < 0,2% de pedidos que incluem esta informação, desejável de 0,2 a 0,25%, mínimo aceitável de 0,26 a 0,3% e inaceitável > 0,3%.

A utilização de indicadores relativos ao pedido de exames pode auxiliar e esclarecer onde a equipe do laboratório deve atuar para minimizar os erros da fase pré-analítica no que tange ao pedido médico.

Prevenção de erros pré-analíticos associados ao pedido médico[8-12]

A prevenção de erros pré-analíticos associados ao pedido do exame requer comunicação e cooperação excelente entre todas as equipes. Esta atividade requer a monitoração dos fluxos associados na execução de um exame laboratorial: desde a solicitação até o resultado final.

Muitos laboratórios, cientes desta necessidade, possuem procedimentos padronizados de requisição da solicitação de exames, especificando informações importantes a serem incluídas no pedido de exame (Fig. 3.10). A comunicação aos colaboradores e o treinamento devem ser práticas constantes na rotina laboratorial.

A implantação de indicadores de acompanhamento nesta etapa pré-analítica visa conhecer os principais tipos de erro associados ao pedido de exame, proporcionando a oportunidade de corrigi-los e assim atuar na prevenção.

COLEÇÃO COLETA DE SANGUE ♦ VOLUME I

Pedido de exames

```
                    Suzimara & Sarahyba

      Nome: _____        Preencher com
                                            nome completo,
                                            legível e sem
                                            abreviações
      Idade/data de nascimento: _____

      Clínica: _____ Leito: _____       Caso internado,
                                            necessário indicar
      Exame(s) solicitado(s): _____       onde será a coleta

                                            Os dados
                                            referentes a
      CID-10 _____        local de coleta e
      Data: __/__/__                        horário devem
                                            ser registrados
                                            conforme
                                            padronização da
                                            instituição

      Nome do médico e CRM com carimbo
```

- Data em que os exames estão sendo solicitados
- Nome do médico legível com carimbo e CRM

Figura 3.10 ♦ Pedido de exames.
Fonte: Suzimara & Sarahyba Consultoria e Treinamento Ltda.

A Secretaria Municipal da Saúde de São Paulo no seu caderno de Coleta de Exames Laboratoriais, no que diz respeito à requisição de exame, recomenda que sua requisição deverá ser feita em impressos próprios que são definidos de acordo com o exame solicitado.

O impresso deverá estar totalmente preenchido com letra legível contendo informações sobre:

- Nome da unidade solicitante.
- Nome do usuário.

- Número do prontuário.
- Idade: muitos valores de referência variam conforme a idade.
- Sexo: muitos valores de referência variam conforme o sexo.
- Indicação clínica.
- Medicamentos em uso.
- Data da última menstruação (DUM), quando for o caso.
- Assinatura e carimbo do solicitante.
- Nome do responsável pela coleta (Fig. 3.11).

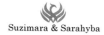

Suzimara & Sarahyba

ORIENTAÇÃO PARA SOLICITAÇÃO DE EXAME

O cumprimento destas orientações é de extrema importância para assegurar a qualidade do resultado da análise

Pedido de exames

1. Deverá ser preenchido um formulário por paciente
2. Os exames devem ser solicitados de maneira clara e sem rasura
3. No pedido deverá constar data e carimbo com o CRM do médico solicitante
4. Caso as informações necessárias não tenham sido informadas no pedido de exames, entraremos em contato para que as dúvidas sejam esclarecidas.

Figura 3.11 ♦ Recomendação para preenchimento de pedido de exames.[10]
Fonte: Suzimara & Sarahyba Consultoria e Treinamento Ltda.

A informação é fundamental para garantir a qualidade do resultado laboratorial. Deve ser utilizada para fins de análise de consistência do resultado laboratorial e, portanto, necessita ser repassada aos responsáveis pelas fases analítica e pós-analítica.

Deve ser elaborado pelo coordenador / gestor / responsável pelo serviço de coleta um fluxograma para orientar os funcionários e médicos envolvidos no processo de coleta ambulatorial e hospitalar.

O fluxo ambulatorial deve contemplar todos os passos do paciente:

- Após ter passado na consulta, recebe a solicitação de exame por meio de um pedido médico em formulário padronizado pela instituição.
- O paciente é orientado a realizar o agendamento de coleta (data e horário de coleta), se necessário, de acordo com a instituição.
- O posto de enfermagem verifica a solicitação médica e confere os exames solicitados.
- Após a conferência dos exames, o paciente recebe as orientações de jejum para a coleta de sangue por escrito.

No dia agendado para o acompanhamento, o pedido de exame é solicitado com o documento de identidade, onde segue a conferência e o cadastro dos exames assinalados. No caso de exames de pacientes internados e de UTI, a equipe de enfermagem do laboratório deve receber o pedido médico conforme padronização do fluxo institucional, com os exames a serem coletados.

Alguns laboratórios da rede privada permitem que haja um pré-agendamento do paciente *on-line*, onde são descritos alguns dados com relação ao paciente, ao médico e aos exames solicitados. No dia agendado para a coleta, o laboratório confere o pedido médico e a solicitação que o paciente entrega.

Segundo a publicação da SBPC/ML sobre Gestão de Riscos, sabe-se que alguns erros não afetam clinicamente o paciente. Entretanto, há outros que implicam a repetição da solicitação do médico ou geram investigações desnecessárias, resultando na elevação dos custos ou em tratamento inadequado às necessidades do paciente.

CONCLUSÃO

A padronização e o treinamento dos profissionais envolvidos na cadeia de execução de um exame se iniciam na solicitação do exame por meio do pedido médico. Neste item, o treinamento dos colaboradores e a utilização de indicadores são altamente recomendados e podem evitar uma série de transtornos ao paciente e aos serviços de saúde.

GLOSSÁRIO

SBPC/ML Sociedade Brasileira de Patologia Clínica Medicina Laboratorial foi criada em 1944 pelo médico Erasmo Lima. Tem como finalidades congregar Médicos, portadores do Título de Especialista em Patologia Clínica/Medicina Laboratorial e médicos de outras especialidades, regularmente inscritos nos seus respectivos Conselhos Regionais de Medicina, e pessoas físicas e jurídicas que, direta ou indiretamente, estejam ligadas à Patologia Clínica/Medicina Laboratorial, e estimular sempre o engrandecimento da Especialidade dentro dos padrões ético-científicos.

PALC: Programa de Acreditação de Laboratórios Clínicos – O objetivo fundamental do PALC é garantir um sistema capaz de proporcionar a melhoria contínua da qualidade dos serviços prestados pelos laboratórios, por meio da educação continuada e do atendimento aos requisitos da norma introduzindo o conceito de controle de qualidade em laboratórios clínicos no Brasil. Seu programa representa a continuação de um longo histórico de apoio à melhoria da qualidade dos laboratórios clínicos.

SGQ: Sistema de Gestão da Qualidade é uma ferramenta de padronização de processos e controle sobre eles, viabiliza medir a eficiência e verificar a eficácia das ações tomadas, com foco específico na satisfação do cliente e na melhoria contínua dos processos.

PELM: Proficiência em Ensaios Laboratoriais é um programa de comparação interlaboratorial de resultados de análises qualitativas e quantitativas, aberto a todos os laboratórios da América Latina. É promovido pela Sociedade Brasileira de Patologia Clínica/Medicina Laboratorial (SBPC/ML).

PNCQ: Programa Nacional de Controle de Qualidade é um programa de Controle Externo de Proficiência ou Ensaio de Proficiência denominado PRO-EX, com credibilidade nacional e internacional, promovido pela Sociedade Brasileira de Análises Clínicas (SBAC) e fornecido pela PNCQ (empresa técnico-científica provedora dos ensaios de proficiência).

REFERÊNCIAS BIBLIOGRÁFICAS

1. Sociedade Brasileira de Patologia Clínica/Medicina Laboratorial. Recomendações da Sociedade Brasileira de Patologia Clínica/Medicina Laboratorial (SBPC/ML): Coleta e preparo da amostra biológica [internet]. 1ª ed. Barueri, SP: Manole: Minha Editora; 2014. [acessado 29 jan 2015]. Disponível em: http://www.sbpc.org.br/upload/conteudo/livro_coleta_biologica2013.pdf

2. Conselho Regional de Enfermagem de São Paulo (Brasil). PARECER COREN-SP 007/2014 – CT PRCI nº 099.152/2012 [Internet]. Solicitação de exames por Enfermeiro e avaliação de resultado [acessado 10 fev 2015]. Disponível em: http:// portal. coren- sp. gov.br/ sites/ default/ files/ Parecer_007_Solicita%C3%A7%C3%A3o_de_exames_por_ENF_e_avalia%C3%A7%C3%A3o_de_resultado.pdf

3. Conselho Federal de Farmácia (Brasil). Resolução nº 585, de 29 de agosto de 2013 [Internet]. Regulamenta as atribuições clínicas do farmacêutico e dá outras providências [acessado 10 fev 2015]. Disponível em: http://www.cff.org.br/userfiles/file/resolucoes/585.

4. Conselho Regional de Nutricionista [homepage na internet] Legislação [acessado 10 fev 2015]. Disponível em: http://crn3.org.br/

5. Conselho Federal de Odontologia [homepage na internet]. Cirurgiões-Dentistas já têm autonomia para solicitar exames laboratoriais e de imagem [acessado 10 fev 2015]. Disponível em: http://cfo.org.br/imprensa/saiu-na-imprensa/cirurgioes-dentistas-ja-tem-autonomia-para-solicitar-exames-laboratoriais-e-de-imagem/

6. Plebani M. Quality indicators to detect pre-analytical errors in laboratory testing. Clin Biochem Rev. 2012;33(3):85-8.

7. Lima-Oliveira GS, Picheth G, Sumita NM, Scartezini M. Controle da qualidade na coleta do espécime diagnóstico sanguíneo: iluminando uma fase escura de erros pré-analíticos. J Bras Patol Med Lab. 2009;45(6):441-7.
8. Mayo Clinic, Mayo Medical Laboratories [homepage na internet] Communiqué-Preanalytic Laboratory Errors: identification and Prevention [acessado 03 fev 2015]. Disponível em: http://www.mayomedicallaboratories.com/articles/communique/2008/12.html
9. Hospital das Clínicas da Universidade Federal de Goiás [homepage na internet]. Protocolo de solicitação de exames [acessado 29 jan 2015]. Disponível em: https://hc.ufg.br/p/1544-para-o-medico.
10. Progenética Hermes Pardini – Medicina Diagnóstica e Preventiva [homepage na internet]. Normas para Solicitação de Exames. [acessado 03 fev 2015]. Disponível em: http://www.progenetica.com.br/normas.pdf.
11. Secretaria Municipal da Saúde de São Paulo. 1º Caderno de Coleta de Exames Laboratoriais. São Paulo; 2006 [acessado 29 jan 2015]. Disponível em: http://www.prefeitura.sp.gov.br/cidade/secretarias/upload/saude/arquivos/assistencialaboratorial/Coleta_Laboratorial.pdf
12. Sociedade Brasileira de Patologia Clínica e Medicina Laboratorial. Gestão da fase Pré-analítica: recomendações da Sociedade Brasileira de Patologia Clínica e Medicina Laboratorial [monografia na internet]. Brasil: Grafito; 2010 [acessado 03 fev 2015]. Disponível em: http://www.controllab.com.br/pdf/gestao_fase_pre_analitica_sbpc.pdf.

Fatores fisiológicos que influenciam no resultado

Introdução

Os níveis dos componentes biológicos presentes nos fluidos orgânicos apresentam flutuação constante e essas variações afetam a interpretação do resultado de um exame. Em relação à coleta de sangue para a realização de exames laboratoriais, é importante que se conheçam, controlem e, se possível, evitem algumas variáveis capazes de interferir com a exatidão dos resultados. Neste capítulo vamos falar sobre outras condições pré-analíticas relacionadas a fatores fisiológicos que interferem nos resultados de exames, como variação cronobiológica, gênero, idade, posição, gravidez etc. Ao fazer a correlação clinicolaboratorial dos resultados, deve-se ter em mente possíveis alterações ligadas às variáveis fisiológicas.

Fatores fisiológicos que interferem no resultado do exame[1-3]

Variação cronobiológica e variação circadiana

A variação cronobiológica corresponde às alterações cíclicas na concentração de determinado parâmetro em função do tempo. O ciclo de variação pode ser diário, mensal, sazonal, anual etc.

As variações de concentração de alguns analitos no ciclo biológico ao longo de 24 horas denomina-se ritmo circadiano. Estas oscilações podem ser observadas, por exemplo, nas concentrações do ferro e do cortisol no soro. Para estes analitos as coletas realizadas à tarde fornecem resultados até 50% mais baixos do que os obtidos nas amostras coletadas pela manhã.

Para exames de rotina, é comum que a coleta seja realizada pela manhã, mas nada impede que a coleta seja feita à tarde, desde que se respeite o preparo do paciente. Daí a importância de se especificar o horário da coleta no resultado de exames laboratoriais.

Variações decorrentes do meio ambiente[1]

Além das variações circadianas, existe também a possibilidade de ocorrer variações decorrentes do meio ambiente, como, por exemplo, a temperatura alta do meio ambiente. Em dias quentes, a concentração sérica de proteínas é relativamente maior no período da tarde, quando se compara com a coleta realizada no período da manhã, isto se explica em razão da concentração dos componentes sanguíneos.

Influência sazonal

Estas variações podem ser observadas em regiões onde os invernos e verões são bem definidos. Isto ocorre no caso da concentração sérica de 25-hidroxivitamina D (25OH-vitamina D), cujos níveis estão mais altos no verão devido ao estímulo na exposição aos raios solares.

Gênero e idade[4]

Com relação ao gênero fica evidente que a concentração de hormônios é bem característica do sexo e da idade do paciente, em decorrência de características metabólicas inerentes. Em geral, os intervalos de referência para esses parâmetros são específicos para cada gênero. No sexo feminino, algumas alterações hormonais são típicas do ciclo menstrual e, além disso, também podem ser acompanhadas de variações em outras substâncias. Como exemplo, a aldosterona apresenta-se 100% mais elevada na fase pré-ovulatória do que na fase folicular.

Podemos citar como exemplo de resultados de análises hormonais os valores de referência para o exame de androstenediona sérica:

- **Sexo masculino**: 0,30 a 1,80ng/mL.
- **Sexo feminino**: 0,25 a 2,20ng/mL.
- **Crianças pré-puberes maiores que 1 ano**: até 0,50ng/mL.

A diferença de resultados nos exames bioquímicos em função da idade se explica por diversos fatores, como maturidade funcional de órgãos e sistemas, massa corporal, conteúdo hídrico e lipídico. As limitações funcionais em função do envelhecimento também devem ser consideradas e os valores de referência adotados devem levar em conta estas diferenças ao longo da idade.

Postura corporal

A mudança rápida na postura corporal causa variações na concentração de alguns componentes séricos. Quando o indivíduo se move da posição de decúbito dorsal para a ereta, ocorre afluxo de água e substâncias filtráveis do espaço intravascular para o intersticial. As proteínas de alto peso molecular e as células, componentes que não são filtradas para o espaço intersticial, têm sua concentração relativa elevada até que o equilíbrio hídrico se restabeleça. Alguns parâmetros bioquímicos e hematológicos podem estar com os seus valores aumentados, em torno de 8 a 10% da concentração ou número inicial. Esta situação pode ocorrer com os níveis de albumina, colesterol e triglicérides e com os parâmetros hematológicos como o hematócrito, a hemoglobina e a contagem de leucócitos. Drogas que se ligam a proteínas também podem ter seus valores superestimados nestes casos de variação de postura.

Gravidez

Os resultados de exames laboratoriais realizados durante a gravidez podem apresentar alterações normais na fase gestacional, considerando-se também a semana de gestação em que a amostra foi coletada. Existem mecanismos que mudam a concentração das substâncias como proteínas totais e albumina plasmática decorrentes de vários fatores, como hemodiluição, deficiências relativas em função do aumento de consumo (ferro, ferritina), aumento das proteínas de fase aguda (velocidade de hemossedimentação) etc.

Considerações específicas sobre interferências específicas de fatores fisiológicos em alguns resultados laboratoriais[1]

Exames de coagulação

Os exames de coagulação são comumente utilizados para diagnóstico de distúrbios na coagulação ou triagem realizada na rotina de pré-operatórios. Estes exames são eficientes para análise do sistema de coagulação como um todo. Em geral, o perfil completo para pré-operatórios inclui os seguintes testes: tempo de sangramento (TS), tempo de tromboplastina parcial ativado (TTPA), tempo de protrombina/índice internacional normalizado (TP/INR), tempo de trombina (TT) e dosagem de fibrinogênio.

Com relação às variáveis fisiológicas podemos citar a idade, exemplificando que os níveis dos fatores de coagulação são dependentes de vitamina K, cujos níveis estão reduzidos no recém-nascido devido à imaturidade hepática. Nas crianças a partir dos 6 meses, já atingem níveis próximos aos de adultos.

Na gravidez, alguns componentes da via hemostática encontram-se alterados. Ocorre aumento do fator VIII e fibrinogênio e diminuição de proteína S, com leve queda na contagem de plaquetas.

Exames hormonais

Muitos hormônios são secretados de forma episódica ou pulsátil; outros, além dessas características, ainda apresentam um ciclo circadiano de variação. Como consequência, os resultados de amostras coletadas a intervalos de tempo diferentes, do mesmo indivíduo, podem apresentar resultados dispares, mesmo após curtos intervalos.

Hormônio do crescimento (GH)

Existe uma flutuação fisiológica muito grande nos níveis de GH, variando de não detectáveis até 40ng/mL devido a pulsos de secreção. Assim, a dosagem de níveis basais de GH apresenta pouco valor diagnóstico. Na prática laboratorial, utiliza-se teste de estímulo ou supressão de GH para avaliar o paciente.

Hormônio corticotrófico (ACTH) e cortisol

O horário de coleta desses hormônios é um fator determinante para o diagnóstico. No período da manhã (entre 7 e 9 horas) é a fase em que os níveis destes hormônios estão mais elevados. Ao longo do dia, estes níveis tendem a uma queda progressiva e podem ter até queda de 50% até 16 horas da tarde. A escolha do horário para a coleta é dependente da patologia a ser investigada. No caso de suspeita de insuficiência da adrenal, a amostra deve ser colhida entre 8 e 9 horas da manhã.

Marcadores ósseos

As concentrações séricas dos marcadores ósseos oscilam de forma significativa ao longo do dia. A maioria dos marcadores ósseos atinge concentrações mais elevadas, entre 4 e 8 horas da manhã, e tem seus menores níveis entre 13 e 23 horas. A variação gira em torno de 30% e como consequência as amostras devem ser sempre coletadas em horário específico, a fim de minimizar estas variações.

Testosterona

Este hormônio é secretado de maneira pulsátil e as concentrações estão mais elevadas pela manhã (9 horas) e mais baixas à noite (19 horas). Para este hormônio, recomenda-se coleta matinal.

Hormônio tireotrófico (TSH) e hormônios produzidos pela tireoide[5]

Podemos entender como hormônios produzidos pela tireoide: T_4 total (tetraiodotironina ou tiroxina), T_4 livre (a forma ativa) e T_3 (tri-iodotironina).

O sistema de controle e autorregulação da glândula tireoide serve para manter a oferta de hormônios da tireoide para os tecidos periféricos o mais constante possível, independente de alterações internas e externas. Porém, flutuações sazonais e climáticas com aumento de T_3 e T_4 nos meses mais frios e diminuição no verão já foram demonstradas em alguns estudos. Em altitudes acima de 5.400 metros ocorre elevação de T_3 e T_4 total e T_4 livre com TSH normal.

A secreção do TSH apresenta uma variação ao longo do dia, com as mais altas concentrações sendo observados entre 21 e 6 horas e as mais baixas entre 16 e 18 horas. Assim como a maioria das coletas são realizadas no horário diurno, não se observa na prática variação muito grande destes resultados durante o dia.

Hormônios do ciclo menstrual[4]

As concentrações de hormônio folículo-estimulante (FSH), hormônio luteinizante (LH), estradiol e progesterona obedecem a um ciclo de produção. A coleta de sangue para análise desses hormônios na fase folicular (em geral os primeiros sete dias do ciclo) é importante para avaliação da reserva ovariana. Nestes períodos, ocorre aumento crescente na concentração de estradiol e níveis de FSH maiores do que os níveis de LH.

Na fase ovulatória e lútea, no meio do ciclo menstrual, ocorre um pico nas concentrações de LH e na fase lútea são encontradas concentrações mais elevadas de progesterona (confirmação da ovulação). Ver ilustração na figura 3.12.

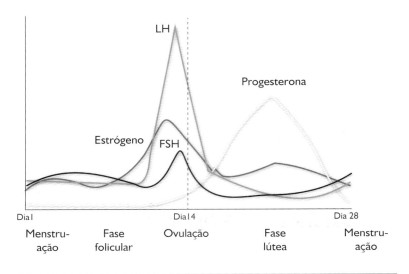

Figura 3.12 ♦ Níveis hormonais ao longo do ciclo menstrual[6].

Exemplo de valores de referência para progesterona sérica:

- **Homens:** até 1,4ng/mL.
- **Mulheres:**
  - *Fase folicular*: até 1,5ng/mL.
  - *Fase ovulatória*: 0,8 a 3,0ng/mL.
  - *Fase lútea*: 1,7 a27ng/mL.
  - *Pós-menopausa*: até 0,8ng/mL.

Hemograma

Com relação aos parâmetros hematológicos existem diferenças nos valores encontrados para homens e mulheres, em decorrência de diferenças no metabolismo, massa muscular etc. Assim, os valores de referência para estes parâmetros são específicos para cada gênero distinto.

Durante a gravidez, ocorre retenção hídrica fisiológica, principalmente no terceiro trimestre, e como consequência as gestantes podem apresentar decaimento da hemoglobina. Nas últimas semanas que antecedem o parto, a gestante apresenta leucocitose fisiológica de discreta a moderada, decorrente do aumento dos neutrófilos. Em aproximadamente uma semana após o parto, os valores da contagem de leucócitos retornam ao normal.

Com relação à idade, existem variações nos parâmetros hematológicos considerados importantes que ocorrem ao longo da vida, principalmente em crianças e adolescentes. Isto se explica tanto pela maturidade de órgãos e sistemas que vão ocorrendo paulatinamente do nascimento até a adolescência, como pelas mudanças de conteúdo hídrico e massa corporal ao longo desta fase que antecede a fase adulta. Na fase adulta, há estabilidade maior destes parâmetros hematológicos. Com relação aos indivíduos idosos aplica-se o mesmo raciocínio de variabilidade que ocorre nas crianças, além da possibilidade de doenças subclínicas neste grupo etário.

O estresse e o estado emocional do paciente não devem ser subestimados; o aumento na secreção de adrenalina que estes estados proporcionam pode elevar o número de neutrófilos pelo aumento da liberação destes para a corrente circulatória.

Com relação à variação cronobiológica, isto é, variações ao longo do tempo, observa-se que os valores de eosinófilos, basófilos e leucócitos totais variam em função do ciclo circadiano dos glicocorticoides.

Com base nestas informações de variações que podem ocorrer no hemograma de maneira considerada fisiológica, é muito importante que o laudo faça referência ao horário da coleta.

Considerações sobre variáveis inerentes aos pacientes[3,7]

Segundo orientações da Clínica Mayo (Estados Unidos, ver glossário), as variáveis pré-analíticas inerentes aos pacientes são: dieta, massa corporal, idade, medicações, gênero, hábito do fumo, gravidez, exercícios, raça, desidratação.

Foram mencionadas as questões da dieta, fumo e medicações em uma visão de preparo do paciente e como interferem no resultado de um exame.

Além destas variações discutidas anteriormente, não podemos esquecer das variações intraindividuais que já foram relatadas por alguns autores. Como exemplo podemos citar o caso da dosagem de triglicérides que sofrem flutuação em uma média de 22%, mesmo com variáveis pré-analíticas padronizadas.

CONCLUSÃO

Esta apresentação leva a concluir que a informação detalhada a respeito do paciente, em atenção ao seu estado fisiológico, permite que o laboratório e o clínico possam entender e explicar variações que ocorrem nos resultados de exames. Estas, na maioria das vezes, são valiosas para que informem e esclareçam o médico a respeito da suspeita diagnóstica que motivou a solicitação do exame.

GLOSSÁRIO

Posição supina ou **decúbito dorsal**: corpo deitado com a face voltada para cima.

Tempo de protrombina/índice internacional normalizado (TP/INR): expresso em segundos. Somente quando o paciente faz uso de anticoagulante por via oral (desde que não seja em fase inicial de tratamento) o teste será avaliado pelo índice internacional normalizado (INR). Nos outros casos, a avaliação se dá pelo tempo de protrombina.

Clínica Mayo ou Mayo Clinic: é uma organização sem fins lucrativos da área de serviços médicos e de pesquisas médico-hospitalares, localizada em três metrópoles: Rochester, em Minnesota; Scottsdale/Phoenix, no Arizona; e Jacksonville, na Flórida.

REFERÊNCIAS BIBLIOGRÁFICAS

1. Sociedade Brasileira de Patologia Clínica/Medicina Laboratorial. Recomendações da Sociedade Brasileira de Patologia Clínica/Medicina Laboratorial (SBPC/ML): Coleta e preparo da amostra biológica [internet]. Barueri, SP: Manole: Minha Editora; 2014 [acessado 29 jan 2015]. Disponível em: http://www.sbpc.org.br/upload/conteudo/livro_coleta_biologica2013.pdf
2. Universidade Federal de São Paulo. Hospital São Paulo. Departamento de Medicina. Disciplina de Medicina Laboratorial [Internet]. Manual de Coleta de Material Biológico do Laboratório Central: 2014/2015. São Paulo, SP: Laboratório Central do Hospital São Paulo [acessado 01 fev 2015]. Disponível em: http://www.unifesp.br/dmed/patologiaclinica/laboratorio-central/manuais/manual-de-coleta-2014-2015/view
3. Conselho Federal de Farmácia. Gestão da qualidade laboratorial: é preciso entender as variáveis para controlar o processo e garantir a segurança do paciente. Encarte Análises Clínicas [internet]. 2011; 1:12p [acessado 01 fev 2015]. Disponível em: http://www.cff.org.br/sistemas/geral/revista/pdf/132/encarte_analises_clinicas.pdf
4. Universidade de São Paulo. Faculdade de Medicina. Hospital das Clínicas. [Internet]. Manual de Exames – Orientações gerais, informações gerais, coleta e exames informatizado São Paulo, SP: Divisão de Laboratório Central; 2011. [acessado 05 fev 2015]. Disponível em:http://dlc.edm.org.br/portal/index.php/manual-de-exames
5. Surks MI, Beckwitt HJ, Chidsey CA. Changes in plasma thyroxine concentration and metabolism, catecholamine excretion, and basal oxygen consumption in man during acute exposure to high altitude. J Clin Endocrinol Metab. 1967;27(6):789-799.
6. O corpo humano [homepage na internet]. Ciclo menstrual [acessado 01 fev 2015] Disponível em: http://www.ocorpohumano.com.br/v2/ciclo_menstrual.php
7. Mayo Clinic, Mayo Medical Laboratories [homepage na internet] Communiqué-Preanalytic Laboratory Errors: identification and Prevention [acessado 03 fev 2015]. Disponível em: http://www.mayomedicallaboratories.com/articles/communique/2008/12.html

CAPÍTULO

4

Segurança do Paciente

10 Passos para a segurança do paciente

♦ Histórico[1]

A segurança do paciente está intrinsecamente ligada ao conhecimento e envolvimento da equipe, à qualidade da sistematização da assistência prestada aos pacientes, além de uma série de processos, procedimentos, melhores práticas amparadas por protocolos e acreditações que são recomendados para evitar o risco no atendimento aos pacientes.

Disseminar uma cultura de excelência no atendimento, ferramentas de vigilância, gerenciamento de riscos assistenciais, notificação de evento adverso, metas de segurança do paciente e métodos de controle e indicadores auxiliam a reduzir a incidência de eventos adversos nos serviços de saúde e ajudam a mitigar os erros evitáveis.

Os laboratórios clínicos são parte importante neste processo de orientação aos pacientes, colaboradores e das decisões diagnósticas e terapêuticas.

Eles contribuem para mais de 70% das decisões médicas, além de fornecerem informações essenciais para a qualidade e segurança da assistência, incluindo a prevenção de reações adversas.

O marco mundial que mobilizou de fato o movimento de segurança do paciente se deu em 1999, com a publicação do relatório sobre erros relacionados com a assistência à saúde, errar é humano: construindo um sistema de saúde mais seguro, *To err is human: building a safer healh system*, pelo *Institute of Medicine* dos Estados Unidos da América (EUA). Este relatório realizou um alerta sobre o número de mortes que ocorriam nos EUA decorrentes de eventos adversos relacionados à assistência ao paciente: 44.000 a 98.000 em um ano.

A questão da segurança do paciente tornou-se então uma prioridade na agenda da Organização Mundial da Saúde (OMS), refletindo na agenda política dos Estados-Membros desde 2000. Líderes de agências, representantes de pacientes e a OMS se juntaram para prevenir eventos adversos, criando a aliança para a segurança dos pacientes, em 2004, recomendando aos países maior consciência e comprometimento político para melhorar a segurança na assistência, além de apoiar os países no desenvolvimento de políticas públicas e práticas para segurança do paciente em todo o mundo. O *College of American Pathologists* (CAP), o *Institute of Health Improvement* (IHI), o *Center of Diseases Control* (CDC), a *Agency for Health Care Research and Quality* (AHRQ), o *Institute of Medicine* (IOM), a *Joint Commission International* (JCI), a Sociedade Brasileira de Patologia Clínica/Medicina Laboratorial (SBPC/ML), o Ministério da Saúde, a Agência Nacional de Vigilância Sanitária (ANVISA), os Conselhos de Classe e outros órgãos alinharam-se à OMS em iniciativas semelhantes.

Introdução[2]

O Conselho Regional de Enfermagem de São Paulo (COREN-SP) assumiu, para o ano de 2010, o compromisso de promover uma campanha pela segurança do paciente, esclarecendo a equipe de enfermagem sobre a responsabilidade nas suas práticas cotidianas, assim como sobre a necessidade de identificar falhas, neste processo, passíveis de erros.

Os 10 passos para a segurança do paciente fazem parte de uma cartilha elaborada a partir de discussão com membros do polo São Paulo da Rede Brasileira de Enfermagem e Segurança do Paciente (REBRAENSP), em parceria com a câmara técnica do Conselho Regional de Enfermagem de São Paulo (COREN-SP), para contemplar os principais pontos que teriam impacto direto na prática assistencial de enfermagem e que fossem capazes de ser implementados em diversos ambientes de cuidados.

Você conhece a REBRAENSP?

Conteúdo
Rede Brasileira de Enfermagem e Segurança do Paciente (REBRAENSP)[3]

A ideia da Rede Brasileira de Enfermagem e Segurança do Paciente (REBRAENSP) surgiu a partir da criação da Rede Internacional de Enfermagem e Segurança do Paciente, em novembro de 2005, em Concepción, Chile, e a partir de reuniões promovidas pelo Programa de Enfermagem da Unidade dos Recursos Humanos para a Saúde da Organização Pan-Americana da Saúde. Analisaram-se nessas reuniões as tendências e as prioridades no desenvolvimento da enfermagem na área de segurança do paciente. Decidiu-se sobre quais seriam as prioridades de cooperação técnica e de intercâmbio de informações e necessidades de estudos que poderiam fortalecer o cuidado de enfermagem, sua gestão, investigação, informação e educação inicial e na área de segurança do paciente.

Esta rede é considerada como uma:

> ...estratégia de articulação e de cooperação técnica entre instituições diretas e indiretamente ligadas à saúde e educação de profissionais em saúde, com o objetivo de fortalecer a assistência de enfermagem segura e com qualidade.

No País, a REBRAENSP organiza-se em polos, geralmente estaduais e núcleos, em regiões ou cidades de cada estado, que atuam de forma a implementar e desenvolver os objetivos firmados com a Rede Nacional.

A REBRAENSP possui vários objetivos e entre eles podemos citar:

- Identificar problemas, interesses e prioridades relacionados com as práticas que envolvem segurança.
- Dar visibilidade para as tendências de enfermagem em segurança.
- Compartilhar informações e conhecimento.
- Compartilhar metodologias e recursos tecnológicos destinados à segurança do paciente.

Para conhecer a história da formação, bem como o modo de trabalho da rede, alinhada com o movimento mundial iniciado pela Organização Mundial da Saúde, em 2004, com o lançamento da Aliança Mundial para a Segurança do Paciente, acesse: http://www.rebraensp.com.br/

Segurança do paciente como estratégia mundial[4,5]

A segurança tornou-se um movimento mundial, exigindo o estabelecimento de uma linguagem comum, que contribuísse com o processo de comunicação efetiva em saúde. Para padronizar as terminologias, foi realizado um grande estudo, publicado em 2009, denominado Classificação Internacional de Segurança do Paciente (ICPS). Entre os 48 conceitos-chave e termos principais, o conceito de segurança foi traduzido pelo Centro Colaborador para a Qualidade do Cuidado e a Segurança do Paciente (PROQUALIS) como:

> "Redução, a um mínimo aceitável, de risco de dano desnecessário".

O PROQUALIS foi criado em 2009 e seu foco está voltado para a produção e disseminação de informações e tecnologias em qualidade e segurança do paciente. Está vinculado ao Instituto de Comunicação e Informação Científica e Tecnológica em Saúde (ICICT) da Fundação Oswaldo Cruz (Fiocruz) e conta com o financiamento do Ministério da Saúde, através da Secretaria de Atenção à Saúde. Seu objetivo é ser uma fonte permanente de consulta e atualização para os profissionais de saúde, através da divulgação de conteúdos técnico-científicos selecionados a partir da relevância, qualidade e atualidade.

Como resultado dos movimentos globais sobre segurança, investigações científicas têm sido conduzidas para identificação e compreensão dos erros e eventos adversos, adoção de medidas corretivas e proativas, análise das falhas sistêmicas e dos fatores causais, desenvolvimento de estratégias que garantam a prática segura, melhorando a qualidade da assistência e, consequentemente, fornecendo maior segurança ao paciente.

Você verá a seguir algumas ações e programas criados recentemente pelo governo brasileiro que envolvem questões de segurança dos pacientes.

Portaria nº 529, de 1º de abril de 2013[6]

O Ministério da Saúde e a Agência Nacional de Vigilância Sanitária (ANVISA) lançaram em 01/04/2013, em Brasília, com a portaria nº 529, o Programa Nacional de Segurança do Paciente (PNSP).

O objetivo geral do programa foi contribuir para a qualificação do cuidado em saúde, em todos os estabelecimentos de saúde do território nacional, além dos seguintes, considerados específicos:

- Promover e apoiar a implementação de iniciativas voltadas à segurança do paciente.
- Envolver os pacientes e familiares nas ações de segurança do paciente, ampliar o acesso da sociedade às informações relativas à segurança do paciente.
- Produzir, sistematizar e difundir conhecimentos sobre a segurança do paciente.
- Incluir o tema segurança do paciente no ensino técnico, de graduação e pós-graduação na área da saúde.

Por meio desta Portaria também se instituiu o Comitê de Implantação do Programa Nacional de Segurança do Paciente (CIPNSP), instância colegiada, de caráter consultivo, com a finalidade de promover ações que visem à melhoria da segurança do cuidado em saúde.

Uma das competências do CIPNSP é propor e validar protocolos, guias e manuais voltados à segurança do paciente em diferentes áreas, como infecções, identificação de pacientes, prevenção de quedas, úlcera por pressão, transferência de pacientes, comunicação entre serviços de saúde, cuidados com materiais e equipamentos e cuidados envolvendo prescrição, dispensação e administração de medicamentos.

Resolução (RDC) nº 36, de 25 de Julho de 2013[7]

O Ministério da Saúde e a Agência Nacional de Vigilância Sanitária (ANVISA) também lançaram a Resolução nº 36, em 25 de julho de 2013. Esta resolução institui ações para a segurança do paciente em serviços de saúde e dá outras providências. Porém, ela não se aplica a consultórios individualizados, laboratórios clínicos (escopo do curso) e serviços móveis e de atenção domiciliar.

Esta resolução possui dois aspectos interessantes:

- A constituição do Núcleo de Segurança do Paciente (NSP) – instância do serviço de saúde criada para promover e apoiar a implementação de ações voltadas à segurança do paciente.
- O Plano de Segurança do Paciente em Serviços de Saúde (PSP), elaborado pelo NSP, que deve estabelecer estratégias e ações de gestão de risco, conforme as atividades desenvolvidas pelo serviço de saúde.

Agora que você já conheceu os esforços existentes para o desenvolvimento permanente desta área no Brasil, vamos também conhecer quais são os 10 fatos mundiais sobre a segurança do paciente de acordo com a Organização Mundial da Saúde (OMS).

Fatos mundiais sobre a segurança do paciente[8]

A OMS elaborou uma lista, constantemente atualizada, com as 10 maiores evidências sobre o tema Segurança do Paciente. Ver quais são:

1. A segurança do paciente é um sério problema global de saúde pública. Desde o lançamento do programa da OMS sobre segurança do paciente, em 2004, mais de 140 países têm trabalhado para o aprimoramento do cuidado. Atualmente, já existe um reconhecimento da importância da segurança e qualidade durante a assistência ao paciente.
2. Entre 10 pacientes, em países desenvolvidos, podem ser vítima de erros e eventos adversos durante a hospitalização.

3. Infecções hospitalares atingem 14 em cada 100 pacientes hospitalizados. De cada 100 pacientes hospitalizados, 7 em países desenvolvidos e 10 em países em desenvolvimento, vão adquirir infecções associadas aos cuidados de saúde. Medidas de prevenção simples e com baixos custos, como higienização correta das mãos, podem reduzir a frequência destas infecções em mais de 50%.
4. A maioria da população não tem acesso a dispositivos médicos apropriados. Existem em média 1,5 milhão de dispositivos médicos e mais da metade da população dos países subdesenvolvidos e em desenvolvimento não tem a sua disposição uma política de saúde pública, que disponibilize o uso de dispositivos médicos seguros e apropriados.
5. Falhas na administração de medicamentos injetáveis. Este tipo de não conformidade decaiu 88% de 2000 a 2010.
6. Cirurgia segura requer trabalho em equipe.

    Segundo a OMS, 234 milhões de cirurgias em média são realizadas anualmente, e 50% das complicações decorrentes dos procedimentos podem ser evitadas com uma equipe comprometida e treinada.
7. Vale a pena investir na segurança dos pacientes. De 20 a 40% das despesas com a saúde da população são desperdiçadas devido à assistência de má qualidade.
8. Existe 1 chance em 1.000.000 de um passageiro ser vítima de um acidente de avião. Porém a chance é de 1 em 300 de um paciente ser vítima de erros ou eventos adversos durante o processo da assistência.
9. O engajamento do paciente e da comunidade é essencial.
10. Parcerias entre hospitais desempenham um papel fundamental.

A OMS considera:

> "A segurança do paciente é um princípio fundamental dos cuidados a saúde. Cada ponto no processo da assistência contém certo grau inerente de insegurança".

A partir destes fatos, a OMS elaborou um trabalho, em 2009, onde foram listadas 50 prioridades para pesquisa em segurança. A identificação dessas prioridades contribuiu e continua contribuindo na busca de soluções que podem ser aplicadas em diferentes países. Embora as prioridades sejam diferentes entre países desenvolvidos e em desenvolvimento, existe considerável sobreposição nestas prioridades. Existe um grupo na OMS chamado de grupo especializado na segurança do paciente que auxilia países a desenvolver metodologias para identificar suas próprias prioridades.

A seguir você conhecerá as primeiras 6 prioridades listadas para os países em desenvolvimento, onde se situa o Brasil.

As 6 prioridades[9]

- Treinamento e competência inadequados.
- Falta de conhecimento.
- Falta de comunicação.
- Infecção hospitalar.
- Cuidados à mãe e ao recém-nascido.
- Eventos adversos a drogas devido a falhas na administração.

O que você achou do resultado desta pesquisa?

Ela motivou e continua motivando o governo, os conselhos de classe e todos os grupos que trabalham com qualidade e segurança do paciente a aprimorarem não somente estes aspectos, mas outros relacionados a prioridades específicas em âmbito nacional. Você poderá comprovar como os 10 passos para a segurança do paciente foi um dos resultados deste trabalho.

Cartilha dos 10 passos para a segurança do paciente[2]

Todos os passos foram baseados em evidências científicas e elaborados por profissionais com experiência em ensino e pesquisa.

Para cada passo existe uma introdução e são sugeridas medidas e pontos de atenção, cuja implementação pode ser um processo complexo de acordo com cada estrutura organizacional.

A seguir você verá, algumas medidas sugeridas de cada passo.

Identificação do paciente[2,10]

"A identificação deve ser feita por meio de pulseira de identificação, prontuário, etiquetas, solicitações de exames, com a participação ativa do paciente e familiares, durante a confirmação da sua identidade".

Os profissionais devem verificar pelo menos duas identificações, antes da coleta de exames laboratoriais. Os dois identificadores do paciente utilizados para a checagem podem ser: nome completo, data de nascimento, idade, RG, habilitação, passaporte, identidade profissional e número do prontuário. Tais informações devem ser facilmente encontradas na pulseira de identificação ou etiqueta colada na vestimenta do paciente visível ao profissional, sugerimos no tórax do paciente (dependendo do protocolo padronizado pela instituição).

O paciente deve sempre apresentar o documento de identificação com dados e foto legíveis.

No Estado de São Paulo:

Para os travestis e transexuais deve ser utilizado o nome social na identificação, de acordo com o decreto nº 55.588, de 17 de março de 2010, que dispõe sobre o tratamento nominal das pessoas transexuais e travestis nos órgãos públicos do Estado de São Paulo e dá providências correlatas.

Cuidado limpo e cuidado seguro: higienização das mãos

Este passo será abordado posteriormente neste capítulo.

Cateteres e sondas: conexões corretas[2,11]

"A infusão de soluções em vias erradas, como soluções que deveriam ser administradas em sondas enterais serem realizadas em cateteres intravenosos, devido à possibilidade de conexão errada, é um evento frequente, porém pouco documentado, que pode causar graves consequências e até a morte do paciente".

Já ocorreram várias situações veiculadas pela mídia, onde a administração de soluções por vias erradas ocasionaram consequências drásticas aos pacientes. Como resultado de uma ocorrência de 26/10/2012 foi elaborado o alerta de tecnovigilância 1.195 da ANVISA, como uma inciativa para minimizar o risco destas ocorrências.

Os procedimentos para coleta de sangue através de cateter utilizando o sistema fechado e de acordo com as recomendações do *Clinical and Laboratory Standards Institute* (CLSI) serão abordados no volume 2 desta coleção.

Cirurgia segura[2]

> "Este passo apresenta medidas para tornar o procedimento cirúrgico mais seguro e ajudar a equipe de saúde a reduzir a possibilidade de ocorrência de danos ao paciente, promovendo a realização do procedimento certo, no local e paciente corretos".

O laboratório deve assegurar que a equipe responsável pela coleta dos exames no pré, intra e pós-operatório observe os seguintes aspectos: tipo e quantidade da amostra a ser coletada; recipientes de coleta e aditivos; cronologia para coleta das amostras; tipo de transporte, refrigeração, entrega imediata, rotulagem das amostras; procedimentos para identificação do paciente no momento da coleta; registro da identidade do profissional de saúde; descarte dos materiais de coleta e armazenamento das amostras.

Sangue e hemocomponentes: administração segura[2]

> "A infusão só poderá ocorrer após a confirmação da identidade do paciente e sua compatibilidade com o produto (glóbulos vermelhos, plaquetas, fatores de coagulação, plasma fresco congelado, glóbulos brancos)".

As amostras para os testes transfusionais devem ser coletadas em tubo específico com anticoagulante. Cada amostra deve estar rotulada com nome e registro legíveis, de acordo com a identificação que consta no pedido médico. O rótulo da amostra também deve conter a data da coleta e o nome do profissional.

Paciente envolvido com sua segurança[2,12,13]

> "Ele deve ser estimulado a participar da assistência prestada e encorajado a fazer questionamentos, uma vez que é ele quem tem o conhecimento de seu histórico de saúde, da progressão de sua doença e dos sintomas e experiências com os tratamentos aos quais já foi submetido".

A Agência Nacional de Vigilância Sanitária (ANVISA) abriu duas frentes de comunicação com a sociedade, para aprimorar este aspecto.

- **ANVISA Atende** – consulta à regularidade de produtos e empresas, orientações aos viajantes, solicitação de informações mais técnicas relacionadas às áreas de atuação da ANVISA, como medicamentos, saneantes, cosméticos, derivados do tabaco, laboratórios de saúde, serviços de saúde, produtos para saúde (correlatos), autorização de funcionamento, autorização especial, monitoração da propaganda, certos tipos de alimentos, sangue, tecidos e outros órgãos.

- **NOTIVISA** – formulários para notificação de eventos adversos, ou seja, quando houve dano ao paciente: incidentes ocorridos dentro dos serviços de saúde, problemas associados ao uso de medicamentos e de produtos para a saúde, entre outros. Também existem formulários para queixas técnicas, ou seja, quando não ocorrem danos ao paciente.

Comunicação efetiva[2]

O paciente recebe cuidados de diversos profissionais e em diferentes locais, o que torna imprescindível a comunicação eficaz entre os envolvidos no processo.

O profissional do laboratório deve certificar-se que as orientações e informações, recebidas verbalmente ou via telefone, foram compreendidas pelo receptor por meio da sua repetição. Também é importante que informações específicas sobre o cliente sejam pesquisadas e realizadas antes do atendimento, como existência de déficit motor e psiquiátrico, mastectomia, necessidade de notificação de resultado crítico e necessidade de orientação prévia para a realização do exame.

Prevenção de queda[2]

A avaliação periódica dos riscos que cada paciente apresenta para a ocorrência de queda orienta os profissionais a desenvolver estratégias para sua prevenção.

A equipe do laboratório deve reconhecer as situações de risco para realizar orientações pertinentes aos pacientes e acompanhantes. A primeira delas é que o piso deve ser mantido seco na área de circulação. Outros aspectos que devem ser avaliados antes da coleta são: idade (crianças e idosos), tempo de jejum, alteração do estudo mental como confusão e agitação, déficits motores e sensitivos, além da utilização de medicamentos que alterem o sistema nervoso central.

Prevenção de úlcera por pressão[2]

A avaliação periódica dos riscos que cada paciente apresenta para a ocorrência de úlceras por pressão orienta os profissionais a desenvolver estratégias para sua prevenção.

Segurança na utilização da tecnologia[2,14]

Visa identificar soluções que têm como propósito promover melhorias específicas em áreas de maior risco na assistência à saúde, para que a tecnologia seja utilizada de maneira apropriada.

Durante o processo laboratorial, os colaboradores do laboratório precisam estar atentos à identificação do paciente, desde o momento de cadastro ou identificação no sistema até a coleta do material. A utilização da tecnologia auxilia em todo o processo laboratorial, facilitando a visualização das etiquetas: nome completo, data de nascimento, idade, anticoagulantes ou aditivos específicos correlacionados com o exame, além de assegurar a rastreabilidade das amostras, eficácia no processo de análise e emissão de laudos.

As informações geradas pelos laboratórios clínicos devem ser acessadas somente por pessoas com autorização. Os mecanismos devem assegurar confidencialidade via sistema e via documentos impressos.

Para a disponibilização de resultados a terceiros, o laboratório deve registrar o consentimento do paciente permitindo a entrega. Sugere-se que seja solicitado o comprovante do resultado ou um documento com a identificação do paciente.

Outra prática adequada é solicitar consentimento do paciente para disponibilização ou não de senha de acesso a resultados, envio por e-mail, correio ou qualquer outro meio que respeite a vontade do paciente.

A tecnologia da informação também deve garantir os *backups*, ou seja, uma copia de segurança, para que não ocorra perda de nenhum dado do histórico do paciente.

Estratégias para a segurança do paciente: manual para profissionais da saúde[15]

Além da cartilha citada no tópico anterior, houve a publicação pela REBRAENSP, polo Rio Grande do Sul (RS), em 2013, do seguinte documento: Estratégias para a Segurança do Paciente: Manual para Profissionais da Saúde, cujo objetivo foi oferecer aos profissionais e serviços de atenção à saúde informações úteis, baseadas em evidências e atualizadas, que fossem aplicáveis na rotina diária e que subsidiassem o cuidado seguro a todos os pacientes. Você poderá constatar que este manual complementou a cartilha dos 10 passos para a segurança do paciente, elaborando 12 estratégias. Cada estratégia deste manual está apresentada com os aspectos relevantes, recomendações e o item "Lembre".

Ver a seguir quais são elas:

1. Higienização das mãos.
2. Identificação do paciente.
3. Comunicação efetiva.
4. Prevenção de queda: aspectos relevantes.
5. Prevenção de úlcera por pressão.
6. Administração segura de medicamentos.
7. Uso seguro de dispositivos por via intravenosa.
8. Procedimentos cirúrgicos seguros.
9. Administração segura de sangue e hemocomponentes.
10. Utilização segura de equipamentos.
11. Pacientes parceiros na sua segurança.
12. Formação de profissionais da saúde para o cuidado seguro.

Até o momento foi explanado sobre as ações nacionais e internacionais para a segurança em estabelecimentos de saúde.

Nos próximos tópicos serão apresentados os programas, a legislação e os requisitos existentes para a segurança nos laboratórios clínicos.

Resolução de Diretoria Colegiada (RDC) nº 302/2005[16]

A RDC nº 302/2005 é um regulamento técnico e de enfoque nas atividades diárias dos laboratórios clínicos. Para elaborar esta resolução foi composto um grupo de trabalho do qual faziam parte patologistas da Sociedade Brasileira de Patologia Clínica/Medicina Laboratorial e outros participantes. A resolução aborda os passos para a coleta de material desde a fase pré-analítica até o término do processo na fase pós-analítica.

Esta resolução tornou-se um marco obrigatório para cumprimento em todo território nacional.

Papel dos laboratórios na segurança do paciente – Sociedade Brasileira de Patologia Clínica/Medicina Laboratorial e Programa de Acreditação de Laboratórios Clínicos[1,17]

A Sociedade Brasileira de Patologia Clínica/Medicina Laboratorial (SBPC/ML), sempre atenta às questões de segurança, introduziu em 2010, na norma do Programa de Acreditação de Laboratórios Clínicos (PALC), o item 17 sobre gestão dos riscos e da segurança do paciente.

O programa PALC foi criado pela SBPC/ML em 1998, tendo como referência o Programa do Colégio Americano de Patologistas. O programa examina todos os aspectos do controle de qualidade, garantia da qualidade, nas 3 fases do processo (pré-analítica, analítica e pós-analítica), incluindo metodologia utilizada para realização dos exames, reagentes, equipamentos, manipulação de amostras, manuais de procedimentos, notificação de resultados, além dos ensaios de proficiência, monitorados permanentemente, e de aspectos relacionados à segurança e às práticas gerenciais. Ele tem como objetivo oferecer maior confiança aos usuários, por meio do certificado de acreditação entregue aos laboratórios clínicos que cumprem os requisitos estabelecidos.

É voluntário e funciona através de auditorias periódicas, realizadas por "pares", ou seja, profissionais que possuem formação e experiência mínima comprovada de cinco anos no setor laboratorial, que recebem treinamento específico para interpretar os requisitos do programa e em técnicas de auditoria. Esses profissionais devem obter aprovação em treinamentos teórico e prático, com participação mínima em quatro auditorias supervisionadas.

Após a aprovação da RDC nº302/2005, o sistema PALC foi revisto para adequação às exigências do regulamento.

Questões relativas à segurança na fase pré-analítica[1,18,19]

A fase pré-analítica, objetivo do curso, envolve as seguintes questões:

- Requisição médica.
- Preparo do paciente.
- Identificação do paciente e da amostra.
- Coleta, transporte e preservação dos materiais biológicos.
- Critérios de rejeição da amostra.

Requisição médica – deve ser preenchida corretamente, de forma que contenha todos os dados para identificação do paciente, do material a ser coletado e suas respectivas análises.

Preparo do paciente – este assunto foi abordado no capítulo 3.

Identificação do paciente e da amostra

O laboratório deve garantir a identificação do paciente em todo o processo, de acordo com a norma PALC, item 8. O sistema de gestão de qualidade deve contemplar um processo de cadastro que permita o registro de datas, horários, locais e responsáveis, para que seja garantida a rastreabilidade dos seguintes eventos:

- Coleta, tanto a efetuada pelo paciente quanto a realizada pelo laboratório.
- Recebimento dos materiais e amostras.
- Identificação do profissional que realizou a coleta ou que recebeu a amostra coletada.

As exigências para a identificação do paciente no cadastro, recomendadas no item 8 da norma PALC, são:

- Número de registro de identificação do paciente.
- Nome, idade, sexo e procedência do paciente.
- Telefone ou endereço do cliente, quando aplicável.
- Nome e contato do responsável em caso de menor ou incapacitado.

- Identificação do requisitante.
- Data e hora do atendimento.
- Horário da coleta, quando aplicável.
- Análises solicitadas e tipo de amostra.
- Informações adicionais, em conformidade com o exame (medicamento em uso, dados do ciclo menstrual, indicação/observação clínica, entre outros de relevância), quando apropriado ou necessário.
- Data prevista para a entrega do laudo.
- Indicação de urgência, quando aplicável.

Os dados de identificação do paciente devem ser sempre verificados por meio de documento. Para clientes em atendimento de urgência ou para os internados na instituição, estes dados poderão ser comprovados por meio do prontuário médico.

O item 8 da norma PALC refere que a equipe deve ser instruída quanto ao preenchimento das requisições (em papel ou em formulário eletrônico), quando aplicável. A RDC nº 302 estabelece que "A amostra deve ser identificada no momento da coleta ou da sua entrega, quando coletada pelo paciente".

Ao término do atendimento, os pacientes devem receber um comprovante que contenha os seguintes dados:

- Número de registro.
- Nome do cliente.
- Data do atendimento.
- Data prevista de entrega do laudo.
- Relação de exames solicitados.
- Dados para identificação e contato com o laboratório.

Coleta, transporte e preservação dos materiais biológicos

Estes aspectos serão abordados nos Volumes II e III desta Coleção.

Critérios de rejeição da amostra

Estes critérios devem estar definidos em procedimentos documentados. O laboratório deve ter um sistema para aceitar ou rejeitar amostras biológicas, recebidas ou coletadas por ele, e registrar aquelas que não estejam conformes com os critérios de aceitação definidos. O laboratório deve garantir que os testes realizados em amostras fora das especificações ideais, ou coletados sem o devido preparo, tenham esta condição registrada no laudo, de maneira a informar as precauções para a interpretação do resultado, quando aplicável. Neste caso, deve haver registros que identifiquem o responsável pela autorização das análises realizadas em amostras com restrições.

Os erros laboratoriais podem levar a investigações desnecessárias que resultam no aumento dos custos, atraso no diagnóstico ou na determinação da terapêutica adequada.

A seguir são descritos os requisitos de segurança para um processo de acreditação.

Acreditação do Sistema Brasileiro de Acreditação – ONA[20]

Um processo de acreditação constitui essencialmente um programa de educação continuada.

O modelo de acreditação da ONA é aplicável para organizações de qualquer porte, perfil ou característica. O instrumento de avaliação é composto de seções e subseções, onde para cada subseção existem padrões que devem ser integralmente atendidos. Os padrões são definidos em 3 níveis de complexidade e com princípios específicos.

O princípio do nível 1 é segurança; do nível 2, gestão integrada; e do nível 3, excelência em gestão.

No item referente aos processos pré-analíticos, alguns requisitos do princípio de segurança estão relacionados a seguir.

- Profissionais com competências e capacitação compatíveis com o perfil assistencial.
- Profissionais dimensionados de acordo com a realidade da organização.
- Monitoramento da manutenção preventiva e corretiva das instalações e dos equipamentos, incluindo metrologia e calibração.
- Estabelece critérios e procedimentos de segurança para utilização de materiais, insumos e equipamentos.
- Gerencia o fluxo e a demanda do serviço.
- Estabelece o fluxo de atendimento às urgências e às emergências.
- Estabelece mecanismos para obtenção de informações clínicas completas.
- Canais de comunicação eficazes que assegurem a preparação correta do paciente para a coleta da amostra.
- Cumpre com as diretrizes de identificação do paciente.
- Estabelece mecanismos e procedimentos para identificação, rastreabilidade, conservação e descarte apropriado das amostras.
- Estabelece procedimentos de coleta, com base em boas práticas e evidências científicas.
- Utiliza protocolo para a segurança da cadeia terapêutica, ou seja, na padronização, compra, estocagem, prescrição, distribuição e utilização de medicamentos.
- Estabelece critérios e procedimentos que assegurem a integridade das amostras.
- Estabelece critérios para o transporte dos materiais biológicos que assegure a sua integridade e preservação.
- Estabelece critérios e procedimentos de aceitação, restrição e rejeição das amostras.
- Assegura o suporte técnico aos profissionais da saúde.
- Promove a educação permanente dos profissionais da saúde.

- Considera as características individuais dos pacientes e familiares, respeitando suas tradições culturais, preferências e valores pessoais para a atividade de coleta.
- Cumpre as diretrizes de prevenção e controle de infecção e de biossegurança.
- Identifica os perigos dos processos pré-analíticos e desenvolve ações para a eliminação ou mitigação destas.
- Cumpre com as determinações do plano de gerenciamento de resíduos.

Acreditação da *Joint Comission International* (JCI)[21,22]

Os padrões da JCI constituem a base para a acreditação e certificação de instituições de saúde em todo o mundo. O capítulo sobre as metas internacionais de segurança do paciente (*International Patient Safety Goals* – IPSG) tem como objetivo promover mudanças na segurança do paciente.

É importante que você conheça quais são as metas internacionais de segurança do paciente e quais itens são avaliados em cada uma delas. Estas metas são adotadas por instituições de todo o mundo, como forma de oferecer um atendimento cada vez melhor e adequado.

IPSG 1 – Identificar os pacientes corretamente

- Os pacientes são identificados por meio de dois identificadores, não incluindo o número do quarto ou a localização do paciente.
- Os pacientes são identificados antes da administração de medicamentos, sangue ou hemoderivados.
- Os pacientes são identificados antes da coleta de sangue e de outras amostras para exame.
- Os pacientes são identificados antes da administração de tratamentos e da realização de procedimentos.
- Políticas e procedimentos apoiam de forma consistente a prática em todas as situações.

IPCG 2 – Melhorar a comunicação efetiva

- O resultado de exame fornecido verbalmente, ou por telefone, é anotado na íntegra por quem recebe o resultado.
- O resultado de exame fornecido verbalmente, ou por telefone, é relido na íntegra pelo receptor do resultado.
- O resultado de exame é confirmado pelo indivíduo que transmitiu o resultado.
- Políticas e procedimentos apoiam a prática consistente de verificação da precisão da comunicação verbal e telefônica.

IPSG 3 – Melhorar a segurança de medicamentos de alta vigilância

- Políticas e/ou procedimentos são desenvolvidos e implementados para abordar a identificação, local, rotulagem e armazenagem dos medicamentos de alta vigilância.
- Os eletrólitos concentrados (exemplo: cloreto de potássio igual ou mais concentrado que 2mEq/mL) não estão presentes nas unidades de cuidado ao paciente, a menos que seja clinicamente necessário.
- Os eletrólitos concentrados, armazenados nas unidades de cuidado ao paciente, estão claramente rotulados e guardados de forma a restringir-lhes o acesso.
- Os medicamentos de alto risco são identificados pela farmácia com etiqueta adesiva vermelha e dentro de saco plástico vermelho e no caso de postos de coletas são colocados dentro do carro de parada.

IPSG 4 – Assegurar cirurgias com local de intervenção correto, procedimento correto e paciente correto

Não se aplica ao escopo deste livro.

IPSG 5 – Reduzir o risco de infecções associadas aos cuidados de saúde

- A instituição adotou ou adaptou diretrizes disponíveis e aceitas atualmente para a lavagem das mãos.
- A instituição implementa um programa efetivo para a higiene das mãos.
- A instituição desenvolve políticas e/ou procedimentos de suporte e redução contínua das infecções associadas aos cuidados de saúde.

IPSG 6 – Reduzir o risco de lesões decorrentes de quedas

- A instituição implementa um processo para avaliação inicial dos pacientes para o risco de queda e de reavaliação de pacientes quando indicada por uma alteração da condição, uso de medicamentos, entre outros.
- Medidas são implementadas para reduzir o risco de queda.
- Os resultados das medidas tomadas são monitorados.
- Políticas e/ou procedimentos apoiam a contínua redução do risco de lesões no paciente.

Conseguiu detectar as similaridades entre estas metas internacionais e os 10 passos e as estratégias do manual da REBRAENSP?

Como fazemos para atingir as Metas de Segurança do Paciente?

Cabe aos gestores e aos profissionais dos serviços de saúde planejar, implementar e monitorar os planos da melhoria da qualidade e segurança do paciente nos serviços, tendo como base as metas descritas no item anterior e figura a seguir.

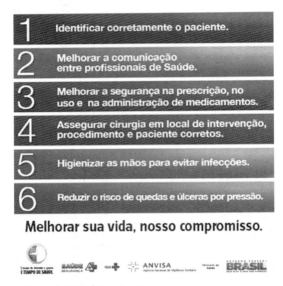

Fonte: Agência Nacional de Vigilância Sanitária.

Toda instituição de Saúde deve submeter sua equipe a um treinamento e quando possível é recomendável elaborar folhetos educativos de cada uma das metas. Veja a seguir dois exemplos de folhetos.

CAPÍTULO 4

SEGURANÇA DO PACIENTE

Meta I – Identificar corretamente o paciente.

Identificação do paciente	Relevância
Verificar pelo menos duas identificações, antes da coleta de exames laboratoriais. Os dois identificadores do paciente utilizados para a checagem podem ser: • Nome completo • Data de nascimento • Idade • RG, habilitação, passaporte, identidade profissional e número do prontuário 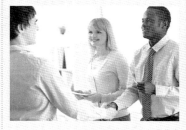 O paciente deve sempre apresentar o documento de identificação com dados e foto legível	1. Perguntar sobre as condições clínicas do paciente. 2. Transmitir informações e/ou orientações ao paciente, referente ao exame laboratorial. 3. Registrar as informações em local predeterminado, sem rasuras e com letra legível, além de colocar a data e horário. Não se esqueça de identificar-se, com seu nome e número de registro profissional, ao final de cada registro. 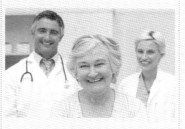 4. Cuidado com os homônimos, realizar sempre dupla checagem de dados. 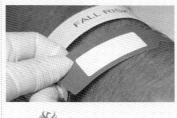 Suzimara & Sarahyba

Fonte: Suzimara & Sarahyba Consultoria e Treinamento Ltda.

Meta 2 – Comunicação efetiva

Comunicação efetiva	Relevância
Comunicação é uma palavra derivada do termo latino *communicare* que significa participar algo, partilhar, tornar algo comum 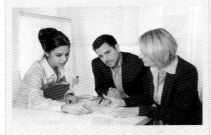 O profissional do laboratório deve certificar-se que as orientações e informações, recebidas verbalmente ou via telefone, foram compreendidas pelo receptor através da sua repetição. Também é importante que informações específicas sobre o cliente sejam pesquisadas e realizadas antes do atendimento, como: existência de déficit motor e psiquiátrico, mastectomia, necessidade de notificação de resultado crítico e necessidade de orientação prévia para realização do exame.	1. Perguntar sempre sobre as condições do paciente. 2. Transmitir todas as informações na passagem de plantão. 3. Registrar as informações em local predeterminado, sem rasuras e com letra legível, além de colocar a data e horário. 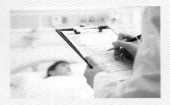 4. Identificar-se, com seu nome e número de registro profissional, ao final de cada registro. 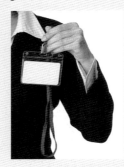 5. Utilizar somente abreviaturas e siglas padronizadas.

Fonte: Suzimara & Sarahyba Consultoria e Treinamento Ltda.

CONCLUSÃO

Todos os esforços criados até o momento para promover melhorias relativas à segurança do paciente, no intuito de prevenir e reduzir a incidência de eventos adversos e melhorar a qualidade da prestação do cuidado nos serviços de saúde.

REFERÊNCIAS BIBLIOGRÁFICAS

1. Shcolnik, Wilson. Erros laboratoriais e segurança do paciente: Revisão Sistemática. Dissertação [Mestrado em Ciências]. Rio de Janeiro: Escola Nacional de Saúde Pública Sérgio Arouca; 2012.126p [acessado 03 jan 2015]. Disponível em: http://www.sbpc.org.br/?C=2023
2. Conselho Regional de Enfermagem de São Paulo [homepage na internet]. 10 passos para a segurança do paciente [acessado 01 dez 2014]. Disponível em: http://inter.coren-sp.gov.br/node/34758
3. Rede Brasileira de Enfermagem e Segurança do Paciente – REBRAENSP. [homepage na internet] [acessado 01 dez 2014]. Disponível em: http://www.rebraensp.com.br/
4. PROQUALIS: Aprimorando as Práticas de Saúde [homepage na internet]. Taxonomia – Classificação Internacional para a Segurança do Paciente (ICPS) [acessado 01 dez 2014]. Disponível em: http://proqualis.net/aula/taxonomia-classifica%C3%A7%C3%A3o-internacional-para-seguran%C3%A7a-do-paciente-icps#.VIMJ0jHF9iM
5. Silva, AEBD. Segurança do paciente: desafios para a prática e a investigação em enfermagem. REE, [periódicos na internet]. 2010 [acessado 03 dez 2014]; 12(3). Disponível em: http://h200137217135.ufg.br/index.php/fen/article/view/11885
6. Brasil. Ministério da Saúde. Portaria nº 529, de 1º de abril de 2013. Institui o Programa Nacional de Segurança do Paciente (PNSP) [portaria na internet]. [acessado 04 dez 2014]. Disponível em: http://bvsms.saude.gov.br/bvs/saudelegis/gm/2013/prt0529_01_04_2013.html
7. Brasil. Ministério da Saúde. Resolução nº 36, de 25 de julho de 2013. Institui ações para a segurança do paciente em serviços de saúde e dá outras providências [portaria na internet]. [acessado 04 dez 2014]. Disponível em: http://bvsms.saude.gov.br/bvs/saudelegis/anvisa/2013/rdc0036_25_07_2013.html

8. 10 facts on patient safety. [homepagena internet]. World Health Organization; jun 2014 [acessado 05 dez 2014].Disponível em: http://www.who.int/features/factfiles/patient_safety/en/

9. World Health Organization [homepage na internet]. Global Priorities for Patient Safety Research: Better knowledge for safer care [publicação na internet] [acessado 05 dez 2014]. Disponível em: http://whqlibdoc.who.int/publications/2009/9789241598620_eng.pdf?ua=1

10. Assembleia Legislativa do Estado de São Paulo (Brasil). Decreto nº 55588, de 17 de março de 2010. Dispõe sobre o tratamento nominal das pessoas transexuais e travestis nos órgãos públicos do Estado de São Paulo e dá providências correlatas [decreto na internet] [acessado 02 jan 2015]. Disponível em: http://www.al.sp.gov.br/repositorio/legislacao/decreto/2010/decreto-55588-17.03.2010.html

11. Agência Nacional de Vigilância Sanitária (Brasil). Núcleo de Gestão do Sistema Nacional de Notificação e Investigação em Vigilância Sanitária. Alerta 1195 da Unidade de Tecnovigilância [alertas na internet] [acessado 04 jan 2015]. Disponível em: http://www.anvisa.gov.br/sistec/alerta/RelatorioAlerta.asp?NomeColuna=CO_SEQ_ALERTA&Parametro=1195

12. Agência Nacional de Vigilância Sanitária (ANVISA). [homepage na internet] Anvisa Atende [acessado 04 jan 2015]. Disponível em: http://portal.anvisa.gov.br/wps/content/Anvisa+Portal/Anvisa/Ouvidoria/Fale+com+a+Agencia

13. Agência Nacional de Vigilância Sanitária (ANVISA). [homepage na internet]. Sistema de Notificações em Vigilância Sanitária [acessado 04 jan 2015]. Disponível em: http://www.anvisa.gov.br/hotsite/notivisa/cadastro.htm

14. Sociedade Brasileira de Patologia Clínica/Medicina Laboratorial (SBPC/ML) [homepage na internet]. Tecnologia da Informação em Medicina Laboratorial: Posicionamento da SBPC/ML 2011 [livro na internet] [acessado 04 jan 2015]. Disponível em: http://www.sbpc.org.br/index.php?C=1792

15. Rede Brasileira de Enfermagem e Segurança do paciente. Estratégias para a Segurança do Paciente: Manual para Profissionais da Saúde [publicação na internet]. 2013 [acessado 05 out 2014]. Disponível em: http://www.rebraensp.com.br/pdf/manual_seguranca_paciente.pdf

16. Agência Nacional de Vigilância Sanitária (Brasil).Resolução de Diretoria Colegiada nº 302, de 13 de outubro de 2005. Dispõe sobre Regulamento técnico para funcionamento de laboratórios clínicos [resolução

na internet] [acessado 04 out 2014]. Disponível em: http://www.saude.mg.gov.br/images/documentos/RES_302B.pdf
17. Andriolo A et al, coordenadores. Fase pré-analítica e qualidade da amostra biológica. In: Diretriz para a Gestão e Garantia de Qualidade de Testes Laboratoriais Remotos (TLR) da Sociedade Brasileira de Patologia Clínica/Medicina Laboratorial. Barueri: Manole; 2013. p. 17-31.
18. Chaves DC, Ferreira CES, Sanches CAB, Gomes LFO, Villela LHC, Vieira LMF et al. Programa de Acreditação de Laboratórios Clínicos: Norma 2013. [homepage na internet]. Brasil: Sociedade Brasileira de Patologia Clínica/Medicina Laboratorial; 2013 [acessado 04 dez 2014]. Disponível em: http://www.sbpc.org.br/upload/conteudo/Norma_palc2013_web.pdf
19. A Global Preanalytical Resource Centre [homepage na internet]. USA: Becton, Dickinson & Company – BD; 02/2013 [acessado 04 dez 2014]. Disponível em: http://www.specimencare.com/
20. Manual das Organizações Prestadoras de Serviços de Saúde. Brasília: Organização Nacional de Acreditação, 2014. 159p. (Coleção Manual Brasileiro de acreditação; 1).
21. Padrões de Acreditação da Joint Commission International para Hospitais [editado por] Consórcio Brasileiro de Acreditação de Sistemas e Serviços de saúde – Rio de Janeiro: CBA: 2010.
22. Medicamentos altamente perigosos. [homepage na internet]. Belo Horizonte, MG: Instituto para Práticas Seguras no uso de medicamentos – ISMP Brasil; março de 2006 [acessado 04 dez 2014]. Disponível em: http://www.ismp-brasil.org/site/

LEITURAS RECOMENDADAS

1. National Academy of Science (USA).Institute of Medicine.To Err Is Human: Building a Safer Health System. 1999 [acessado 04 jan 2015]. Disponível em: https://www.iom.edu/~/media/Files/Report%20Files/1999/To-Err-is-Human/To%20Err%20is%20Human%201999%20%20report%20brief.pdf
2. Leape LL, Berwick DM. Safe Health Care: Are we up it? BMJ 2000 [acessado 04 jan 2015];320:725-26.Disponível em: http://www.facmed.unam.mx/sms/seam2k1/ligas/bmj_2000_320_725-726.html
3. Shcolnik W, Mendes W. Laboratory errors, adverse events and research methodologies: a systematic review. J Bras Patol Med. Lab.2013 [acessa-

do 04 jan 2015]; 49(5): 332-340. Disponível em: http://www.scielo.br/scielo.php?pid=S1676-24442013000500006&script=sci_arttext

4. Plebani M at al. Laboratory network of excellence: enhancing pacient safety and service effectiveness. Clin Chem Lab Med. 2006 [acessado 04 jan 2015]; 44(2):150-160. Disponível em: https://extranet.who.int/lqsi/sites/default/files/attachedfiles/Plebani_2006_44_2.pdf

Higienização das mãos

Introdução[1,2]

A Organização Mundial da Saúde (OMS), na sua iniciativa para a segurança do paciente, lançou em outubro de 2005 o primeiro desafio global para a segurança do paciente: Cuidado Limpo é Cuidado Seguro. Um dos objetivos deste desafio foi promover a segurança dos pacientes e profissionais, além de prevenir a infecção, por meio do aprimoramento de práticas de higienização das mãos.

As recomendações da OMS foram para que todos os países fizessem parte do desafio por meio de:

- Comprometimento para reforçar as estratégias relacionadas à higienização das mãos.
- Realização de testes para implementar as orientações disponibilizadas.

A infecção na área da saúde ainda é considerada o maior problema global envolvendo a segurança. Ela afeta milhões de pacientes ao redor do mundo, podendo até levá-los a óbito e aumenta os custos na assistência.

Os profissionais da área da saúde possuem as mãos como principal ferramenta de trabalho. Portanto, a higienização correta ou a falta dela faz a diferença entre uma assistência segura, com controle de infecção ou não.

Conteúdo
Definição[3]

Conforme consta no manual 10 passos para segurança do paciente (2010, passo 2): "Higienizar as mãos é remover a sujidade, suor, oleosidade, pelos e células descamativas da microbiota da pele, com a finalidade de prevenir e reduzir as infecções relacionadas à assistência à saúde".

Histórico das principais publicações sobre higienização das mãos[4-9]

Internacionais

- **1975 a 1985** – os *Centers for Disease Control and Prevention* (CDC) publicaram guias para a lavagem das mãos, onde se recomendavam que:
  1. Antes e após o contato com o paciente as mãos deveriam ser lavadas com sabonete não associado a antisséptico.
  2. Antes e após a realização de procedimentos invasivos, ou no caso da promoção de cuidados a pacientes de alto risco.
  3. Soluções à base de álcool eram recomendadas apenas em situações de emergência ou em locais onde não houvesse pias.
- **1988 a 1995** – a Associação para Profissionais de Controle de Infecções (APIC, *Association for Professionals in Infection Control and Epidemiology*) também publicou guias com orientações que se assemelhavam àquelas publicadas pelo CDC.
- **1995 e 1996** – o Comitê consultivo em Práticas de Controle de Infecções (HIPAC, *Health care Infection Control Practices Advisory Committee*) do CDC recomendou que um sabonete e um antisséptico ou um agente não hidratado fosse usado para higienizar as mãos na saída dos quartos de pacientes com patógenos multirresistentes.
- **2002** – o CDC publicou o "guia para higiene de mãos em serviços de assistência à saúde", onde o termo "lavagem das mãos" foi alterado por "higienização das mãos" devido à

maior abrangência deste procedimento. Neste documento foi mencionado que o método preferido de higienização das mãos pelos profissionais que atuam em serviços de saúde é a fricção antisséptica das mãos com preparações alcoólicas.

- **2006** – publicação pela OMS do *Advanced Draft Guidelines on Hand Hygiene in Health Care* que trouxe uma revisão completa sobre a importância da higienização das mãos em serviços de saúde, além de recomendações específicas para o controle de infecções.
- **2009** – a OMS publicou o manual *WHO Guidelines on Hand Hygiene in Health Care: a Summary*, resultado da atualização e finalização do *Advanced Draft*.
- A OMS anualmente vem desenvolvendo a campanha Salve Vidas: lave as suas Mãos, onde é feita uma revisão de literatura, além do lançamento de pôsteres e dicas para os profissionais. Verifique detalhes no próximo tópico.

Nacionais

- **1989** – o Ministério da Saúde publicou o manual "Lavar as Mãos: Informações para os profissionais de saúde", para orientar os profissionais quanto às normas e aos procedimentos para lavar as mãos, para prevenir e controlar infecções.
- Portaria do Ministério da Saúde nº 2.616, de 12 de maio de 1998, que inclui recomendações para lavagem das mãos no anexo IV, a qual instruiu sobre o programa de controle de infecções nos estabelecimentos de assistência à saúde no País.
- **2002** – a Resolução da Diretoria Colegiada RDC nº 50, de 21 de fevereiro de 2002, da Agência Nacional de Vigilância Sanitária, do Ministério da Saúde (ANVISA/MS), dispõe sobre Normas e Projetos Físicos de Estabelecimentos Assistenciais de Saúde, definindo, entre outras, a necessidade de lavatórios/pias para a higienização das mãos.
- **2007** – a ANVISA publicou os manuais de segurança do paciente: Higienização das Mãos e Higienização das Mãos

em Serviços de Saúde, que contribuíram com informações relevantes sobre o tema, além de apoiar ações de promoção e melhoria das práticas de higienização das mãos pelos profissionais da área da saúde.

- **2010** – a ANVISA publicou a Resolução de Diretoria Colegiada nº 42, de 25 de outubro de 2010, que dispõe sobre a obrigatoriedade de disponibilização de preparação alcoólica para fricção antisséptica das mãos.
- A ANVISA, juntamente com a OMS, está constantemente desenvolvendo ações relacionadas à higienização das mãos para o aprimoramento da adesão a esta prática pelos profissionais da saúde.

Campanha Salve Vidas: Lave as suas Mãos[10]

Esta campanha é uma iniciativa da Organização Mundial da Saúde, iniciou em 2009, e uma extensão do desafio global para a segurança do paciente de 2005: Cuidado Limpo é Cuidado Seguro. Seu principal objetivo é reforçar a participação e manter este movimento mundial ativo. Pelo último levantamento, realizado em 2014, existem 17.274 hospitais de 171 países já registrados para participar da campanha que ocorre anualmente. Participam 512 instituições brasileiras.

Esta campanha ocorre anualmente no dia 05 de maio, estabelecido como o Dia Internacional da Higienização das Mãos.

Os 5 momentos da higienização das mãos[11]

São definidos pela OMS como os momentos-chave onde todos os profissionais da área da saúde, que apresentarem contato direto ou indireto, que trabalhem em serviços de saúde e que manipulem alimentos, medicamentos e materiais estéreis e contaminados, devem proceder com a higienização das mãos. São eles:

1. Antes do contato com o paciente – para a proteção do paciente, evitando assim a transmissão de possíveis microrganismos presentes nas mãos dos profissionais que podem causar infecções.

2. Antes da realização de procedimento asséptico – para a proteção do paciente e evitar a transmissão de microrganismos das mãos do profissional para o paciente, podendo incluir os microrganismos do paciente.
3. Após o risco de exposições a fluidos corporais – para a proteção do profissional e do ambiente de assistência, que inclui superfícies e objetos próximos do paciente, evitando a transmissão de microrganismos do paciente a outros profissionais ou pacientes.
4. Após o contato com o paciente – para a proteção do profissional e do ambiente de assistência, que inclui superfícies e objetos próximos do paciente, evitando a transmissão de microrganismos do próprio paciente.
5. Após o contato com áreas próximas ao paciente – mesmo motivo do momento 3.

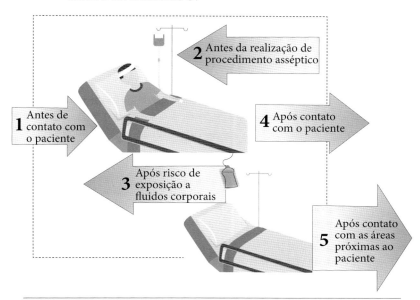

Figura 4.1 ♦ Os cinco momentos da higienização das mãos.
Fonte: Organização Mundial da Saúde e Agência Nacional de Vigilância Sanitária.

Os cinco componentes – guia de implementação da estratégia multimodal da OMS para o aprimoramento da higienização das mãos[12]

A estratégia é definida como multimodal porque pode ser utilizada por qualquer instituição de saúde, independentemente de seu nível de recursos ou de já haver implementado qualquer programa para higienização das mãos. A abordagem está voltada para o aumento da adesão à higiene das mãos por parte dos profissionais da saúde que trabalham com pacientes. As ações propostas têm como objetivos: aprimorar a infraestrutura existente para a higiene das mãos, promover o conhecimento sobre o assunto e incentivar o clima de segurança do paciente.

No guia existem várias diretrizes que, no conjunto, compõem a estratégia multimodal. Porém as instituições devem possuir pelo menos os cinco componentes críticos listados a seguir:

1. **Mudança do sistema** – envolve a infraestrutura dos locais, acesso à água corrente, sabonete, preparação alcoólica e papel-toalha.

2. **Treinamento/instrução** – os profissionais precisam de treinamento direcionado aos 5 momentos para a higienização das mãos e para os procedimentos corretos de sua higienização antisséptica com produtos alcoólicos e higienização simples com água e sabonete líquido associado ou não a antissépticos.

3. **Avaliação e retorno** – a avaliação é vital para verificar se as mudanças implementadas têm sido efetivas e o retorno deve ser dado para que os profissionais continuem estimulados a utilizar as práticas para higienização das mãos.

4. **Lembretes no local de trabalho** – além de enfatizarem a necessidade da prática profissional, informam pacientes e visitantes a respeito do padrão de assistência esperado dos profissionais de saúde.

5. **Clima de segurança institucional** – refere-se ao ambiente e às percepções de segurança do paciente por parte da equipe, nos serviços de saúde.

A implantação dos cinco componentes é desenvolvida em cinco passos:

1. Preparação da unidade.
2. Avaliação básica.
3. Implantação.
4. Avaliação e retorno.
5. Desenvolvimento do plano de ação contínuo e revisão do ciclo.

Produtos utilizados na higienização das mãos[4,7,8,13,14]

Água

É chamada de solvente universal por ser um ótimo solvente para grande número de substâncias.

> "Os serviços de saúde são encorajados a garantir que haja água disponível para a higienização das mãos, mas, em ambientes sem fácil acesso à água, devem-se envidar esforços para disponibilizar, prioritariamente, as preparações alcoólicas para as mãos[13]".

Deve-se evitar a utilização de água muito quente ou muito fria na lavagem das mãos, para evitar o ressecamento da pele.

Sabões comuns

Disponíveis em barra, em preparações líquidas ou em espuma estão regulamentados pela resolução da Agência Nacional de Vigilância Sanitária nº 481, de 23 de setembro de 1999[14].

Os sabões devem possuir emolientes para evitar ressecamentos e dermatites. Nos serviços de saúde, recomenda-se o uso de sabonete líquido, tipo refil, devido ao menor risco de contaminação do produto.

> "A compra do sabão padronizado pela instituição deve ser realizada de acordo com os parâmetros técnicos definidos para

o produto e com a aprovação da Comissão de Farmácia e Terapêutica (CFT) e da Comissão de Controle de Infecção Hospitalar (CCIH). Para confirmar a legalidade do produto, pode-se solicitar ao vendedor a comprovação de registro na ANVISA/MS"[8].

Agentes antissépticos – não devem ser tóxicos, alergênicos ou irritantes para a pele

Entre os principais antissépticos utilizados para a higienização das mãos, destacam-se: álcoois, clorexidina, iodóforos e triclosan.

Álcoois

A maioria das soluções alcoólicas possui etanol, isopropanol ou n-propanol, em uma concentração de 60 a 80% de álcool e o restante de água.

> "As preparações alcoólicas não são apropriadas quando as mãos estiverem visivelmente sujas ou contaminadas com material proteico"[7].

A eficácia de preparações alcoólicas para higienização das mãos pode ser afetada por vários fatores: tipo, concentração, tempo de contato, fricção e volume de álcool utilizado.

Também ainda não existe a definição sobre a partir de quantos usos consecutivos o álcool começa a perder a sua atividade antimicrobiana.

> "Estudos já realizados comparando 14 produtos sugeriram que as formulações alcoólicas podem perder a eficácia após o décimo uso consecutivo"[7].

Clorexidina

Pertence ao grupo das biguanidinas e o gluconato de clorexidina, por ser mais solúvel, é a preparação mais utilizada.

Iodóforos ou polivinilpirrolidona-iodo (PVPI)

Substituíram o iodo devido à irritação e às manchas na pele.

"Iodóforos são moléculas complexas compostas de iodo e de um polímero carreador chamado "polivinilpirrolidona", cuja combinação aumenta a solubilidade do iodo e provê um reservatório de iodo, liberando-o ao ser utilizado e reduzindo o ressecamento da pele"[7].

Triclosan

"O triclosan, cujo nome químico é éter 2,4,4'-tricloro-2'-hidroxofenil, é um derivado fenólico, introduzido em 1965. É incolor, pouco solúvel em água, mas solúvel em álcool e detergentes aniônicos"[7].

Enfim, qual o produto que deve ser utilizado?

Já foram realizados vários estudos comparando produtos para higienização das mãos, incluindo preparações alcoólicas sob a forma gel e líquida, sabonete comum e sabonete associado a antissépticos. A ANVISA posiciona-se da seguinte forma:

....a "resposta" ao questionamento supracitado ainda constitui um desafio para os serviços de saúde, dependendo de vários fatores, tais como indicação, eficácia antimicrobiana, técnica utilizada, preferência e recursos disponíveis, entre outros[7].

Os produtos antissépticos, adquiridos por qualquer instituição de saúde, devem estar registrados na ANVISA/MS.

Papel-toalha

O uso de toalhas de uso coletivo é contraindicado devido à proliferação de microrganismos.

O papel-toalha deve ser suave, possuir boa propriedade de secagem, ser esteticamente aceitável e não liberar partículas. Na utilização do papel-toalha, deve-se dar preferência aos papéis em bloco, que possibilitam o uso individual, folha a folha[7].

Quadro 4.1 Espectro antimicrobiano e características de agentes antissépticos utilizados para higienização das mãos.

Grupo	Bactérias gram-positivas	Bactérias gram-negativas	Micro-bactérias	Fungos	Vírus	Velocidade de ação	Comentários
Álcoois	+++	+++	+++	+++	+++	Rápida	Concentração ótima: 70% não apresenta efeito residual
Clorexidina	+++	++	+	+	+++	Intermediária	Apresenta efeito residual; raras reações alérgicas
Iodóforos	+++	+++	+	++	++	Intermediária	Pouca irritação da pele; apresenta efeito residual; aceitabilidade variável
Triclosan	+++	++	+	-	+++	Intermediária	Aceitabilidade variável para as mãos

+++ excelente
++ bom
+ regular
− nenhuma atividade antimicrobiana ou insuficiente.

Fonte: Agência Nacional de Vigilância Sanitária.

Infraestrutura e equipamentos necessários[8]

Lavatórios

Este aspecto já foi abordado no capítulo 1. Devemos enfatizar que, no caso de os lavatórios/pias possuírem torneiras de fechamento manual, o papel-toalha deve ser utilizado.

Dispensadores[8]

- Os dispensadores devem possuir dispositivos que facilitem seu esvaziamento e preenchimento.
- No caso de os recipientes de sabão líquido e antisséptico ou almotolias não serem descartáveis, deve-se proceder à sua limpeza com água e sabão (não utilizar o sabão restante no recipiente) e secagem, seguida de desinfecção com álcool etílico a 70%, no mínimo uma vez por semana ou a critério da Comissão de Controle de Infecção Hospitalar (CCIH).
- Não se deve completar o conteúdo do recipiente antes do término do produto, devido ao risco de contaminação.
- Para os produtos não utilizados em recipientes descartáveis, devem-se manter os registros dos responsáveis pela execução das atividades e a data de manipulação, envase e de validade da solução fracionada.
- A validade do sabão, quando mantida na embalagem original, é definida pelo fabricante e deve constar no rótulo.
- A validade do produto fora da embalagem do fabricante ou fracionado deve ser validada para ser estabelecida, ou seja, pode ser menor que aquela definida pelo fabricante, pois o produto já foi manipulado. Essa validade pode ser monitorada, por exemplo, pelo uso de testes que apurem o pH, a concentração da solução e a presença de matéria orgânica.
- Deve-se optar por dispensadores de fácil limpeza e que evitem o contato direto das mãos. Escolher, preferencialmente, os do tipo refil. Neste caso, a limpeza interna pode ser feita no momento da troca do refil[8].

Porta papel-toalha

O porta papel-toalha deve ser fabricado, preferencialmente, com material que não favoreça a oxidação, sendo também de fácil limpeza. A instalação deve ser de tal forma que ele não receba respingos de água e sabão.

É necessário o estabelecimento de rotinas de limpeza e de reposição do papel[8].

Secador elétrico

A ANVISA não recomenda o uso deste equipamento pela dificuldade no acionamento e pela inobservância do tempo necessário para a secagem das mãos.

Lixeira para descarte do papel-toalha

Segundo a ANVISA, as lixeiras devem estar presentes junto aos lavatórios e pias. Devem ser fabricadas com material que facilite a limpeza, não sendo necessária a presença de tampa. No caso da existência de tampas, elas deverão ser acionadas sem o auxílio das mãos.

Indicações de uso[7,8]

Uso de água e sabão

- Quando as mãos estiverem visivelmente sujas ou contaminadas com sangue e outros fluidos corporais.
- Ao iniciar e terminar o turno de trabalho.
- Antes e após ir ao banheiro.
- Antes e depois das refeições.
- Antes de preparo de alimentos.
- Antes de preparo e manipulação de medicamentos.
- Após várias aplicações consecutivas de produto alcoólico.

Uso de preparações alcoólicas

Higienizar as mãos com preparação alcoólica (sob a forma gel ou líquida com 1-3% de glicerina) quando estas não estiverem visivelmente sujas, em todas as situações descritas a seguir:

- Antes de contato com o paciente.
- Após contato com o paciente.
- Antes de realizar procedimentos assistenciais e manipular dispositivos invasivos.
- Antes de calçar luvas para inserção de dispositivos invasivos que não requeiram preparo cirúrgico.
- Após risco de exposição a fluidos corporais.
- Ao mudar de um sítio corporal contaminado para outro, limpo, durante o cuidado ao paciente.
- Após contato com objetos inanimados e superfícies imediatamente próximas ao paciente.
- Antes e após remoção de luvas[7].

Uso de antissépticos

Destinam-se à higienização antisséptica e degermação da pele das mãos.

Higienização antisséptica – para os casos de precaução de contato recomendada para portadores de microrganismos multirresistentes e nos casos de surtos.

Degermação da pele – deve ser realizada antes de qualquer procedimento cirúrgico pela equipe e antes da realização de procedimentos invasivos, como inserção de cateter intravascular central, punções, drenagens de cavidades, instalação de diálise e outros.

Técnicas para higienização das mãos[7,8]

Antes de iniciar qualquer uma dessas técnicas, é necessário retirar anéis, pulseiras, relógio, pois sob tais objetos podem acumular-se microrganismos. Também é importante manter as unhas limpas e curtas.

As técnicas podem variar de acordo com a finalidade e ser divididas em:

Higienização simples das mãos

- **Finalidade** – remover os microrganismos que colonizam as camadas superficiais da pele, assim como o suor, a oleosidade e as células mortas, retirando a sujidade propícia à permanência e à proliferação de microrganismos.
- **Tempo de duração** – 40 a 60 segundos Fig. 4.2.

Passo a passo do processo:

1. Abrir a torneira e molhar as mãos, evitando encostar-se à pia.
2. Aplicar na palma da mão quantidade suficiente de sabão líquido para cobrir todas as superfícies das mãos.
3. Ensaboar as palmas das mãos, friccionando-as entre si.
4. Esfregar a palma da mão direita contra o dorso da mão esquerda entrelaçando os dedos e vice-versa.
5. Entrelaçar os dedos e friccionar os espaços interdigitais.
6. Esfregar o dorso dos dedos de uma mão com a palma da mão oposta, segurando os dedos, com movimento de vaivem e vice-versa.
7. Esfregar o polegar direito, com o auxílio da palma da mão esquerda, utilizando movimento circular e vice-versa.
8. Friccionar as polpas digitais e unhas da mão esquerda contra a palma da mão direita, fechada em concha, fazendo movimento circular e vice-versa.
9. Esfregar o punho esquerdo, com o auxílio da palma da mão direita, utilizando movimento circular e vice-versa.
10. Enxaguar as mãos, retirando os resíduos de sabão. Evitar contato direto das mãos ensaboadas com a torneira.
11. Secar as mãos com papel-toalha descartável, iniciando pelas mãos e seguindo pelos punhos. Desprezar o papel-toalha na lixeira para resíduos comuns.

Higienização antisséptica das mãos

Segundo a ANVISA, esta técnica tem por finalidade promover a remoção de sujidades e de microrganismos, reduzindo a carga microbiana das mãos, com o auxílio de um antisséptico. Duração do procedimento: 40 a 60 segundos.

A técnica é a mesma utilizada na higienização simples, porém deve-se substituir o sabão por um antisséptico.

Fricção antisséptica das mãos com preparações alcoólicas

- **Finalidade** – reduzir a carga microbiana das mãos (não há remoção de sujidades). A utilização de gel alcoólico a 70% ou de solução alcoólica a 70% com 1-3% de glicerina pode substituir a higienização com água e sabão quando as mãos não estiverem visivelmente sujas.
- **Duração do procedimento** – 20 a 30 segundos.

Orientações importantes para o sucesso deste procedimento:

- Não lave as mãos imediatamente antes ou depois de utilizar uma preparação alcoólica, para evitar ressecamento da pele.
- Não utilize papel-toalha. Deixe que as mãos sequem completamente sozinhas.

Passo a passo:

1. Aplicar na palma da mão quantidade suficiente do produto para cobrir todas as superfícies das mãos.
2. Friccionar as palmas das mãos entre si.
3. Friccionar a palma da mão direita contra o dorso da mão esquerda entrelaçando os dedos e vice-versa.
4. Friccionar a palma das mãos entre si com os dedos entrelaçados.
5. Friccionar o dorso dos dedos de uma mão com a palma da mão oposta, segurando os dedos e vice-versa.
6. Friccionar o polegar esquerdo, com o auxílio da palma da mão direita, utilizando movimento circular e vice-versa.

7. Friccionar as polpas digitais e unhas da mão direita contra a palma da mão esquerda, fazendo um movimento circular e vice-versa.
8. Friccionar os punhos com movimentos circulares.
9. Friccionar até secar. Não utilizar papel-toalha.

Desde a aprovação da Resolução de Diretoria Colegiada (RDC) nº 42 de 25 de outubro de 2010[9], tornou-se obrigatória a disponibilização de preparação alcoólica para fricção antisséptica das mãos em todos os serviços de saúde do País.

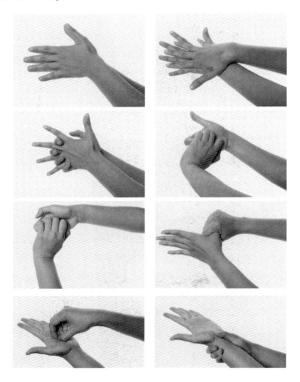

Figura 4.2 ♦ Higienização simples e antissepsia das mãos.
Fonte: Suzimara & Sarahyba Consultoria e Treinamento Ltda.

Uso de luvas[15]

A ANVISA esclarece os seguintes aspectos relacionados ao uso de luvas:

- As luvas são eficazes para prevenir a contaminação das mãos de profissionais de saúde e para ajudar a reduzir a transmissão de agentes patogênicos.
- As luvas não fornecem proteção total contra a contaminação das mãos.
- Os profissionais de saúde devem ser lembrados de que a remoção incorreta das luvas pode contribuir para a transmissão de microrganismos.
- Se a integridade das luvas estiver comprometida (p.ex., furos), elas devem ser trocadas assim que possível.
- Os profissionais de saúde devem ser capacitados no planejamento da sequência de procedimentos de forma racional, que limite o uso de luvas e no uso máximo de técnicas sem contato na assistência à saúde. Deve-se enfatizar a minimização da necessidade de uso e de troca de luvas.
- Em alguns estudos publicados, as luvas de vinil apresentaram mais defeitos do que as de látex, sendo a diferença maior após o uso.
- É necessário ter disponibilização de mais de um tipo de luva.
- O uso de loções e cremes para as mãos à base de vaselina pode afetar adversamente a integridade das luvas de látex e algumas preparações alcoólicas para a higienização das mãos podem interagir com pós remanescentes nas mãos dos profissionais de saúde.
- Deve-se evitar o uso desnecessário de luvas em situações não recomendadas.

As recomendações da ANVISA para o uso de luvas são:

- Elas não substituem a necessidade de higienização das mãos com preparação alcoólica ou água e sabonete.
- Use luvas quando puder ser prevista a ocorrência e contato com sangue ou outro material potencialmente infeccioso, membranas mucosas ou pele não intacta.

- Remova as luvas após auxiliar um paciente. Não use o mesmo par de luvas para assistir mais de um paciente.
- Quando estiver usando luvas, troque-as ou remova-as nas seguintes situações: ao mudar de um sítio corporal contaminado para outro limpo, durante o cuidado ao paciente; após tocar um local ou superfície contaminada e antes de tocar um local limpo ou o ambiente de assistência.
- Evite usar, novamente, o mesmo par de luvas.
- Se as luvas forem reprocessadas, é necessário desenvolver um método adequado e validado de reprocessamento para garantir sua integridade e a descontaminação microbiológica.
- O uso de duas luvas é considerado uma prática adequada em países com alta prevalência de VHB, VHC e HIV para procedimentos cirúrgicos longos (> 30 minutos), para procedimentos com contato com grandes quantidades de fluidos corporais e para alguns procedimentos ortopédicos de alto risco.

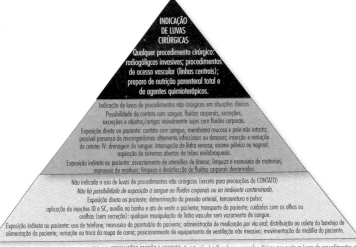

Figura 4.3 ♦ Indicação para o uso de luvas.

Fonte: Agência Nacional de Vigilância Sanitária.

Meta internacional de segurança do paciente[16]

Reduzir o risco de infecções associadas aos cuidados de saúde[1].

De acordo com o manual dos padrões de acreditação da *Joint Commission International* (JCI), a higienização das mãos é essencial para a erradicação de: infecções urinárias associadas ao uso de cateter, infecções da corrente sanguínea, pneumonias associadas à ventilação mecânica e outras. Recomenda-se que as instituições de saúde "adaptem ou adotem as diretrizes para higiene das mãos disponíveis e aceitas atualmente", assim como implementem estas diretrizes. Também é necessário "o desenvolvimento de políticas e/ou procedimentos de suporte à redução contínua das infecções associadas aos cuidados de saúde".

Simulador de contaminações indicado para o treinamento das técnicas de higienização das mãos[1]

Existe no mercado um *kit* que é composto por: um frasco com líquido ou gel e uma lâmpada ultravioleta. O líquido/gel contém uma simulação segura de germes e a lâmpada os ilumina para testar a eficácia da higienização das mãos.

Modo de uso:

- Aplicar uma pequena quantidade de gel nas mãos.
- Friccionar o produto e espalhar sobre ambas as mãos completamente, como se aplicando uma loção para as mãos.
- Certificar se cobriu a mão completamente: sobre as unhas, cutículas, entre os dedos etc.
- Escurecer o ambiente o máximo possível.
- Colocar a lâmpada antes de lavar as mãos para a visualização dos germes.
- Lavar e secar as mãos com água e sabão conforme o recomendado.

- Direcionar a lanterna com luz ultravioleta para as mãos. A lâmpada revelará o restante dos germes como prova de mãos lavadas de forma inadequada.

CONCLUSÃO

O processo de higienização das mãos não envolve somente a lavagem propriamente dita, mas requer infraestrutura, equipamentos e capacitação constante dos profissionais. Este é um procedimento fundamental para qualquer tipo de intervenção. As instituições de saúde devem continuar investindo na maior conscientização dos profissionais quanto à importância deste processo. A campanha "Salve Vidas: Lave as suas Mãos", com o suporte da Organização Mundial da Saúde, concentra esforços no aprimoramento das práticas relacionadas ao processo. O Brasil está engajado nesta campanha. A Agência Nacional de Vigilância Sanitária (ANVISA/MS), por meio de suas publicações, tem contribuído para a promoção e melhoria das práticas de higienização das mãos.

REFERÊNCIAS BIBLIOGRÁFICAS

1. Belela-Anacleto ASC, Sousa BEC, Yoshikawa JM, Avelar AFM, Pedreira, MLG. Higienização das mãos e a segurança do paciente: perspectiva de docentes e universitários. Texto e Contexto [Periódicos na Internet].2013 Out/Nov [acessado 02 jan 2015]; 22(4). Disponível em: http://www.scielo.br/scielo.php?script=sci_arttext&pid=S0104-07072013000400005&lng=pt&nrm=iso
2. Tipple, AFV, Sá AS, Mendonça KM, Sousa ACS, Santos SLV. Técnica de higienização simples das mãos: a prática entre acadêmicos da enfermagem. Cienc Enferm. [periódico na Internet]. 2010 [acessado 10 jan 2015]; 16(1): 49-58. Disponível em: http://www.scielo.cl/scielo.php?script=sci_arttext&pid=S0717-95532010000100006
3. Conselho Regional de Enfermagem de São Paulo [homepage na internet]. 10 passos para a segurança do paciente [acessado 03 jan 2015]. Disponível em: http://inter.coren-sp.gov.br/node/34758
4. World Health Organization (WHO). WHO Guidelines on Hand Hygiene in Health Care (Advanced Draft) [publicação na internet]. 2006 [acessado 15 jan 2015]. Disponível em: http://www.who.int/patientsafety/information_centre/ghhad_download_link/en/

5. World Health Organization. WHO Guidelines Hand Hygiene in Health Care: a Summary [publicaçãona internet]. 2009 [acessado 15 jan 2015]. Disponível em: http://whqlibdoc.who.int/hq/2009/who_ier_psp_2009.07_eng.pdf

6. Brasil. Ministério da Saúde. Portaria nº 2616,de 12 de maio de 1998. Estabelece na forma dos anexos I, II, III, IV e V diretrizes e normas para prevenção e o controle das infecções hospitalares [portaria na internet] [acessado 15 jan 2015]. Disponível em: http://bvsms.saude.gov.br/bvs/saudelegis/gm/1998/prt2616_12_05_1998.html

7. Brasil. Ministério da Saúde. Agência Nacional de Vigilância Sanitária. Segurança do Paciente: Higienização das Mãos [manual na internet]. 2007 [acessado 10 jan 2015]. Disponível em: http://www.anvisa.gov.br/servicosaude/manuais/paciente_hig_maos.pdf

8. Brasil. Ministério da Saúde. Agência Nacional de Vigilância Sanitária. Higienização das Mãos em Serviços de Saúde [publicação na internet].2007 [acessado 15 jan 2015]. Disponível em: http://www.anvisa.gov.br/hotsite/higienizacao_maos/index.htm

9. Brasil. Ministério da Saúde. Agência Nacional de Vigilância Sanitária. Resolução de Diretoria Colegiada n. 42, de 25 de outubro de 2010. Dispõe sobre a obrigatoriedade de disponibilização de preparação alcoólica para fricção antisséptica das mãos, pelos serviços de saúde do País, e dá outras providências [resolução na internet]. Diário Oficial da União 26 out 2010 [acessado 16 jan 2015]; Seção 1(27). Disponível em: http://www.sbpc.org.br/upload/conteudo/320101203112046.pdf

10. World Health Organization [homepage na internet]. Registration update-countries or areas [acessado 05 jan 2015]. Disponível em: http://www.who.int/gpsc/5may/registration_update/en/

11. Organização Mundial da Saúde. Os 5 momentos para a higienização das mãos [informativo na internet]. Agência Nacional de Vigilância Sanitária; 2008 [acessado 13 jan 2015]. Disponível em: http://portal.anvisa.gov.br/wps/wcm/connect/6b4a120043ac1fae9dd8fd62bde92cd8/5+momentos+para+HM.pdf?MOD=AJPERES

12. Organização Mundial da Saúde. Guia Para Implementação: Um Guia para a implantação da estratégia multimodal da OMS para a melhoria da higienização das mãos a observadores: estratégia multimodal da OMS para a melhoria da higienização das mãos. Tradução de Sátia Marine – Brasília: Organização Pan-Americana da Saúde; Agência Nacio-

nal de Vigilância Sanitária, 2008 [acessado 14 jan 2015]. Disponível em: http://www.anvisa.gov.br/servicosaude/controle/higienizacao_oms/guia_de_implement.pdf

13. Brasil. Ministério da Saúde. Agência Nacional de Vigilância Sanitária. As 9 recomendações-chave para a melhoria das práticas de higienização das mãos [cartaz na internet] [acessado 15 jan 2015]. Disponível em: http://www20.anvisa.gov.br/segurancadopaciente/index.php/publicacoes/item/as-9-recomendacoes-chave-para-a-melhoria-das-praticas-de-higienizacao-das-maos

14. Brasil. Ministério da Saúde. Agência Nacional de Vigilância Sanitária. Resolução nº 481, de 23 de setembro de 1999. Estabelece os parâmetros de controle microbiológico para os produtos de higiene pessoal, cosméticos e perfumes conforme o anexo desta resolução. Diário Oficial [da União da República Federativa do Brasil], Brasília, DF, 27 set 1999. [acessado 20 jan 2015]. Disponível em: http://portal.anvisa.gov.br/wps/wcm/connect/82f733004aee4c53b7cebfa337abae9d/Resolu%C3%A7%C3%A3o+RDC+n%C2%BA+481+de+27+de+setembro+de+1999.pdf?MOD=AJPERES

15. Brasil. Ministério da Saúde. Agência Nacional de Vigilância Sanitária. O primeiro desafio mundial para a segurança do paciente: uma assistência limpa é uma assistência mais segura. Folha informativa 6 [informativo na internet]. Disponível em: http://www.anvisa.gov.br/servicosaude/controle/higienizacao_oms/folha%20informativa%206.pdf

16. Padrões de Acreditação da Joint Comission International para Hospitais [editado por] Consórcio Brasileiro de Acreditação de Sistemas e Serviços de saúde – Rio de Janeiro: CBA: 2010.

17. Glogerm [homepage na internet] [acessado 30 jan 2015]. Disponível em: http://www.glogerm.com/

Legislação – Notificação de evento adverso

Introdução[1,2]

Com a implantação da acreditação hospitalar, nos anos 1990, gerenciar riscos nas instituições de saúde tornou-se premissa básica dos processos assistenciais para obter a certificação da qualidade.

Os serviços de saúde incorporaram a segurança e a prevenção de danos ao paciente nos padrões, normas e critérios de avaliação definidos em manuais de acreditação.

Em 2013, o Brasil lançou o Programa Nacional de Segurança do Paciente (PNSP) e criou o Comitê de Implementação do Programa Nacional de Segurança do Paciente (CIPNSP) através da Portaria MS nº 529, de 01 de abril de 2013.

A RDC ANVISA nº 36, de 25 de julho de 2013, que instituiu ações para a segurança do paciente e deu outras providências, como a obrigatoriedade de todo serviço de saúde ter seu Núcleo de Segurança do Paciente (NSP) e a notificação de eventos adversos decorrentes da prestação do serviço. Embora esta regulamentação não se aplique aos laboratórios, outras normas e regulamentações como a RDC 63, de 25 de novembro de 2011, o Programa de Acreditação de Laboratórios Clínicos (PALC), a Organização Nacional de Acreditação (ONA) e *International Organization for Standardization* ou *Organização Internacional para Padronização* (ISO) preconizam a gestão de riscos. Estes riscos serão conhecidos a seguir.

Por meio das certificações de qualidade citadas, os laboratórios tornam-se mais confiáveis e competitivos no mercado.

A norma PALC está baseada em 17 (dezessete) itens que contemplam todas as atividades e setores designados à completa operação de um laboratório clínico. A norma preconiza documentação específica utilizada para o cumprimento do programa. Essa documentação é composta por manuais e procedimentos operacionais padrão (POP), documentos esses geridos e acompanhados pela estrutura de gestão da qualidade.

Dos 17 itens tratados na norma PALC, o item 8 trata da gestão da fase pré-analítica, e o item 17, da gestão dos riscos e da segurança do paciente.

A norma PALC é um instrumento que contribui para a atualização de laboratórios clínicos, para organizar as boas práticas na execução dos processos de trabalho e principalmente evitar e/ou minimizar erros.

Conteúdo

Definições[3]

- **Eventos adversos (EAs)** – são definidos como complicações indesejadas decorrentes do cuidado prestado aos pacientes, não atribuídas à evolução natural da doença de base.
- **Evento adverso grave** – é compreendido como "qualquer ocorrência clínica desfavorável que resulta em morte; ameaça ou risco de morte; hospitalização preexistente, excetuando-se as cirurgias eletivas e as internações previstas no protocolo; incapacidade persistente ou significativa; anomalia congênita ou defeito de nascimento; e ocorrência clínica significativa.
- **Evento sentinela** – qualquer evento imprevisto que pode resultar em dano para os clientes externos e internos da organização prestadora de serviços de saúde. A ocorrência de um evento sentinela interpreta-se como sinal de que a qualidade dos serviços pode estar necessitando de melhoria, e, consequentemente, estruturas e processos assistenciais estejam causando ou aumentando o risco de dano aos clientes.

CAPÍTULO 4

Legislações[4-7]

A seguir destacam-se trechos das regulamentações e protocolos relacionados ao tema.

RDC 36, de 25 de julho de 2013

Seção I
Objetivo

Art 1º Esta Resolução tem por objetivo instituir ações para a promoção da segurança do paciente e a melhoria da qualidade nos serviços de saúde.

Art 2º Esta Resolução se aplica aos serviços de saúde, sejam eles públicos, privados, filantrópicos, civis ou militares, incluindo aqueles que exercem ações de ensino e pesquisa.

Parágrafo único: Excluem-se do escopo desta Resolução os consultórios individualizados, laboratórios clínicos e os serviços móveis e de atenção domiciliar.

Seção I
Da criação do Núcleo de Segurança do Paciente

Art 4º A direção do serviço de saúde deve constituir o Núcleo de Segurança do Paciente e nomear a sua composição, conferindo aos membros autoridade, responsabilidade e poder para executar as ações do plano de segurança do paciente em serviços de saúde.

Art 7º Entre as competências do NSP estão as seguintes: analisar e avaliar os dados sobre incidentes e eventos adversos decorrentes da prestação do serviço de saúde e notificá-los ao Sistema Nacional de Vigilância Sanitária.

RDC 63, de 25 de novembro de 2011

Seção I
Objetivo

Este Regulamento Técnico possui o objetivo de estabelecer requisitos de boas práticas para funcionamento de serviços de saúde, fundamentados na qualificação, na humanização da atenção e gestão e na redução e controle de riscos aos usuários e meio ambiente.

Seção II
Da segurança do paciente

Art 8º O serviço de saúde deve estabelecer estratégias e ações voltadas para a segurança do paciente, tais como:

I. Mecanismos de identificação do paciente.

II. Orientações para a higienização das mãos.

III. Ações de prevenção e controle de eventos adversos relacionados à assistência à saúde.

IV. Mecanismos para garantir segurança cirúrgica.

V. Orientações para administração segura de medicamentos, sangue e hemocomponentes.

VI. Mecanismos para prevenção de quedas dos pacientes.

VII. Mecanismos para a prevenção de úlceras por pressão.

VIII. Orientações para estimular a participação do paciente na assistência prestada.

Portaria nº 529, de 1º de abril de 2013

Art. 1º Fica instituído o Programa Nacional de Segurança do Paciente (PNSP).

Art. 2º O PNSP tem por objetivo geral contribuir para a qualificação do cuidado em saúde em todos os estabelecimentos de saúde do território nacional.

Art. 3º Constituem-se objetivos específicos do PNSP:

I – promover e apoiar a implementação de iniciativas voltadas à segurança do paciente em diferentes áreas da atenção, organização e gestão de serviços de saúde, por meio da implantação da gestão de risco e de Núcleos de Segurança do Paciente nos estabelecimentos de saúde.

Protocolos de segurança

Os protocolos de segurança do paciente são resultados de consenso técnico científico, são formulados dentro de rigorosos parâmetros de qualidade, precisão de indicação e metodologia e são elaborados a partir de sugestões dadas por meio de consulta pública. Considerando a importância do trabalho integrado entre os gestores do SUS, os Conselhos Profissionais na Área da Saúde e as Instituições de Ensino e Pesquisa sobre a Segurança do Paciente com enfoque multidisciplinar, podemos mencionar:

> Portaria MS nº 1.377, de 09 de julho de 2013, que aprovou 3 protocolos básicos de segurança do paciente – Protocolos de Cirurgia Segura, Prática de Higiene das mãos e Úlcera por Pressão;
> Portaria MS nº 2.095, de 24 de setembro de 2013, que aprovou outros 3 protocolos básicos de segurança do paciente – Protocolo de Prevenção de Quedas; Protocolo de Identificação do Paciente e Protocolo de Segurança na Prescrição e de Uso e Administração de Medicamentos.

Eventos adversos e eventos sentinela em laboratórios[8,9]

Os erros e eventos adversos não estão limitados aos hospitais. Em toda a cadeia produtiva assistencial, podem ocorrer falhas e os laboratórios clínicos são parte da cadeia de assistência à saúde.

Em 1946, o Colégio Norte-Americano de Patologistas já reconhecia como prioridade a necessidade de se ter exames laboratoriais confiáveis, pois as informações produzidas pelos laboratórios clínicos têm o potencial de influenciar criticamente no diagnóstico dos pacientes e na condução do tratamento. As falhas de qualidade na medicina laboratorial são preocupantes devido ao seu potencial de causar danos aos pacientes.

Mesmo considerando baixa incidência de erros em exames laboratoriais sobre bilhões de exames realizados diariamente pelo mundo, devem existir implicações importantes sobre a saúde pública e a segurança dos pacientes.

Embora os eventos adversos ocorridos em laboratórios clínicos ou relacionados a resultados de exames laboratoriais não promovam danos graves a pacientes, eles podem levar à realização de procedimentos de diagnóstico e tratamentos desnecessários, por meio de resultados falso-positivos ou produzir um resultado falso-negativo, deixando de identificar uma doença e retardando o tratamento e a cura.

Segundo Wilson Shcolnik, diretor de Acreditação da SBPC/ML, "há uma tendência em vários programas de acreditação de inserir requisitos relacionados à gestão de riscos e da segurança dos pacientes. De alguma maneira, isto significa uma resposta às acusações de grande número de ocorrência de eventos adversos evitáveis na assistência à saúde".

A seguir descrevem-se os principais riscos e tipos de erros encontrados nos laboratórios.

Riscos e complicações da coleta

Formação de hematoma – é a complicação mais comum da punção venosa. O hematoma origina-se do extravasamento do sangue para o tecido, durante ou após a punção, sendo visualizado na forma de protuberância.

A dor é o sintoma de maior desconforto ao paciente, eventualmente pode ocorrer a compressão de algum ramo nervoso.

Caso a formação do hematoma seja identificada durante a punção, devem-se retirar imediatamente o torniquete e a agulha e, em seguida, realizar compressão local durante pelo menos 2 minutos. O uso de compressas frias pode auxiliar na redução da dor local.

As situações que podem precipitar a formação de hematoma são:

- Existência de veia frágil ou muito fina em relação ao calibre da agulha.
- Quando a agulha ultrapassa a parede posterior da veia puncionada.

- Quando a agulha perfura parcialmente a veia, não a penetrando completamente.
- Realização de diversas tentativas de punção sem sucesso.
- Remoção da agulha sem a prévia retirada do torniquete.
- Aplicação de pressão inadequada no local da punção.

Punção acidental de uma artéria – a probabilidade de puncionar acidentalmente uma artéria é um fato relativamente raro. Sua ocorrência está associada à tentativa de punção venosa profunda e, com mais frequência, quando se tenta puncionar a veia basílica, que se localiza muito próxima à artéria braquial. A punção acidental de uma artéria pode ser identificada pelo "vermelho vivo" do sangue e pela drenagem do sangue em jato, ou pelo ritmo pulsátil do sangue para o interior do tubo. Caso ocorra a punção inadvertida de uma artéria, é importante realizar pressão local por, pelo menos, 5 minutos, além de oclusão mais eficiente do local da punção.

Anemia iatrogênica – o volume de sangue normalmente coletado de pacientes hígidos, para a realização das análises laboratoriais, não produz nenhum tipo de prejuízo ao organismo. Nos laboratórios hospitalares, há necessidade de adequar-se o volume de sangue, evitando-se redundâncias de exames e recoletas indevidas, principalmente nos pacientes com algum grau de anemia. Nesse caso, especial atenção deve ser dispensada às coletas pediátricas, recomendando-se a utilização de dispositivos específicos para coletas infantis disponíveis no mercado. Uma boa prática no laboratório clínico é o estabelecimento do volume mínimo necessário para a realização dos parâmetros laboratoriais. A integração entre corpo clínico (médicos e equipe de enfermagem) e laboratório é fundamental para que haja a prevenção da perda iatrogênica de sangue.

Infecção – a possibilidade do desenvolvimento de um processo infeccioso no local da punção, embora rara, não deve ser desprezada. A antissepsia do local a ser puncionado deve ser bem executada e a área preparada para a punção não deve ser tocada após este processo. Assim, medidas de antissepsia também devem ser objeto de discussão e padronização nas atividades de boas práticas. Entre as medidas preconizadas e recomendadas estão: uso de algodão hidrófilo embebido em álcool etílico comercial, álcool iodado ou antissépticos à base de iodo, disponíveis no mercado. O intervalo entre a remoção do protetor da agulha e o ato da venopunção deve ser o menor possível. O curativo adesivo deve ser aberto somente no momento da aplicação na pele do paciente e mantido por pelo menos 15 minutos após a coleta.

Lesão nervosa – para prevenir lesão de algum ramo nervoso, recomenda-se evitar a inserção muito rápida ou profunda da agulha. A punção de uma veia por meio de múltiplas tentativas de redirecionamento da agulha já inserida, de forma aleatória, não deve ser realizada. Caso não se obtenha sucesso na primeira tentativa de punção, retira-se a agulha e uma segunda punção deve ser realizada, preferencialmente em outro local. O paciente deve ser orientado a não realizar movimentos bruscos durante o ato da coleta.

Dor – a dor no ato e após a punção é de baixa intensidade e suportável, porém, tranquilizar o paciente antes da coleta auxilia sobremaneira no seu relaxamento, tornando o procedimento menos doloroso. O local da punção deve estar seco, caso tenha sido utilizado o álcool na antissepsia, fato que diminui a sensação dolorosa. Dor intensa, parestesias, irradiação da dor pelo braço, apresentadas durante ou após a venopunção, indicam comprometimento nervoso e requerem medidas específicas já citadas.

Segurança do profissional de saúde – a principal forma de transmissão de agentes infecciosos na coleta se dá por contato. O contato pode ser direto (respingos de materiais biológicos que atingem pele e mucosa, acidentes perfurocortantes etc.) ou indireto (contato da pele com superfícies contaminadas, contato da mão contaminada com mucosas ou pele que não esteja intacta). A outra forma de transmissão possível é a inalação de aerossóis. A formação de aerossóis também pode ocorrer durante a preparação das amostras.

Tipos de erros de acordo com as fases do processo laboratorial

Fase pré-analítica
- Coleta de amostra de sangue em via de infusão de medicamentos.
- Amostra contaminada.
- Erro no preenchimento do tubo de coleta.
- Tubo de coleta com material insuficiente.
- Tubo de coleta ou recipiente impróprios.
- Amostra não preservada durante o transporte ou pré-análise.
- Extravio de tubo contendo amostra.
- Erro na identificação do paciente.
- Erro no procedimento de solicitação de exames.
- Falta de requisição médica ou incorreção da informação diagnóstica.
- Incompreensão ou má interpretação da requisição médica.
- Erro no cadastro do paciente/exame no sistema de informática laboratorial.
- Preparo inadequado do paciente.
- Horário de coleta incorreto.

Fase analítica
- Erros aleatórios inerentes aos sistemas analíticos ou causados por problemas nos instrumentos analíticos.
- Inexatidão do sistema analítico.
- Liberação de resultados apesar de desaconselhada pelo controle da qualidade.
- Atraso na liberação de resultados.

Fase pós-analítica
- Erros de digitação, de transcrição e outros semelhantes.
- Erros nos laudos e na comunicação de resultados ao solicitante.
- Laudos ambíguos, indefinidos ou de difícil compreensão.

CONCLUSÃO

As boas práticas e os requisitos de acreditação auxiliam muito na prevenção de erros, além disso, com a implantação do Núcleo de Segurança do Paciente, é possível identificar, analisar os riscos e planejar ações para redução de incidentes e danos aos pacientes.

Os dados levantados podem ser analisados cientificamente, levando à criação de protocolos que padronizam os processos de trabalho e para isso o envolvimento das equipes, direção da empresa e áreas de suporte é fundamental.

A padronização de condutas e os treinamentos frequentes da equipe de coleta do laboratório contribuem para que a meta de redução de riscos e complicações seja alcançada e, desse modo, o serviço seja reconhecido como seguro e confiável.

REFERÊNCIAS BIBLIOGRÁFICAS

1. Feldman LB. Gerenciamento de Risco [Internet]. São Paulo; 2011 [Entrevista – Portal da Enfermagem] [acessado 25 de janeiro 2015]. Disponível em: http://www.portaldaenfermagem.com.br/entrevistas_read.asp?id=64
2. Vieira KF. Impacto da implantação de um programa de acreditação laboratorial, avaliado por meio de indicadores de processo, num laboratório clínico de médio porte. São Paulo, SP. Dissertação [Mestre em Ciências] – Faculdade de Medicina da Universidade de São Paulo; 2012 [acessado 20 de janeiro de 2015]. Disponível em: http://www.sbpc.org.br/imgs/cont/dissertacao_keila_vieira2012.pdf
3. Gastal FL, Toledo LPM. Manual Brasileiro de Acreditação – Glossário e Termos Técnicos [Internet]. Organização Nacional de Acreditação (ONA); Instituto de Análises Clínicas (IACs); Agência Nacional de Vigilância Sanitária (ANVISA); 10/01/2000. [Revisão: 06/03/2006; acessado 31 de janeiro de 2015]. Disponível em: http://www.anvisa.gov.br/servicosaude/acreditacao/manual/glossario.pdf
4. Agência Nacional de Vigilância Sanitária (Brasil). Resolução da Diretoria Colegiada da ANVISA – RDC nº 36, de 25 de julho de 2013. Institui ações para a segurança do paciente em serviços de saúde e dá outras providências [Resolução na internet] [acessado 24 de janeiro de 2015].

Disponível em: http://bvsms.saude.gov.br/bvs/saudelegis/anvisa/2013/rdc0036_25_07_2013.html
5. Agência Nacional de Vigilância Sanitária (Brasil). Consulta Pública nº 9, de 01 de abril de 2013. Institui as ações de vigilância sanitária para segurança do paciente em serviços de saúde e dá outras providências [Internet] [acessado 29 de janeiro de 2015]. Disponível em: http://www.sbpc.org.br/upload/conteudo/anvisa_consulta9_1abr2013.pdf
6. Agência Nacional de Vigilância Sanitária (Brasil). Resolução da Diretoria Colegiada da ANVISA – RDC 63, de 25 de novembro de 2011. Dispõe sobre os Requisitos de Boas Práticas de Funcionamento para os Serviços de Saúde. [Resolução na internet] [acessado 25 de janeiro de 2015]. Disponível em: http://portal.anvisa.gov.br/wps/wcm/connect/3fcb2080 49af5f1e96aeb66dcbd9c63c/RDC+36+de+25_11_2011+Vers%C3%A3 o+Publicada.pdf?MOD=AJPERES
7. Ministério da Saúde (Brasil). Portaria nº 529, de 1º de abril de 2013. Institui o Programa Nacional de Segurança do Paciente (PNSP). [Portaria na internet] [acessado 25 de janeiro de 2015]. Disponível em: http://bvsms.saude.gov.br/bvs/saudelegis/gm/2013/prt0529_01_04_2013.html
8. Andriolo A, Martins AR, Machado AMO, Ballarati CAF, Galoro CAO, Barbosa IV et al. Recomendações da Sociedade Brasileira de Patologia Clínica/Medicina Laboratorial para Coleta de Sangue Venoso (SBPC/ML). 2ª ed.[Internet]. Barueri, Minha Editora, 2010 [acessado 31 de Janeiro de 2015]. Disponível em: http://www.sbpc.org.br/upload/conteudo/320090814145042.pdf
9. Shcolnik W. Erros laboratoriais e segurança do paciente: Revisão Sistemática. Rio de Janeiro, RJ. Dissertação [Mestrado em Ciências] – Escola Nacional de Saúde Pública Sérgio Arouca; 2012 [acessado 24 de janeiro de 2015]. Disponível em: http://www.controllab.com.br/pdf/tese_mestrado_wilson_shcolnik_2012.pdf

Atendimento em situações de emergência

Introdução[1]

O atendimento às emergências em serviços de saúde intra ou extra-hospitalares recebe uma parcela de população que está suscetível a estas situações.

Para prevenir ou mitigar eventuais consequências adversas, é importante a implantação de um plano de atendimento às emergências, considerando o nível de gravidade.

As equipes multidisciplinares dos serviços de saúde devem fornecer aos clientes suporte avançado de vida, para o atendimento às emergências, utilizando protocolos e fluxogramas para a tomada de ações rápidas e seguras.

A criação de times de resposta rápida tem a função de intervir precocemente e prevenir a ocorrência de paradas cardiorrespiratórias.

Em algumas instituições, as situações de emergência receberam códigos, conforme suas características. Paradas cardiorrespiratórias contam com uma equipe para resposta imediata e são identificadas pelo código azul; as alterações agudas do estado de saúde dos clientes, pelo código amarelo; e as situações de emergência envolvendo visitantes, acompanhantes ou funcionários recebem atendimento por meio do código laranja de alerta para atendimento.

Os planos de emergência e a definição de códigos são elaborados a partir da necessidade e característica de cada instituição. Neste capítulo, serão abordados alguns modelos elaborados para exemplificar as situações dos códigos azul e amarelo.

Conteúdo

Urgências e emergências[1-5]

- **Emergência** – é toda situação em que há ameaça iminente à vida, sofrimento intenso ou risco de lesão permanente, havendo necessidade de intervenção imediata. Alguns exemplos de emergência são paradas cardiorrespiratórias, hemorragias volumosas e infartos, que podem levar a danos irreversíveis e até a óbito.

- **Urgência** – é uma situação que requer assistência rápida, no menor tempo possível, a fim de evitar complicações e sofrimento. São exemplos de urgência: dores abdominais agudas e cólicas renais.

A seguir você conhecerá algumas situações de urgência e emergência comuns em laboratórios de análises clínicas.

Síncope[2]

Síncope significa desmaio, ou seja, ocorre quando existe perda do tônus postural e perda da consciência. Seja a causa primária do coração (mais rara), seja do controle do sistema nervoso sobre o coração e vasos sanguíneos (mais frequente), o efeito é a hipotensão e consequente diminuição do fluxo sanguíneo para o cérebro. Frequentemente a síncope vem acompanhada por sintomas que precedem a crise, como sensação de calor ou frio, palpitações, náuseas e/ou vômitos, cefaleia, parestesia, visão turva ou embaçada, fraqueza e dispneia.

Muitos episódios de síncope podem ser acompanhados de convulsões. Isso não significa necessariamente que o paciente é portador de epilepsia.

Ações do profissional durante a atuação:

- Interromper a coleta imediatamente.
- Colocar paciente em decúbito horizontal.

- Acionar o enfermeiro, que solicitará a presença do médico caso necessário.
- Verificar sinais vitais.
- Observar rebaixamento do nível de consciência.
- Liberar o cliente em caso de estabilidade.
- Encaminhar ao pronto-socorro (PS) em caso de não restabelecimento, quando o cliente estiver em atendimento em postos de coleta intra-hospitalares.
- Encaminhar ao serviço médico definido pela instituição em caso de não restabelecimento, quando o cliente estiver em atendimento em postos de coleta extra-hospitalares.
- Registrar o atendimento de acordo com protocolo institucional e/ou como exemplificado no formulário de notificação de atendimento ou formulário de notificação de atendimento para código amarelo.

Síncope vasovagal

Incapacidade do sistema nervoso autônomo em manter a pressão arterial e o batimento cardíaco diante de estímulos, como calor excessivo, emoções fortes, visualização de sangue ou permanecer em posição ortostática por muito tempo. A hipotensão pode estar relacionada ou não à diminuição da frequência cardíaca, podendo ocorrer desmaio.

Ações do profissional durante a atuação

- Interromper a coleta imediatamente.
- Colocar paciente em decúbito horizontal.
- Acionar o enfermeiro, que solicitará a presença do médico, caso necessário.
- Verificar sinais vitais.
- Observar rebaixamento do nível de consciência.
- Indagar sobre histórico de síncope em punções anteriores.
- Liberar o cliente em caso de estabilidade.

- Encaminhar ao pronto-socorro (PS) em caso de não restabelecimento, quando o cliente estiver em atendimento em postos de coleta intra-hospitalares.
- Encaminhar ao serviço médico definido pela instituição em caso de não restabelecimento, quando o cliente estiver em atendimento em postos de coleta extra-hospitalares.
- Registrar o atendimento de acordo com o protocolo institucional e/ou como exemplificado no formulário de notificação de atendimento ou formulário de notificação de atendimento para código amarelo.

Hipotensão postural

É a hipotensão que ocorre na mudança da posição supina para a ortostática, principalmente em clientes idosos e diabéticos. Como consequência, o cliente pode apresentar hipotensão súbita e síncope.

Ações do profissional durante a atuação

- Colocar o paciente em decúbito horizontal.
- Acionar o enfermeiro, que solicitará a presença do médico caso necessário.
- Verificar sinais vitais.
- Observar rebaixamento do nível de consciência.
- Liberar o cliente em caso de estabilidade.
- Encaminhar ao pronto-socorro (PS) em caso de não restabelecimento, quando o cliente estiver em atendimento em postos de coleta intra-hospitalares.
- Encaminhar ao serviço médico definido pela instituição em caso de não restabelecimento, quando o cliente estiver em atendimento em postos de coleta extra-hospitalares.
- Registrar o atendimento de acordo com o protocolo institucional e/ou como exemplificado no formulário de notificação de atendimento ou formulário de notificação de atendimento para código amarelo.

Sangramento excessivo proveniente de punção venosa/arterial

O sangramento pode ocorrer, por exemplo, nos casos de trauma durante a punção e nos pacientes em uso de anticoagulantes. Este assunto será discutido no volume 2 desta coleção – Intercorrência na punção.

Ações do profissional durante a atuação

- Acionar o enfermeiro, que solicitará a presença do médico caso necessário.
- Comprimir o local da punção durante cerca de 5 minutos.
- Avaliar perfusão do membro.
- Aplicar compressa fria para vasoconstrição.
- Atentar para sinais de hipovolemia e hipotensão.
- Realizar curativo compressivo.
- Liberar o cliente em caso de estabilidade.
- Encaminhar ao pronto-socorro (PS) em caso de não restabelecimento, quando o cliente estiver em atendimento em postos de coleta intra-hospitalares.
- Encaminhar ao serviço médico definido pela instituição em caso de não restabelecimento, quando o cliente estiver em atendimento em postos de coleta extra-hospitalares.
- Registrar o atendimento de acordo com protocolo institucional e/ou como exemplificado no formulário de notificação de atendimento ou formulário de notificação de atendimento para o código amarelo.

Convulsões[3]

A crise convulsiva ou convulsão ocorre devido a aumento excessivo e desordenado da atividade elétrica das células cerebrais, os neurônios, muitas vezes caracterizada por movimentos desordenados, repetitivos e rápidos de todo o corpo, perda temporária de consciência, aumento da salivação e perda do controle dos esfíncteres.

As crises convulsivas nem sempre estão associadas com a epilepsia, pois diversos fatores podem desencadeá-la tais como: hipertermia, hipoglicemia, desidratação, doenças como meningites, encefalites, tétano, tumores cerebrais, infecção pelo HIV; intoxicações por álcool, medicamentos ou drogas ilícitas, insuficiência renal e falta de oxigenação no cérebro.

Ações do profissional durante a atuação

- Suspender a coleta.
- Acionar o enfermeiro, que solicitará a presença do médico caso necessário.
- Acionar o código amarelo se necessário.
- Afastar o mobiliário do paciente.
- Colocar o paciente em decúbito horizontal.
- Proteger e lateralizar a cabeça.
- Erguer o queixo para facilitar a passagem do ar.
- Aguardar a melhora do quadro, avaliando nível de consciência, tônus muscular e sinais vitais.
- Realizar a coleta somente se houver o restabelecimento do cliente.
- Liberar o cliente em caso de estabilidade.
- Encaminhar ao pronto-socorro (PS) em caso de não restabelecimento, quando o cliente estiver em atendimento em postos de coleta intra-hospitalares.
- Encaminhar ao serviço médico definido pela instituição em caso de não restabelecimento, quando o cliente estiver em atendimento em postos de coleta extra-hospitalares.
- Registrar o atendimento de acordo com protocolo institucional e/ou como exemplificado no formulário de notificação de atendimento ou formulário de notificação de atendimento para código amarelo.

Acidente vascular cerebral (AVC)[4]

AVC é o nome genérico para vários tipos de doenças dos vasos cerebrais. A forma mais comum é a isquemia cerebral, que acontece em 80% dos casos, e ocorre por obstrução de uma artéria, causando interrupção do fluxo de sangue para o cérebro.

Outra forma é a hemorragia cerebral, consequência da formação de hematomas no cérebro ou ao seu redor, que são menos frequentes, porém muitas vezes mais graves.

Os sintomas do AVC são, entre outros: perda de força ou sensibilidade em braço e/ou perna, paralisia facial, afasia, perda ou dificuldade de fala, perda visual, alteração ou perda de coordenação motora, dificuldade para andar, perda de memória, cefaleia e convulsões.

Ações do profissional durante a atuação

- Acionar o código amarelo.
- Interromper a coleta.
- Colocar o paciente deitado em decúbito horizontal.
- Verificar sinais vitais.
- Anotar o horário do início dos sintomas.
- Avaliar nível de consciência.
- Encaminhar imediatamente ao pronto-socorro (PS) em caso de não restabelecimento, quando o cliente estiver em atendimento em postos de coleta intra-hospitalares.
- Encaminhar ao serviço médico definido pela instituição em caso de não restabelecimento, quando o cliente estiver em atendimento em postos de coleta extra-hospitalares.
- Registrar o atendimento de acordo com protocolo institucional e/ou como exemplificado no formulário de notificação de atendimento para o código amarelo.

Infarto agudo do miocárdio (IAM)[1,5]

É o evento clínico causado por isquemia miocárdica. A dor torácica não é necessária para o diagnóstico de IAM, mas, quando presente, dá-se de forma característica (dor opressiva ou tipo peso, intensa, com irradiação para membro superior esquerdo, pescoço, dorso ou região do abdômen superior), podendo vir associado ou não com sudorese, tonturas e vômitos.

Os pacientes podem apresentar dispneia, náuseas e/ou vômitos, palpitações, síncope ou mesmo parada cardíaca. As ações de enfermagem devem ser aquelas do código amarelo e/ou azul.

Exames laboratoriais

Após evento isquêmico do miocárdio, algumas proteínas integrantes da fibra muscular aumentam de forma transitória na circulação sanguínea. A dosagem sérica das proteínas mioglobina, a aspartato aminotransferase (AST), a creatinoquinase (CK), a desidrogenase láctica (DHL) e as troponinas deve ser realizada nos serviços de urgência e emergência dos hospitais e a coleta deve ser tratada como prioridade.

Parada cardiorrespiratória (PCR)[1,6]

A parada cardiorrespiratória (PCR) é definida pela ocorrência súbita de interrupção da circulação sanguínea, culminando em perda da consciência, sendo responsável por morbidade e mortalidade elevadas, mesmo em situações de atendimento ideal.

Ações da equipe do posto de coleta

- Identificar o paciente não responsivo, sem respiração, ou apenas com *gasping* (respiração agonal, ou seja, que não tem ritmo e expansão adequados).
- Acionar o código azul em ramal específico definido pela instituição.

Profissional de enfermagem

- Solicitar ajuda para colocar o paciente na maca em decúbito dorsal horizontal.

- Encaminhar o cliente para o local específico onde consta o material para atendimento de emergência.
- Verificar o pulso.
- Posicionar a tábua de emergência.
- Iniciar as compressões torácicas.
- Desobstruir as vias aéreas.
- Posicionar a máscara facial com ambu.
- Prosseguir com manobras de PCR: 30 compressões e 2 ventilações.
- Monitorar o paciente.

Enfermeiro

- Gerenciar o atendimento até a chegada do código azul.
- Controlar o tempo do acionamento do código azul, que é definido pela instituição, sendo que não deve ultrapassar os 3 minutos.
- Manter o protocolo de atendimento da PCR da instituição caso ocorra alguma falha no acionamento do código azul.

Plano de atendimento às emergências[7]

O plano de atendimento às emergências (PAE) constitui um conjunto de procedimentos estruturados para a obtenção de respostas rápidas e eficientes em situações de emergência. Visa prevenir ou mitigar as eventuais consequências adversas para segurança e saúde em postos de coleta. O plano de emergência deverá ser constituído por um conjunto de instruções, fluxograma e atribuições da equipe multiprofissional, contemplando a qualificação desta equipe e garantindo a qualidade da assistência prestada.

Na figura 4.4 você verá um modelo de fluxograma para o atendimento de emergências em postos de coleta.

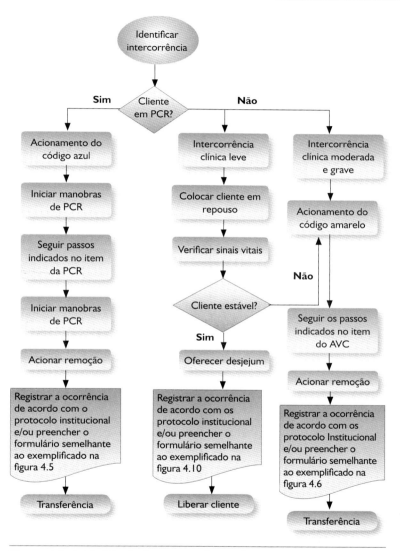

Figura 4.4 ♦ Modelo de fluxograma de atendimento a intercorrências em postos de coleta.

Fonte: Suzimara & Sarahyba Consultoria e Treinamento Ltda.

Times de resposta rápida[8-11]

O desenvolvimento de equipes especializadas em atendimento de emergência nasceu para o resgate rápido e eficaz em pacientes que sofrem de parada cardíaca.

Com base nesse conceito, em 2004, o *Institute for Health Care Improvement* (IHI) recomendou a implementação de times de resposta rápida *(rapid response teams)* nos hospitais para evitar a ocorrência de PCR e reduzir a mortalidade hospitalar. Esta recomendação fazia parte da campanha *The 100.000 Lives Campaing: Setting a Goal and a Deadline for Improving Health Care Quality*, realizada de dezembro de 2004 a junho de 2006.

O time de resposta rápida é uma equipe multiprofissional qualificada e sempre prontamente disponível para o atendimento aos pacientes críticos. A formação do time pode variar de instituição para outra, dependendo do protocolo institucional, sendo geralmente composto por médicos, enfermeiros, técnicos de enfermagem e ascensorista. Estes times atuam no atendimento aos códigos azul e amarelo.

Código azul

O código azul é um conjunto de normas definidas e padronizadas pela metodologia institucional para o atendimento de pacientes intra e extra-hospitalares em PCR. Deve ser composto por uma equipe multiprofissional que tem como finalidade não somente o atendimento, mas também elaboração, revisão e atualização dos protocolos de atendimento às emergências. Faz parte destes protocolos a padronização do material que deve existir nos carros e maletas de emergência.

As ações dos profissionais deste código, assim como o controle do tempo para acionamento foram descritos no item Parada cardiorrespiratória.

O registro do atendimento pela equipe do código azul deve ser realizado de acordo com o protocolo institucional, como o exemplificado na figura 4.5.

Suzimara & Sarahyba

NOTIFICAÇÃO DE ATENDIMENTO CÓDIGO AZUL COLETA AMBULATORIAL	IDENTIFICAÇÃO DO PACIENTE

Horário de acionamento código azul:	Nome do Profissional:
Data do atendimento___/___/___	
Horário de chegada da equipe de código azul:	

Avaliação do Enfermeiro/motivo de acionamento

Diagnóstico do paciente conforme pedido médico:	
Descrição do ocorrido:	

Procedimento no atendimento

Condição inicial	Consciente: ☐ Sim ☐ Não Respirando: ☐ Sim ☐ Não
	Pulso consciente: ☐ Sim ☐ Não
Realizado:	Compressão torácica: ☐ Ventilação: ☐ Desfibrilação: ☐

Acesso venoso ☐	Medicações ☐	Coleta de exame ☐	Monitorização ECG ☐
Desfibrilação ☐	Intubação ☐	Ventilação mecânica ☐	
Outros ☐ _____			

Equipe de atendimento

Médico código azul_____	Médico da unidade_____
Enfermeiro código azul_____	Enfermeiro da unidade_____
Técnico de enfermagem código azul_____	Técnico de enfermagem da unidade_____

Evolução da ocorrência		Controles	
Óbito	☐	Pressão arterial	
Transferência para unidades de emergência	☐	Pulso	
Transferência para UTI	☐	Frequência respiratória	
Transferência outra instituição	☐	Glicemia capilar	
		Oxímetro de pulso	

Observações

Atendimento nome/conselho

Figura 4.5 ◆ Formulário de notificação de atendimento para código azul.
Fonte: Suzimara & Sarahyba Consultoria e Treinamento Ltda.

Código amarelo

O código amarelo possui a finalidade de reduzir o número de intercorrências e/ou emergências e visa antecipar o atendimento, a fim de evitar o agravamento do quadro clínico, com consequente parada cardiorrespiratória (código azul). Deve ser composto por equipe multiprofissional capacitada e qualificada.

O enfermeiro deverá acionar o código amarelo na presença de pelo menos um dos sinais clínicos citados a seguir.

- Diminuição aguda da saturação de O_2 para < 90%.
- Mudança da frequência respiratória para < 8rpm ou 28rpm.
- Rebaixamento do nível de consciência.
- Convulsão.
- Diminuição da pressão arterial sistólica para < 90mmHg.
- Aumento da pressão arterial sistólica para > 180mmHg.
- Mudança da frequência cardíaca para < 40bpm ou > 130bpm.
- Paciente refere não estar bem.
- Diminuição da temperatura nas extremidades do paciente (extremidades pálidas, acinzentadas, úmidas ou cianóticas).
- O registro do atendimento pela equipe do código amarelo deve ser realizado de acordo com o protocolo institucional, como o exemplificado na figura 4.6.

O formulário da figura 4.7 é uma sugestão para preenchimento quando o paciente apresentar alguma intercorrência clínica leve com total restabelecimento.

Padronização do carro e maleta de emergência[12]

A padronização dos carros e maletas de emergência tem como objetivo uniformizar o conteúdo, a quantidade de materiais e medicamentos, disponibilizando os itens necessários para o atendimento, de acordo com a necessidade da unidade e protocolos institucionais.

Suzimara & Sarahyba

NOTIFICAÇÃO DE ATENDIMENTO CÓDIGO AMARELO COLETA AMBULATORIAL	IDENTIFICAÇÃO DO PACIENTE

Data do atendimento ___/___/___	Local do atendimento
Motivo do atendimento	
Horário do acionamento do código amarelo	
Horário de chegada da equipe: ___/___/___	Local do atendimento

Avaliação do Enfermeiro/motivo de acionamento	
Avaliação inicial	☐ Paciente refere mal estar ☐ Má perfusão periférica ☐ Cianótico ☐ Coloração pálida ☐ Sudorese
Comprometimento respiratório	☐ Diminuição aguda saturação de O2 para < 90% ☐ Mudança de frequência respiratória para < 8 RPM ou > 28 RPM ☐ Queda da frequência respiratória (<8 respiração/Min)
Comprometimento circulatório	☐ Diminuição da pressão arterial sistólica para < 90 mmHg ☐ Aumento da pressão arterial sistólica para > 180 mmHg ☐ Taquicardia inexplicada (>130 Bat/min x 15 minutos) ☐ Bradicardia inexplicada (< 50Bat/min x 15 minutos) ☐ Dor torácica
Comprometimento neurológico	☐ Rebaixamento do nível de consciência ☐ Convulsão ☐ Alteração do estado mental inexplicada

Valores dos parâmetros e horário	
Pressão arterial	
Pulso	
Frequência respiratória	
Glicemia capilar	
Oximetro de pulso	

Observações

Atendimento nome/conselho

Evolução da ocorrência
Encaminhado: _____

Figura 4.6 ◆ Formulário de notificação de atendimento para código amarelo.
Fonte: Suzimara & Sarahyba Consultoria e Treinamento Ltda.

Suzimara & Sarahyba

NOTIFICAÇÃO DE ATENDIMENTO OCORRÊNCIA NO ATENDIMENTO AMBULATORIAL COLETA AMBULATORIAL	IDENTIFICAÇÃO DO PACIENTE

Data do atendimento ___/___/___	Local do atendimento
Motivo do atendimento	

Anotação dos valores dos parâmetros e horário

Pressão arterial	
Pulso	
Frequência respiratória	
Glicemia capilar	
Oxímetro de pulso	

Anotação de enfermagem

Data	Hora	Descrição do ocorrido

Encaminhado à unidade de emergência

☐ SIM ☐ NÃO	Passagem de plantão para enfermeira do P S	☐ Sim ☐ Não	

Atendimento nome/conselho

Figura 4.7 ◆ Formulário de notificação de atendimento.
Fonte: Suzimara & Sarahyba Consultoria e Treinamento Ltda.

Todas as unidades de atendimento de pacientes devem ter carro e/ou maleta de emergência disponível, em local de fácil acesso, de modo que possa ser deslocado rapidamente até o paciente em situação de emergência.

Todos os profissionais de saúde que atuam no atendimento de emergências devem conhecer o carro e/ou maleta de emergência e ser qualificados para o seu manuseio.

É de responsabilidade do enfermeiro a conferência e controle da validade de todo material constante no carro e/ou maleta, conforme, padronização da instituição.

A conferência da validade, a quantidade dos medicamentos e materiais, assim como a limpeza da maleta/carro devem ser realizadas mensalmente, de acordo com o protocolo institucional e/ou como exemplificado nos formulários da figuras 4.8, 4.9 e 4.10.

Suzimara & Sarahyba

RQ.3 Check list de Maleta de Emergência: Suporte ventilatório e Medicamentos

Página 01

Mês:

Data: xx/xx/xxxx N° do lacre (Medicamentos) : --------------------				Data: xx/xx/xxxx N° do lacre (Suporte ventilatório): ---------------			
Maleta de medicamentos n° XX	Unid.	Quantidade	Validade	Maleta de suporte ventilátorio n° XX	Unid.	Quantidade	Validade
N° Lacre rompido	Data	Situação da Maleta	Responsável	N° Lacre rompido	Data	Situação da Maleta	Responsável
colocar o N°				colocar o N°			
Motivo de abertura do lacre:				Motivo de abertura do lacre:			
Limpeza da maleta: ( ) sim ( ) não Verificação mensal sem utilização dos materiais: ( ) sim ( ) não Farmacêutica: Nome Obs-				Limpeza da maleta: ( ) sim ( ) não Verificação mensal sem utilização dos materiais: ( ) sim ( ) não			

RQ.3 Check list		
Data revisão	REVISÃO	
xx/xx/xxxx	xx	
Registro da Qualidade (RQ)		

Figura 4.8 ♦ RQ 3 Formulário para checagem da maleta de emergência.

Fonte: Suzimara & Sarahyba Consultoria e Treinamento Ltda.

CAPÍTULO 4 ◆ SEGURANÇA DO PACIENTE

Figura 4.9 ◆ RQ4 Formulário para checagem do carro de emergência.

Fonte: Suzimara & Sarahyba Consultoria e Treinamento Ltda.

COLEÇÃO COLETA DE SANGUE ◆ VOLUME I

Figura 4.10 ◆ RQ5 Formulário para checagem do carro de emergência.

Fonte: Suzimara & Sarahyba Consultoria e Treinamento Ltda.

Segundo parecer do Conselho Regional de Enfermagem de São Paulo, a responsabilidade técnica pela montagem, conferência e reposição de materiais do carro de emergência é do enfermeiro. No entanto, todos os membros da equipe de enfermagem podem realizar a conferência, reposição e limpeza de tal equipamento, desde que sob supervisão do enfermeiro[12].

É importante considerar que seja feito teste e registro diário do funcionamento do desfibrilador, de acordo com o protocolo institucional e/ou como exemplificado no formulário da figura 4.11.

O desfibrilador deve passar por revisão preventiva anual e em data estabelecida pelo Serviço.

Classificação de risco em unidades de emergência[13,14]

A classificação de risco é realizada com base em protocolo adotado pela instituição de saúde, normalmente representado por cores que indicam a prioridade clínica de cada paciente.

A classificação é feita a partir das queixas, sinais, sintomas, sinais vitais, saturação de O_2, escala de dor, glicemia, entre outros.

Na Portaria nº 2.048 de 5 de novembro de 2002, que aprova o Regulamento Técnico dos Sistemas Estaduais de Urgência e Emergência, existe a recomendação que os hospitais utilizem alguma classificação de risco em pronto-socorro.

O atendimento por ordem de chegada sem qualquer avaliação prévia do caso acarreta, muitas vezes, graves prejuízos aos pacientes[1].

De acordo com a Portaria, o paciente que chegar ao pronto-socorro deve ser submetido à triagem classificatória de risco. Tal procedimento deve ser realizado por profissional de saúde de nível superior, mediante treinamento específico e utilização de protocolos preestabelecidos para avaliar as queixas e, assim, priorizar o atendimento.

O Protocolo *Manchester* classifica, após uma triagem baseada nos sintomas, os doentes por cores, que representam o nível de gravidade e o tempo de espera recomendado para atendimento. Aos doentes com patologias mais graves é atribuída a cor vermelha, aten-

Suzimara & Sarahyba	Página 01
RQ.2 Check list do desfibrilador	Mês/Ano:

Dia	Horário	Nome do profissional/ N° Conselho
01		
02		
03		
04		
05		
06		
07		
08		
09		
10		
11		
12		
13		
14		
15		
16		
17		
18		
19		
20		
21		
22		
23		
24		
25		
26		
27		
28		
29		
30		
31		

RQ.2 Check list	
Data revisão	Revisão
xx/xx/xxxx	xx
Registro da Qualidade (RQ)	

Figura 4.11 ♦ RQ2 Formulário para checagem do desfibrilador.

Fonte: Suzimara & Sarahyba Consultoria e Treinamento Ltda.

dimento imediato; os casos muito urgentes recebem a cor laranja, com um tempo de espera recomendado de 10 minutos; os casos urgentes, com a cor amarela, têm um tempo de espera recomendado de 60 minutos. Os doentes que recebem a cor verde e azul são casos de menor gravidade (pouco ou não urgentes) que, como tal, devem ser atendidos no espaço de 2 e 4 horas.

O programa *Manchester* foi difundido pelos hospitais brasileiros de diferentes modos, cada hospital adapta o sistema à sua realidade.

Os profissionais dos postos de coleta que atuam em ambientes hospitalares nas unidades de emergência devem conhecer o protocolo e manter as prioridades durante atendimento.

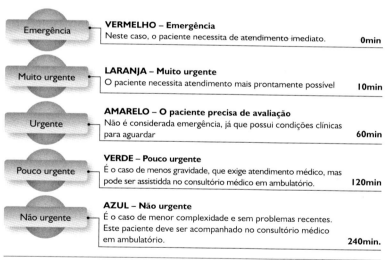

Figura 4.12 ● Tabela Protocolo Manchester.
Fonte: A Enfermagem – Protocolo Manchester.

Cores de pulseira de identificação para alertar os profissionais da saúde[15]

O objetivo é a segurança do paciente e do colaborador durante o atendimento. Além da identificação do paciente, os alertas enfatizam os seus possíveis riscos. Estas cores dependem de protocolo institucional, porém a Rede Brasileira de Enfermagem e Segurança do Paciente – Polo Rio Grande do Sul (REBRAENSP – RS) recomenda que o número seja limitado, nas seguintes cores:

- Branca: para identificar o paciente.
- Vermelha: para alerta de alergias.
- Amarela: para alerta de risco de quedas.

Caso a instituição opte pela utilização de mais cores para outros alertas, deve utilizar somente cores primárias, como vermelha, amarela e azul e cores secundárias, como a roxa, verde e laranja. Deve evitar o uso de diferentes tons de uma mesma cor para finalidades diferentes.

Os profissionais dos postos de coleta que atuam em ambientes hospitalares devem conhecer esta padronização, garantindo a segurança na assistência, evitando danos e coleta inadequada de exames.

Controle da rede de gases e cilindro de oxigênio

Nos postos de coletas intra e extra-hospitalares devem existir salas destinadas ao atendimento em situações de emergência. Há necessidade de pontos de oxigênio e ar comprimido medicinal com válvulas reguladoras de pressão e pontos de vácuo, além da demarcação para o cilindro transportável de oxigênio.

O profissional do serviço deve considerar a importância da checagem e do registro diário do funcionamento da rede de gases e do cilindro de acordo com o protocolo institucional e/ou conforme o exemplificado no formulário da figura 4.13, para eficácia no atendimento.

Suzimara & Sarahyba							PÁGINA 01
RQ 6 Monitoramento de rede de gases e cilindro de oxigênio						Mês/Ano:	
SERVIÇO --------							

Rede 01	01__ 02__ 03__ 04__ 05__ 06__	07__ 08__ 09__ 10__ 11__ 12__	13__ 14__ 15__ 16__ 17__ 18__	19__ 20__ 21__ 22__ 23__ 24__	25__ 26__ 27__ 28__ 29__ 30__ 31__
Rede 02	01__ 02__ 03__ 04__ 05__ 06__	07__ 08__ 09__ 10__ 11__ 12__	13__ 14__ 15__ 16__ 17__ 18__	19__ 20__ 21__ 22__ 23__ 24__	25__ 26__ 27__ 28__ 29__ 30__ 31__
Rede 03	01__ 02__ 03__ 04__ 05__ 06__	07__ 08__ 09__ 10__ 11__ 12__	13__ 14__ 15__ 16__ 17__ 18__	19__ 20__ 21__ 22__ 23__ 24__	25__ 26__ 27__ 28__ 29__ 30__ 31__
cilindro de oxigênio	01__ 02__ 03__ 04__ 05__ 06__	07__ 08__ 09__ 10__ 11__ 12__	13__ 14__ 15__ 16__ 17__ 18__	19__ 20__ 21__ 22__ 23__ 24__	25__ 26__ 27__ 28__ 29__ 30__ 31__

Observação

RQ 6	
Data Revisão	Revisão
xx/xx/xxxx	xx

Registro da Qualidade (RQ)

Figura 4.13 ◆ RQ 6 Monitoramento de rede de gases e cilindro de oxigênio.

Fonte: Suzimara & Sarahyba Consultoria e Treinamento Ltda.

CONCLUSÃO

Os profissionais que atuam em laboratório devem estar preparados para lidar com situações de urgências e emergências de todos os níveis, atuando de forma rápida e sistematizada. Para isso, o treinamento da equipe é fundamental, e todo o material necessário para este atendimento deve estar disponível.

Os planos de atendimento à emergência e a implantação de times de resposta rápida visam antecipar desfechos graves e aprimorar o atendimento aos pacientes.

REFERÊNCIAS BIBLIOGRÁFICAS

1. Sociedade Brasileira de Cardiologia. I Diretriz de Ressuscitação Cardiopulmonar e Cuidados Cardiovasculares de Emergência da Sociedade Brasileira de Cardiologia. 2013 [acessado 31 jan 2015]; 101(2 Supl 3). Disponível em: http://publicacoes.cardiol.br/consenso/2013/Diretriz_Emergencia.pdf
2. Instituto Brasília de Arritmia [homepage na internet]. Síncope [acessado 08 de Fev 2015]. Disponível em: http://www.institutobrasiliaarritmia.com.br/index.php?pagina=sincope.
3. Associação Brasileira de Epilepsia [homepage na internet]. Você sabe como ajudar durante uma crise convulsiva? [acessado 19 fev 2015]. Disponível em: www.epilepsiabrasil.org.br
4. Instituto de Neurologia de Curitiba [homepage na internet]. O que é Acidente Vascular Cerebral [acessado 18 fev 2015]. Disponível em: http://www.inc-neuro.com.br/attachments/AVC.pdf
5. Fleury Medicina e Saúde [homepage internet]. Mioglobina é o marcador cardíaco que mais precocemente se altera no infarto agudo do miocárdio [acessado 08 fev 2015]. Disponível em: http://www.fleury.com.br/medicos/educacao-medica/revista-medica/materias/Pages/mioglobina-e-o-marcador-cardiaco-que-mais-precocemente-se-altera-no-infarto-agudo-do-miocardio.aspx
6. Canova JCM. Parada cardiorrespiratória e ressuscitação cardiopulmonar: vivências da equipe de enfermagem de um hospital escola. Dissertação [Mestre em Ciências no programa de Enfermagem Fundamental] Ribeirão Preto, SP: Escola de Enfermagem de Ribeirão Preto da

Universidade de São Paulo [dissertação na internet]. 2012 [acessado 21 fev 2015]. Disponível em: http://www.teses.usp.br/teses/disponiveis/22/22132/tde-15012013-143946/pt-br.php

7. Mendes ME, Badaró ML, Rodrigues E, Pacheco MN, Sumita NM. Como colocar em prática o Plano de Atendimento às Emergências (PAE) no laboratório clínico. J Bras Patol Med Lab [periódico na internet]. 2011Jun [acessado 06 jan 2015]; 47(3):225-31. Disponível em: http://www.scielo.br/pdf/jbpml/v47n3/v47n3a05

8. Gonçales PDS, Polessi JA, Bassi LM, Santos GPD, Yokota PKO, Laselva CR et al. Redução de paradas cardiorrespiratórias por times de resposta rápida. Einstein [periódico na internet]. 2012 Dez [acessado 12 fev 2015]; 10(4). Disponível em: http://www.scielo.br/scielo.php?pid=S1679-45082012000400009&script=sci_arttext&tlng=pt

9. Santos CM, Reis SV, Alvarenga SAF, Andrade TCA, Oliveira MF, Lolita G. Mapa de Fluxo do Time de Resposta Rápida do Serviço de Oncologia do HRVP. Trabalho de Conclusão [Certificação Yellow e Green Belt na internet] São José dos Campos, SP; Instituto de Oncologia do Vale; 2010 Dez [acessado 17 fev 2015]. Disponível em: http://www.lean.org.br/comunidade/saude/ebcp/pdfs/cap6doc1b.projeto_completo_TRR.pdf

10. Sociedade Brasileira de Cardiologia. Diretriz de Apoio ao Suporte Avançado de Vida em Cardiologia-Código Azul-Registro de Ressuscitação Normatização do Carro de Emergência. Arq Bras Cardiol [periódico na internet]. 2003 Out [acessado 15 fev 2015]; 81(Supl 4). Disponível em: http://www.scielo.br/scielo.php?script=sci_arttext&pid=S0066--782X2003001800001

11. Laurinavicius AG. Time de Resposta Rápida. Instituto de Medicina Hospitalar [aula na internet] [acessado 16 fev 2015]. Disponível em: http://www.iqg.com.br/docs/01283530490.pdf

12. Conselho Regional de Enfermagem de São Paulo (Brasil). Parecer COREN-SP CT 037/2013. [internet] Ementa: Carro de emergência: composição, responsabilidade pela montagem, conferência e reposição. [acessado 06 de jan 2015]. Disponível em: http://portal.coren-sp.gov.br/sites/default/files/parecer_coren_sp_2013_37.pdf

13. A Enfermagem [homepage na internet]. Protocolo de Manchester [acessado 16 fev 2015]. Disponível em:http://aenfermagem.com.br/materia/protocolo-de-manchester/

14. Agência Nacional de Vigilância Sanitária (Brasil). Portaria nº 2.048, de 5 de novembro de 2002. Aprova o Regulamento Técnico dos Sistemas Estaduais de Urgência e Emergência. [portaria na internet] [acessado 22 fev 2015]. Disponível em: http://www20.anvisa.gov.br/segurancadopaciente/index.php/legislacao/item/portaria-2048-2002
15. Rede Brasileira de Enfermagem e Segurança do paciente. Estratégias para a Segurança do Paciente: Manual para Profissionais da Saúde [publicação na internet] 2013 [acessado 30 jun 2015]. Disponível em: http://www.rebraensp.com.br/pdf/manual_segurança_paciente.pdf

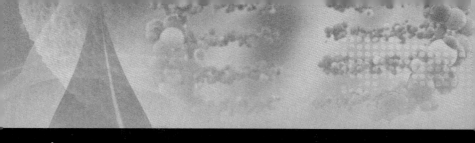

Índice Remissivo

5 momentos da higienização das mãos, 282
10 passos para a segurança do paciente, 251, 257

A

ABNT NBR, 29
ABNT NBR 9050:20046, 8
Abrigo, 80, 81
Abrigos, 73
Abstinência, 200
Acessórios, 49
Ações rápidas, 312
Acolher, 153
Acolhimento, 3, 152, 155
Acondicionamento, 62, 73, 74, 75, 76, 77, 79, 80, 82
Acreditação, 301, 306, 310
  hospitalar, 301
ACTH, 210, 214, 217
Acústica do ambiente, 26
Acústico, 7

Aderência, 192
Advanced Draft Guidelines on Hand Hygiene in Health Care, 281
Água, 285
Álcoois, 286
Álcool, 202
Alcoólica, 199, 217, 219
Alcoólicas, fumo, 219
Aldosterona, 210, 211, 216, 219
Ambiente, 15, 239
Análises, 225, 228, 229, 235
Anatomopatológicos, 70
A norma regulamentadora, 28
A NR-816, 28
ANR-2317, 29
Antiferrugem, 53
Antissepsia, 72
ANVISA, 16, 18, 196
  Atende, 260
Aquecida, 60

Arquitetônico, 13, 18, 22, 26
Arquitetura, 9, 13, 32
Arquitetural, 4
Arteriais, intravenosas, 70
As cores, 4
Associação para profissionais de controle de infecções, 280
Atendimento, 333
Aterros sanitários, 82
Atividade, 199, 200, 201, 202, 203, 208, 210, 211, 216
Atividades, 200, 201
Automatizado, 57
Autonomia, 177

B

Baterias, 78
Beneficência, 178
Bioética, 175
Boa prática profissional, 181
Boas práticas, 303, 308, 310
Box de coleta, 17, 90
Brinquedoteca, 5, 170

C

Cadastro, 225, 226, 228, 231, 234
Cadáveres, 69, 79
Cadeira, 53
Cálcio, 203, 216, 219
Calibração, 51
Campanha Salve Vidas, 281-282
Carros e maletas de emergência, 324
Catecolaminas, 209, 210, 216, 218, 219
Centers for Disease Control and Prevention, 280
Centro Colaborador para a Qualidade do Cuidado e a Segurança do Paciente (PROQUALIS), 253
Certificação da qualidade, 301
Certificações, 86
  de qualidade, 301
Chumbo, 78
Científico, 15
Cirurgião-dentista, 228
Classe profissional, 176
Classificação de risco, 331
Classificação Internacional de Segurança do paciente, 253
Claustrofobia, 5
Clorexidina, 286
Coagulação, 60, 241
Código amarelo, 312, 314, 315, 316, 317, 318, 324
Código amarelo e/ou azul, 319

ÍNDICE REMISSIVO

Código azul, 312, 319, 320, 322, 324
Código laranja, 312
Códigos de ética profissionais, 176
Coleta, 225, 226, 228, 229, 232-234, 238, 239, 242, 243, 245
Coletadas, 239
Coletado, 225
Coleta domiciliar, 144
Coletados, 234
Coleta do seu exame, 15
Coletas, 239, 243
Comissão de ética hospitalar, 183
Comissão de ética profissional, 182
Comitê consultivo em práticas de controle de infecções, 280
Comitê de implantação do programa nacional de segurança do paciente, 254
Compartimento, 58
Complicações, 302
Comportamento ético, 13
Comunicação, 6, 164-165, 228, 231, 260
Comunicação não verbal, 164
Comunicação verbal, 164
Comunicação visual, 27
Concentração, 204
Concepção, 21
    do projeto, 14
Conectividade, 5
Conforto, 5, 7, 9, 28, 32, 53
    acústico, 25
    luminoso, 22
    térmico, 5, 21, 23
    térmico e acústico, 4
    visual, 22
Conjunto de sinais (luminosos, visuais, acústicos), 27
Conservação, 49
Controle, 229
Cores, 4
Correio pneumático, 58
Correios pneumáticos, 44
Corretivas, 51
Cortisol, 202, 210, 214, 217
Crise convulsiva, 316
Cronobiológica, 238
CTx, 210
Culturas, 69, 68
Curvatura, 53
Custos, 235
CVS-13, 8
CVS-134, 17

D

Danos, 301, 305, 306, 310
Densidade demográfica, 13
Descanso, 53
Desfibrilador, 331
Diagnóstico, 199, 203
Diagnósticos, 202, 216
Dialisadores, 70
Dieta, 199, 200, 208, 218
Dimensão, 13
Dimensionamento, 19
Dispensadores, 289
Do CDC, 280
Dor torácica, 318
Drenagem, 58

E

Eficiência, 16
Efluentes, 71
Elementos climáticos, 21
Eletrostática, 53
Emergências, 312, 320, 322, 324, 327, 336
Enfermeiro, 226
Equipamentos, 49
Ergonomia, 49, 50, 53, 57, 59
Ergonômicos, 9
Erro, 181
  por imperícia, 182
  por imprudência, 182
  por negligência, 182
Erros, 228, 229, 231, 234
Escalpes, 72
Escarificantes, 71, 72, 74
Estabelecimentos de saúde, 12
Estabilidade, 59, 63
Esteiras, 57
Esteroides, 212, 213
Estradiol, 243
Estresse, 245
Estruturação, 12
Estufa, 60
Ética, 174
  profissional, 175
Etiquetagem, 57
Etiquetas, 76
Eventos adversos, 301, 303, 304, 305, 306
Evento sentinela, 302
Exames laboratoriais, 3
Expurgo, 67-68, 81-83
Extravasamento, 55

F

Farmacêutico, 227
Farmacoterapia, 227
Fatores, 240, 241
  ambientais, 24

ÍNDICE REMISSIVO

fisiológicos, 238
que podem influenciar positiva e negativamente no acolhimento, 156
Fecundação, 69
Fezes, urina, 70
Fiscalização sanitária, 12
Fisiológicas, 238, 241
Flutuação, 238, 242, 246
Fricção antisséptica das mãos, 293
FSH, 243
Fumo, 202, 207, 208, 246

G

Gênero, 238, 239, 244, 246
Gerenciar riscos, 301
Gestão, 224, 225, 229, 234-235, 301
de riscos, 302, 306
GH, 242
Gravidez, 238, 240, 241, 245, 246
Guidelines on Hand Hygiene in Health Care: a Summary, 281

H

Hematológicos, 240, 244, 245
Hematoma, 306
Hemoderivados, 68
Hemodiálise, 70
Hemoglobina, 240, 245
Hemograma, 207, 208
Hermeticamente, 61
Hierarquização, 12
Higienização
antisséptica das mãos, 293
das mãos, 304
simples das mãos, 292
Hiperextensão, 53
Hipotensão, 313, 314, 315, 316
Horário, 199, 200, 204, 219
Hormonais, 209, 211, 216, 218
Hormônios, 239, 241, 242, 243
Hotelaria hospitalar, 166
Humanização, 3, 4, 5, 9, 13, 15, 27, 166, 304
Humanizar, 13, 162

I

Idade, 238, 239, 240, 241, 245, 246
Identidade, 234
Identificação, 225, 226, 229, 230
do paciente, 258, 304
Iluminação
artificial, 23
natural, 23

343

Imagem, 55
Impermeáveis, 61
Impermeável, 74, 75, 79, 81
Implantação do acolhimento, 157
Indicação, 188, 189, 190, 193, 194, 196
Indicações de uso, 290
Indicadores, 56, 229, 230, 231, 235
Indução, 202
Infectante, 72, 73, 75
Infiltrações, 54
Informação, 228, 230, 231, 233
Infraestrutura, 13, 33, 85, 86, 148
Inibição, 216, 219
 enzimáticas, 202
INMETRO, 23
Inoculação, 69, 70
Instrução, 199
Instruções, 200, 220
Insulina, 209, 218
Integração da luz natural e artificial, 23
Interferência, 202, 208, 209, 211, 216, 219
Interferências, 201, 211, 219
Interpretação, 224, 227, 228, 238

Iodóforos ou polivinilpirrolidona-iodo, 286
Isotérmica, 63
Isotérmico, 62
Isquemia miocárdica, 318

J

Jejum, 200, 201, 203, 205, 206, 209, 218, 219
Joint Comission International, 269
Justiça, 179

L

Laboratório
 clínico, 3
 remoto (TLR), 12
Laboratórios, 10, 11
 clínicos, 8, 10
Lâmpadas, 78
Lancetas, 72
"Lava-olhos", 30
Legislação, 85, 145
 sanitária, 85, 98
FSH, 243
Lesão, 308
LH, 243
Licença, 12
 de funcionamento, 86

Lipoaspiração, lipoescultura, 70
Líquidos, 69, 70, 78, 83
Lixeira para descarte do papel-toalha, 290
Logística, 13
Luz natural, 22, 24, 25

M

Manuais de coleta, 196
Mapa de risco, 27
Medicamentos, 200, 206, 208, 216, 219, 220, 304
Medição, 52
Medicina nuclear, 71
Mercúrio, 77, 83
Metodologia, 61
Metodologias, 13
Microrganismos, 68, 69, 70, 75, 82
 resíduos, 68
Ministério da Saúde (MS), 12
Monitoração, 204
Morte, 302
Mudanças tecnológicas, 13

N

Não maleficência, 179
Na resolução RDC 50, 15
Níveis de biossegurança, 19

Norma, 85, 86, 93, 95, 144, 145, 146
 NBR 5413 da ABNT, 23
 regulamentadora 10 (NR-10), do Ministério do Trabalho e Emprego19, 30
 Regulamentadora NR 17, 32
Normas, 86, 95, 98, 149
NOTIVISA, 260
NR-17, 23
Núcleo de segurança, 310
 do paciente, 301
Nutricionista, 227

O

Óculos, 55
O perfil do profissional para um atendimento humanizado, 168
O projeto de arquitetura, 13
Orçamento, 14
Organização, 12
Organização Mundial da Saúde, 19
Orientações, 199, 220
Os cinco componentes, 284
Ósseos, 242

P

Padronizados, 231

PALC, 224, 235
Papel dos laboratórios na segurança do paciente, 264
Papel-toalha, 287
Paradas cardiorrespiratórias, 312, 313
Pedido, 224, 225, 229, 231, 234-235
Pedidos, 225, 230, 231
PELM, 229, 235
Perfurantes, 79
Perfurocortante, 67, 71-73, 79-80
Permeável, 77
Plano de emergência, 320
PNCQ, 229, 236
Porta papel-toalha, 290
Portaria, 85, 98, 148
   CVS-13, 27
   no 529, de 1º de abril de 2013, 254
   no 7878,, 8
Posição, 238, 240
Pós-prandiais, 200
Posto de coleta, 16
Postos de coleta, 12
Postura, 50, 240
Pré-analítica, 49, 188, 189, 196, 224, 229, 231
Pré-analíticas, 194
Pré-analítico, 64
Precoce, 191
Preparo, 199
Prevenção, 231, 301, 304-305, 307, 310
   de quedas, 304
Preventivas, 51
Príons, 70, 71
Prioridades, 333
PRL, 210, 213, 215
Processos assistenciais, 301
Produtos utilizados na higienização das mãos, 285
Profundidade, 55
Progesterona, 243, 244
Programa Nacional de Segurança do Paciente, 301
Projeto, 8, 9, 21, 23
   arquitetônico, 3, 21, 26, 45
   de arquitetura, 21
Protocolos, 193, 194, 197, 312, 322, 324, 331
   de segurança, 305
Punctura, 74, 75, 79

Q

Qualidade, 3, 6, 49, 85, 86, 96, 98, 148, 149, 167
   total, 167
Qualificação profissional, 15

ÍNDICE REMISSIVO

Química, 72, 76, 77
Químicas, 71, 76, 77

R

Radiação, 73, 78
Radionuclídeo, 78, 83
Radionuclídeos, 71, 72
Radioterapia, 72
Ramo nervoso, 308
Rastreabilidade, 56, 61
RDC 50, 16
RDC 50/2002, 18
RDC 302, 50
RDC Nº 7, 42
Recepção, 3, 4, 5
  infantil, 4
Reciclagem, 73, 77, 78
Reconvocação, 56
Redação, 224
Rede Brasileira de Enfermagem e Segurança do Paciente, 252
Redução de riscos e complicações, 310
Registros, 52
Regulamento, 85
Reguláveis, 53
Rejeitos, 73, 78
Requisições, 225, 230, 231
Requisitos, 85, 98

Resgate rápido, 322
Resíduos, 67, 68, 69, 70-71, 72, 73, 74-75, 76, 77, 78, 80, 81, 84
  cortantes, 79
  líquidos, 74, 76
  perfurocortantes, 74
  sólidos, 76, 80, 84
Resolução, 303
  de Diretoria Colegiada nº 42, de 25 de outubro de 2010, 282
  de Diretoria Colegiada (RDC) nº 302/2005, 263
  (RDC) nº 36, de 25 de Julho de 2013, 255
  da Diretoria Colegiada RDC nº 50, de 21 de fevereiro de 2002, 281
Responsabilidade, 181
Responsáveis técnicos, 8
Respostas rápidas, 320
Resultado falso-negativo, 306
Revestimento, 53
Rígido, 74, 76, 77, 78, 79
Risco de quedas, 334
Riscos, 301, 304, 306, 333

S

Sabões comuns, 285
Sala de coleta, 16

Sala para coleta, 90
Salas de coletas especiais, 18
Sangramento, 316
　Sanitária, 86, 144
Saúde suplementar, 12
Secador elétrico, 290
Secreções, 70
Secretaria de Estado de Saúde, 12
Segurança, 49, 188, 196, 301, 302, 303, 304, 305
　cirúrgica, 304
　na fase pré-analítica, 264
　na utilização da tecnologia, 261
Sensação térmica, 21
Síncope, 314-313, 315, 319
Sistema Brasileiro de Acreditação, 267
Solicitação, 189, 190, 191, 194, 224, 226, 227, 228, 231, 234, 235
Solidos, 78, 84
Subcutâneo, 55
SUS, 12
Sustentabilidade, 23

T

Táctil, 54
TAT (*turn around time*), 44

Técnicas para higienização das mãos, 291
Temperatura, 49
Tempo de espera, 331
Terapêutica, 13
Teste de Laboratório Remoto (TRL), 42
Times de resposta rápida, 312
Topográficas, 13, 14
Transfixação, 54
Tratamento, 227, 229, 235
Treinamento, 196
Treinamentos, 310
Triagem, 57
Triclosan, 287
TSH, 211, 243

U

Úlceras por pressão, 304
Urgência, 313, 319, 331
Urgências, 336
Uso de
　água e sabão, 290
　antissépticos, 291
　luvas, 295
　preparações alcoólicas, 291

V

Válvulas, 54
Variação, 238, 240, 241, 242, 243

Variação cronobiológica, 238, 245
Vasos sanguíneos, 54
Vigilância sanitária, 303

Virtudes básicas profissionais, 180
Vísceras, 69, 70
Visualização, 54

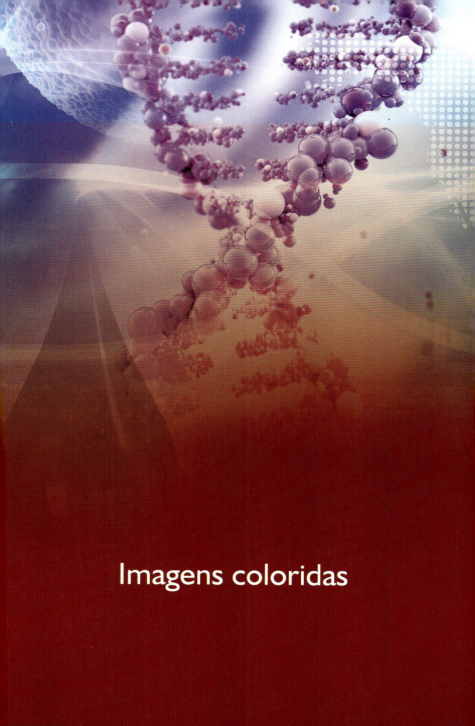

Imagens coloridas

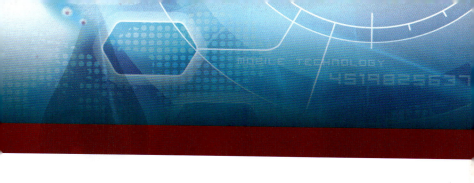

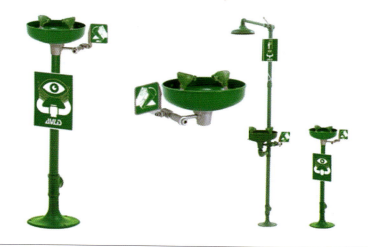

Figura 1.2 ♦ Chuveiro de emergência e lava olhos.

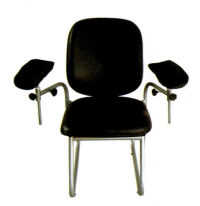

Página 53 ♦

353

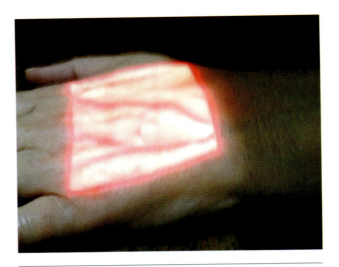

Pág. 54 ◆ Visualizador de veias

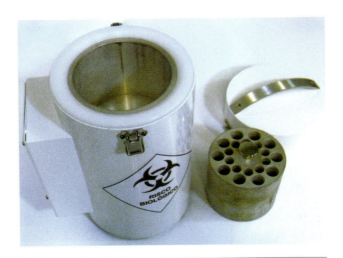

Figura 1.4 ◆ Transportador de amostra biológica.

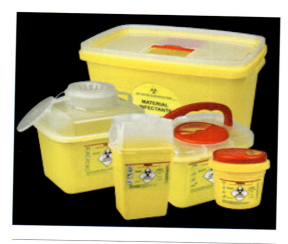

Pág. 73 ● Rejeitos do Grupo C

Pág. 59 ● Grupo E

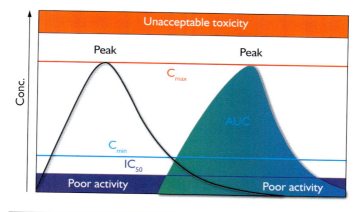

Figura 3.3 ● Cinética simplificada da concentração máxima atingida e da duração do efeito terapêutico em função do tempo e da meia-vida da droga[11].

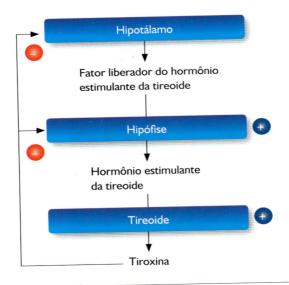

Figura 3.4 ◆ Esquema simplificado eixo hipotálamo-hipófise-tireoide[16].

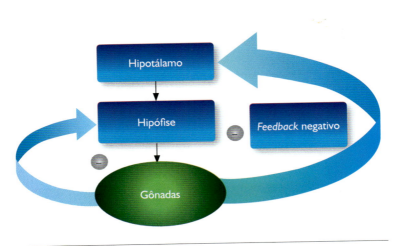

Figura 3.5 ◆ Esquema simplificado do eixo hipotálamo-hipófise-gônadas[17].

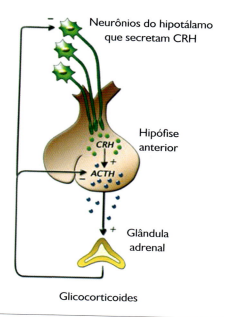

Figura 3.6 ◆ Esquema simplificado do eixo hipotálamo-hipófise-adrenal[18].

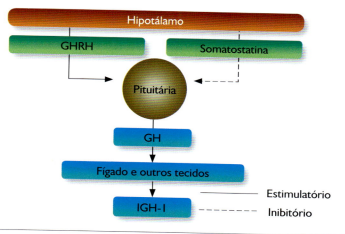

Figura 3.7 ◆ Esquema simplificado do hormônio do crescimento (GH) e IGF-1[19].

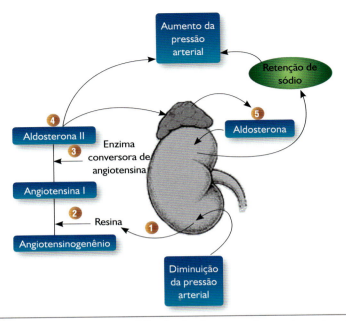

Figura 3.8 ♦ Esquema simplificado do sistema renina-angiotensina-aldosterona[20].

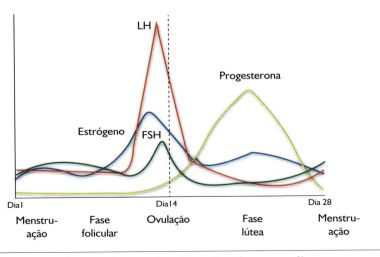

Figura 3.12 ♦ Níveis hormonais ao longo do ciclo menstrual[6].

SEGURANÇA DO PACIENTE

1. Identificar corretamente o paciente.
2. Melhorar a comunicação entre profissionais de Saúde.
3. Melhorar a segurança na prescrição, no uso e na administração de medicamentos.
4. Assegurar cirurgia em local de intervenção, procedimento e paciente corretos.
5. Higienizar as mãos para evitar infecções.
6. Reduzir o risco de quedas e úlceras por pressão.

Melhorar sua vida, nosso compromisso.

   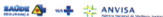

Fonte: Agência Nacional de Vigilância Sanitária.

Meta I – Identificar corretamente o paciente

Identificação do paciente	Relevância
Verificar pelo menos duas identificações, antes da coleta de exames laboratoriais. Os dois identificadores do paciente utilizados para a checagem podem ser: • Nome completo • Data de nascimento • Idade • RG, habilitação, passaporte, identidade profissional e número do prontuário	1. Perguntar sobre as condições clínicas do paciente. 2. Transmitir informações e/ou orientações ao paciente, referente ao exame laboratorial. 3. Registrar as informações em local predeterminado, sem rasuras e com letra legível, além de colocar a data e horário. Não se esqueça de identificar-se, com seu nome e número de registro profissional, ao final de cada registro.

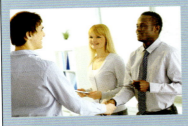 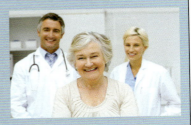

O paciente deve sempre apresentar o documento de identificação com dados e foto legível	4. Cuidado com os homônimos, realizar sempre dupla checagem de dados.

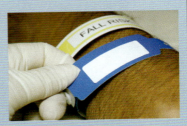

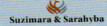

Fonte: Suzimara & Sarahyba Consultoria e Treinamento Ltda.

Pág. 273 ◆

Meta 2 – Comunicação efetiva

Comunicação efetiva	Relevância
Comunicação é uma palavra derivada do termo latino *communicare* que significa participar algo, partilhar, tornar algo comum 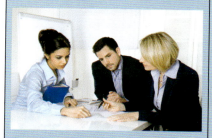 O profissional do laboratório deve certificar-se que as orientações e informações, recebidas verbalmente ou via telefone, foram compreendidas pelo receptor através da sua repetição. Também é importante que informações específicas sobre o cliente sejam pesquisadas e realizadas antes do atendimento, como: existência de déficit motor e psiquiátrico, mastectomia, necessidade de notificação de resultado crítico e necessidade de orientação prévia para realização do exame.	1. Perguntar sempre sobre as condições do paciente. 2. Transmitir todas as informações na passagem de plantão. 3. Registrar as informações em local predeterminado, sem rasuras e com letra legível, além de colocar a data e horário. 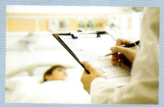 4. Identificar-se, com seu nome e número de registro profissional, ao final de cada registro. 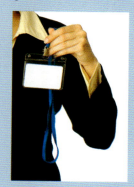 5. Utilizar somente abreviaturas e siglas padronizadas. 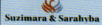

Fonte: Suzimara & Sarahyba Consultoria e Treinamento Ltda.

Pág. 274

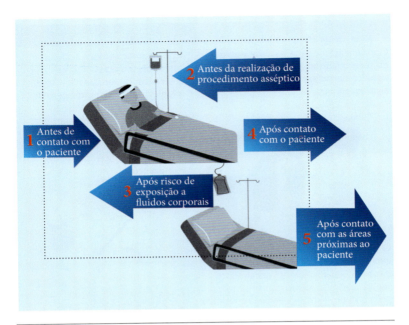

Figura 4.1 ◆ Os cinco momentos da higienização das mãos.

Fonte: Organização Mundial da Saúde e Agência Nacional de Vigilância Sanitária.

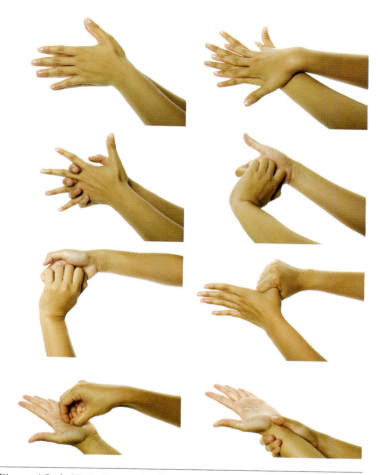

Figura 4.2 ● Higienização simples e antissepsia das mãos.
Fonte: Suzimara & Sarahyba Consultoria e Treinamento Ltda.

INDICAÇÃO DE LUVAS CIRÚRGICAS
Qualquer procedimento cirúrgico; radiogóligcos invasivos; procedimentos de acesso vascular (linhas centrais); preparo de nutrição parenteral total e de agentes quimioterápicos.

Indicação de luvas de procedimentos não cirúrgicos em situações clínicas
Possibilidade de contato com sangue, fluidos corporais, secreções, excreções e objetos/artigos visivelmente sujos com fluidos corporais.
Exposição direta ao paciente: contato com sangue, membrana mucosa e pele não intacta; possível presença de microrganismos altamente infecciosos ou danosos; inserção e remoção de cateter IV; drenagem de sangue: interrupção de linha venosa; exame pélvico ou vaginal; aspiração de sistemas abertos de tubos endobraqueais.
Exposição indireta ao paciente: esvaziamento de utensílios de êmese; limpeza e manuseio de materiais; manuseio de resíduos; limpeza e desinfecção de fluidos corporais derramados.

Não indicado o uso de luvas de procedimentos não cirúrgicos (exceto para precauções de CONTATO)
Não há possibilidade de exposição a sangue ou fluidos corporais ou ao ambiente contaminado.
Exposição direta ao paciente: determinação da pressão arterial, temperatura e pulso; aplicação de injeções ID e SC, auxílio no banho e ato de vestir o paciente; transporte do paciente; cuidados com os olhos ou orelhas (sem secreção); qualquer manipulação de linha vascular sem vazamento de sangue.
Exposição indireta ao paciente: uso de telefone; manuseio do prontuário do paciente; administração de medicação por via oral; distribuição ou coleta da bandeja de alimentação do paciente; remoção ou troca da roupa de cama; posicionamento de equipamento de ventilação não invasiva; movimentação da mobília do paciente.

As luvas devem ser usadas de acordo com as medidas de PRECAUÇÕES PADRÃO E CONTATO. A pirâmide detalha alguns exemplos clínicos nos quais as luvas de procedimentos não cirúrgicos não são indicadas e outros em que as luvas cirúrgicas são indicadas. A higienização das mãos deve ser realizada quando necessária, independentemente das indicações para o uso de luvas.

Figura 4.3 ♦ Indicação para o uso de luvas.
Fonte: Agência Nacional de Vigilância Sanitária.

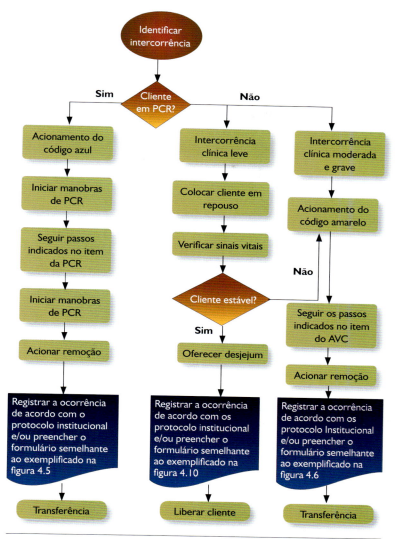

Figura 4.4 ● Modelo de fluxograma de atendimento a intercorrências em postos de coleta.

Fonte: Suzimara & Sarahyba Consultoria e Treinamento Ltda.

Suzimara & Sarahyba

NOTIFICAÇÃO DE ATENDIMENTO CÓDIGO AZUL COLETA AMBULATORIAL	IDENTIFICAÇÃO DO PACIENTE

Horário de acionamento código azul: Nome do Profissional:

Data do atendimento ___/___/___

Horário de chegada da equipe de código azul:

Avaliação do Enfermeiro/motivo de acionamento

Diagnóstico do paciente conforme pedido médico:

Descrição do ocorrido:

Procedimento no atendimento

Condição inicial	Consciente: ☐ Sim ☐ Não Respirando: ☐ Sim ☐ Não
	Pulso consciente: ☐ Sim ☐ Não
Realizado:	Compressão torácica: ☐ Ventilação: ☐ Desfibrilação: ☐

Acesso venoso ☐   Medicações ☐   Coleta de exame ☐   Monitorização ECG ☐

Desfibrilação ☐   Intubação ☐   Ventilação mecânica ☐

Outros ☐ _____

Equipe de atendimento

Médico código azul_____   Médico da unidade_____

Enfermeiro código azul_____   Enfermeiro da unidade_____

Técnico de enfermagem código azul____   Técnico de enfermagem da unidade____

Evolução da ocorrência		Controles	
Óbito	☐	Pressão arterial	
Transferência para unidades de emergência	☐	Pulso	
Transferência para UTI	☐	Frequência respiratória	
Transferência outra instituição	☐	Glicemia capilar	
		Oximetro de pulso	

Observações

Atendimento nome/conselho

Figura 4.5 ◆ Formulário de notificação de atendimento para código azul.
Fonte: Suzimara & Sarahyba Consultoria e Treinamento Ltda..

Suzimara & Sarahyba

NOTIFICAÇÃO DE ATENDIMENTO CÓDIGO AMARELO COLETA AMBULATORIAL	IDENTIFICAÇÃO DO PACIENTE
Data do atendimento ___/___/___	Local do atendimento
Motivo do atendimento	
Horário do acionamento do código amarelo	
Horário de chegada da equipe: ___/___/___	Local do atendimento

Avaliação do Enfermeiro/motivo de acionamento

Avaliação inicial	☐ Paciente refere mal estar ☐ Má perfusão periférica ☐ Cianótico ☐ Coloração pálida ☐ Sudorese
Comprometimento respiratório	☐ Diminuição aguda saturação de O2 para < 90% ☐ Mudança de frequência respiratória para < 8 RPM ou > 28 RPM ☐ Queda da frequência respiratória (<8 respiração/Min)
Comprometimento circulatório	☐ Diminuição da pressão arterial sistólica para < 90 mmHg ☐ Aumento da pressão arterial sistólica para > 180 mmHg ☐ Taquicardia inexplicada (>130 Bat/min x 15 minutos) ☐ Bradicardia inexplicada (< 50Bat/min x 15 minutos) ☐ Dor torácica
Comprometimento neurológico	☐ Rebaixamento do nível de consciência ☐ Convulsão ☐ Alteração do estado mental inexplicada

Valores dos parâmetros e horário

Pressão arterial	
Pulso	
Frequência respiratória	
Glicemia capilar	
Oximetro de pulso	

Observações

Atendimento nome/conselho

Evolução da ocorrência

Encaminhado: _____

Figura 4.6 ◆ Formulário de notificação de atendimento para código amarelo.
Fonte: Suzimara & Sarahyba Consultoria e Treinamento Ltda.

Suzimara & Sarahyba

NOTIFICAÇÃO DE ATENDIMENTO OCORRÊNCIA NO ATENDIMENTO AMBULATORIAL COLETA AMBULATORIAL	IDENTIFICAÇÃO DO PACIENTE

Data do atendimento ___/___/___	Local do atendimento

Motivo do atendimento

Anotação dos valores dos parâmetros e horário

Pressão arterial	
Pulso	
Frequência respiratória	
Glicemia capilar	
Oxímetro de pulso	

Anotação de enfermagem

Data	Hora	Descrição do ocorrido

Encaminhado à unidade de emergência

☐ SIM ☐ NÃO	Passagem de plantão para enfermeira do P S	☐ Sim ☐ Não	

Atendimento nome/conselho

Figura 4.7 ● Formulário de notificação de atendimento.
Fonte: Suzimara & Sarahyba Consultoria e Treinamento Ltda.

Suzimara & Sarahyba

Página 01

RQ.3 Check list de Maleta de Emergência: Suporte ventilatório e Medicamentos

Mês:

Data: xx/xx/xxxx N° do lacre (Medicamentos) : ---------------------

Data: xx/xx/xxxx N° do lacre (Suporte ventilatório): ----------------

Maleta de medicamentos n° XX	Unid.	Quantidade	Validade	Maleta de suporte ventilátorio n° XX	Unid.	Quantidade	Validade

N° Lacre rompido	Data	Situação da Maleta	Responsável	N° Lacre rompido	Data	Situação da Maleta	Responsável
colocar o N°				colocar o N°			

Motivo de abertura do lacre:

Limpeza da maleta: ( ) sim ( ) não

Verificação mensal sem utilização dos materiais: ( ) sim ( ) não

Farmacêutica: Nome

Obs-

Motivo de abertura do lacre:

Limpeza da maleta: ( ) sim ( ) não

Verificação mensal sem utilização dos materiais: ( ) sim ( ) não

RQ.3 Check list		
Data revisão	REVISÃO	
xx/xx/xxxx	xx	
Registro da Qualidade (RQ)		

Figura 4.8 ♦ RQ 3 Formulário para checagem da maleta de emergência.

Fonte: Suzimara & Sarahyba Consultoria e Treinamento Ltda.

Suzimara & Sarahyba							Página 01
RQ4 Check list do Carro de Emergência - Parada Cardiorespiratoria						Mês:	
Data XXX/XXX/XXXX		N° do lacre: -------------------------					
Gaveta N° XX				Gaveta N° XX			
Material de Intubação		Quantidade	Validade	Soro e outros acessórios	Unid.	Quantidade	Validade
Laringoscópio							
N° Lacre rompido	Data	Situação do Carro	Responsável	N° Lacre rompido	Data	Situação do Carro	Responsável
				colocar o N°			
Motivo de abertura do lacre: Farmacêutica: Nome Anotação enfermeiro				Motivo de abertura do lacre: Limpeza do carro: ( ) sim ( ) não Verificação mensal sem utilização dos materiais: ( ) sim ( ) não			

RQ 4. Check list	
Data revisão	Revisão
xx/xx/xxxx	xx

Registro da Qualidade (RQ)

Figura 4.9 ♦ RQ4 Formulário para checagem do carro de emergência.

Fonte: Suzimara & Sarahyba Consultoria e Treinamento Ltda.

Suzimara & Sarahyba | Página

RQ 5. Check list do Carro de Emergência - Parada Cardiorespiratoria

Data XX/XX/XXXX N° do lacre: ------------- MÊS:

Gaveta Nº XX				Gaveta Nº XX			
Medicamentos	Unid.	Quantidade	Validade	Material de punção	Unid.	Quantidade	Validade

Material externo			Checado
Tábua de parada convencional			
Desfibrilador manual			

RQ 5. Check list	
Data revisão	Revisão
xx/xx/xxxx	

Registro da Qualidade (RQ)

Figura 4.10 ♦ RQ5 Formulário para checagem do carro de emergência.

Fonte: Suzimara & Sarahyba Consultoria e Treinamento Ltda.

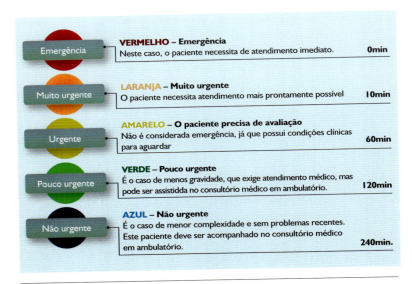

Figura 4.12 ◆ Tabela Protocolo Manchester.

Fonte: A Enfermagem – Protocolo Manchester.